Uni-Taschenbücher 1842

W0041176

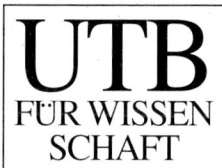

Eine Arbeitsgemeinschaft der Verlage

Wilhelm Fink Verlag München
Gustav Fischer Verlag Jena und Stuttgart
Francke Verlag Tübingen und Basel
Paul Haupt Verlag Bern · Stuttgart · Wien
Hüthig Verlagsgemeinschaft
Decker & Müller GmbH Heidelberg
Leske Verlag + Budrich GmbH Opladen
J. C. B. Mohr (Paul Siebeck) Tübingen
Quelle & Meyer Heidelberg · Wiesbaden
Ernst Reinhardt Verlag München und Basel
Schäffer-Poeschel Verlag · Stuttgart
Ferdinand Schöningh Verlag Paderborn · München · Wien · Zürich
Eugen Ulmer Verlag Stuttgart
Vandenhoeck & Ruprecht in Göttingen und Zürich

Vergleichende Embryologie der Haustiere

Ein Lehrbuch auf funktioneller Grundlage

Günther Michel

100 Abbildungen und 14 Tabellen

Gustav Fischer Verlag Jena

Professor Dr. med. vet. habil. **Günther Michel**
Veterinär-Anatomisches Institut der
Veterinärmedizinischen Fakultät der Universität Leipzig
Semmelweisstraße 4
04103 Leipzig

Die Deutsche Bibliothek – CIP-Einheitsaufnahme

Michel, Günther:
Vergleichende Embryologie der Haustiere : ein Lehrbuch auf
funktioneller Grundlage ; 14 Tabellen / Günther Michel. – Jena
: Fischer, 1995
  (UTB für Wissenschaft : Uni-Taschenbücher ; 1842)
  ISBN 3-8252-1842-2 (UTB)
  ISBN 3-334-60389-X (Fischer)
NE: UTB für Wissenschaft / Uni-Taschenbücher

© 1995 Gustav Fischer Verlag Jena   ISBN 3-334-60389-X
Villengang 2, 07745 Jena
Zeichnungen: Kurt Herschel und Dr. Klaus Welt, Leipzig
Satz: Druckhaus Köthen GmbH
Druck und Buchbinderei: Friedrich Pustet, Regensburg
Printed in Germany
ISBN 3-8252-1842-2 (UTB-Bestellnummer)

Vorwort

Das „Kompendium der Embryologie der Haustiere" erscheint in seiner Neufassung im Rahmen der Uni Taschenbücher. Dies erforderte eine grundlegende Neubearbeitung. Bei dem Text stand dabei weniger eine inhaltliche Kürzung, sondern vor allem eine Straffung im Vordergrund. Damit sollte der Taschenbuch-Charakter eines Lehrbuches erreicht werden. Neu aufgenommen wurden ein Abschnitt zu biotechnologischen Verfahren der Fortpflanzung und Embryotechniken, eine zusammengefaßte Darstellung zum Ablauf des Sexualzyklus bei den einzelnen Tierarten und eine kurze Übersicht zu Mißbildungsformen der einzelnen Körperteile und Organsysteme. Damit soll eine noch bessere Verbindung der Embryologie mit der Klinik erreicht werden.

Bei der notwendigen Reduzierung der Abbildungen wurde angestrebt, durch ein stärkeres Zusammenfügen der Zeichnungen deren Aussagekraft zu erhöhen. Der schematische Charakter des Großteils der Abbildungen soll die für ein Taschenbuch in besonderem Maße notwendige Verbindung mit dem kurzgefaßten Text gewährleisten. Neben bewährten Abbildungen aus dem „Kompendium der Embryologie der Haustiere" kommen einige neue Abbildungen hinzu. Diese erstellte wieder mit hoher Sorgfalt Herr Dozent Dr. K. Welt, wofür ich ihm herzlich danke.

Für allgemeine Hinweise sowie insbesondere die Bearbeitung der Kapitel „Biotechnologische Verfahren zur Steuerung des Sexualzyklus" und „Methoden der Trächtigkeitsdiagnostik und der Geburtsinduktion" bedanke ich mich bei Frau Prof. Dr. Ute Schnurrbusch, Leipzig. Weiterhin danke ich allen, die mit ihren Ratschlägen zur Neufassung des Buches beitrugen, insbesondere Herrn Prof. Dr. F.-V. Salomon, Leipzig, für die Überarbeitung des Abschnittes „Wachstum" sowie Herrn Prof. Dr. P. Rommel, Rostock, für die Anregungen beim Abschnitt „Angewandte Embryologie – Embryotechniken" und Frau Rita Nitschke für die Unterstützung bei den Schreibarbeiten.

Mein besonderer Dank gilt der Geschäftsführung und den Mitarbeitern des Gustav Fischer Verlages Jena – Stuttgart für die sorgfältige Erstellung des Buches, insbesondere Herrn Bernd von Breitenbuch für die Aufnahme in die Reihe Uni-Taschenbücher sowie Herrn Dr. Dr. R. Itterheim für die stets wohlwollende Unterstützung.

Günther Michel

Inhaltsverzeichnis

1. Einleitung

Die **Embryologie** bildet einen Teil der Lehre von der Entwicklung des Einzelindividuums, welche als *Ontogenese* der Stammesentwicklung, der *Phylogenese*, gegenüberzustellen ist. Aufgabe der Embryologie ist die Erkenntnis der gesetzmäßigen Formveränderungen des Organismus von der befruchteten Eizelle bis zu seiner vollen Ausbildung und der Bedingungen, die diese veranlassen.

Die Entwicklungsprozesse sind Vermehrungs-, Sonderungs-, Differenzierungs- und Wachstumsvorgänge der aus den wiederholten Teilungen der befruchteten Eizelle hervorgehenden Zellen. Gesteuert wird die Entwicklung des Individuums durch ein **genetisches Programm** (verankert in der DNA).

Ausgehend von der in den Genen verankerten Präformation läuft die Differenzierung nach der Epigenesislehre in Form einer durch Wechselwirkung in den Keimabschnitten bedingten abhängigen Differenzierung ab. Damit in Verbindung steht eine Beeinflussung durch Einwirkung der Umwelt.

Die **Ontogenese** gliedert sich bei den Säugetieren in

– die intrauterine oder fetale Entwicklung (eigentliche Embryologie) und
– die postuterine oder postfetale Entwicklung.

Die **intrauterine Entwicklung** wird grob unterteilt in die

– *Blastogenese*, welche mit der Furchung beginnt und sich bis zur Anlage der Primitivorgane erstreckt, sowie die
– *Organogenese*, welche durch die weitere Differenzierung der Organe gekennzeichnet ist und in die Morphogenese und Histogenese unterteilt werden kann.

Zu den Entwicklungsprozessen gehören auch die Reifung der Keimzellen und die Befruchtung. Sie werden als *Progenese* bezeichnet. Kurz zusammengefaßt wird somit die **Embryologie** unterteilt in die

– *Progenese* (Reifung der Keimzellen und Befruchtung),
– *Blastogenese* (bis zur Anlage der Primitivorgane),
– *Organogenese*.

Während der *Blastogenese* wird der Keim als **Embryo**, danach als **Fetus** bezeichnet.

Weitere Einteilungsprinzipien sind die vor allem im Zusammenhang mit dem Embryotransfer verwendete Unterteilung in die

– *Blastogenese* (bis zur Nidation bzw. Bildung der zweiblättrigen Keimblase), die *Embryogenese* (bis zur Anlage der Primitivorgane) und die *Fetogenese*

sowie die bei pränatal-toxokologischen Untersuchungen gebräuchliche Unterteilung in

– die Frühentwicklung (bis Nidation), embryonale Entwicklungsphase (bis Nabelschluß), frühe fetale Entwicklung (Ausbildung definitiver Organe) und späte fetale Entwicklung.

An der **postuterinen (postfetalen) Entwicklung** sind die Jugendentwicklung (*juvenile* Entwicklung), die Geschlechtsreife (das *adulte* Tier) und das Altern (*senile* Entwicklung) zu unterscheiden.

Bei der Betrachtung der *Ontogenese* ist stets zu versuchen, neben der Formentwicklung des Keimes (**formale Genese**) die Ursachen der Entwicklung (**kausale Genese**) zu erkennen. Daher stellt die Entwicklungsphysiologie, wenn sie auch in der vorliegenden Darstellung nur in begrenztem Maße mit angeführt werden kann, einen wesentlichen Teil der Embryologie dar. Sie erlangt durch die ständig zunehmenden Erkenntnisse auf dem Gebiet der Molekularbiologie und der experimentellen Embryologie sowie auch der Teratologie eine immer größere Bedeutung.

Als Methoden der **embryologischen Untersuchung** dienen u. a.

– die makroskopische Präparation,
– die Herstellung von histologischen Serienschnitten mit nachfolgender Anfertigung von Rekonstruktionen,
– die vitale Farbstoffmarkierung bzw. die Markierung mit Isotopen,
– die Methoden der Transplantation, vor allem unter Verwendung der Chimären von Arten, deren Zellen sich durch spezifische Kernmerkmale unterscheiden (Wachtel und Huhn!),
– die Gewebezüchtung,
– molekularbiologische und molekulargenetische Untersuchungen, vor allem zur Ermittlung der Steuerung der Entwicklungsprozesse.

In Form einer **angewandten Embryologie** erhielt die Embryologie in den letzten Jahrzehnten durch die Entwicklung von Methoden zur Gewinnung und Übertragung von Embryonen (Embryotransfer) sowie deren Manipulation außerhalb des Organismus unter Laborbedingungen (Embryotechniken) eine zunehmende praktische Bedeutung.

2. Grundlagen der Entwicklung

2.1. Chromosomen, Geschlechtsbestimmung, Gene

Die **Chromosomen** sind die Träger des Erbgutes. Über die Geschlechtschromosomen wird von ihnen auch das Geschlecht des neuen Individuums bestimmt.

Anzahl der Chromosomen

Pferd 64	Kaninchen 44
Rind und Ziege 60	Meerschweinchen 64
Schaf 54	Ratte 64
Hund 78	Haushuhn 78
Katze 38	Mensch 46

Die **Chromosomen** bestehen, abgesehen von dem *Zentromer* und dem
Nukleolusorganisator, aus den in eine *Matrix (Kalymma)* eingebetteten
und je nach Teilungsphase mehr oder weniger spiralig gewundenen
Chromonemata. Diese werden aus Bündeln von Polypeptidketten gebildet und sind in bestimmten Abständen sowie in einer bestimmten Reihenfolge mit den *Chromomeren* besetzt. In den Chromomeren sind die
Erbanlagen, die *Gene*, in Form eines Anlagemusters verankert. Die von
den beiden Elternteilen stammenden homologen Chromosomen bilden
jeweils Chromosomenpaare, so daß die Chromosomen in Form eines diploiden Satzes mit zwei Garnituren (*Genomen*) ausgebildet sind. Eine
Ausnahme stellen die **Geschlechtschromosomen** (**Gonosomen**) dar.
Diese werden als *Heterochromosomen* von den übrigen Chromosomen,
den *Autosomen*, abgegrenzt und als X-Chromosom und Y-Chromosom
bezeichnet.

Das **Geschlecht** des sich entwickelnden Individuums wird bei den
Säugetieren durch die reife haploide Samenzelle bestimmt. Während die
reife Eizelle in ihrer haploiden Chromosomengarnitur stets ein X-Chromosom aufweist, findet sich bei der reifen Samenzelle entweder ein X-
Chromosom (*Gynospermium*) oder ein Y-Chromosom (*Androspermium*).
Bei der Befruchtung kann daher ein diploider Chromosomensatz (2 n)
mit der Formel 2 n + XX, wie er für den weiblichen Organismus bestim-

mend ist, oder 2 n + XY, bestimmend für den männlichen Organismus, entstehen. Das Geschlecht wird somit durch die Geschlechtschromosomen bei der Befruchtung festgelegt (**syngame Geschlechtsbestimmung**).

Bei den Vögeln ist die Eizelle heterozygot und somit das Geschlecht bereits vor der Befruchtung bestimmt (**progame Geschlechtsbestimmung**). Außer für die Geschlechtsbestimmung spielen die Geschlechtschromosomen auch bei den Vererbungsvorgängen (geschlechtsgebundene Vererbung) eine Rolle.

Die **Gene** bilden die Elementareinheit der Vererbung. Die *Desoxyribonukleinsäure* (DNA) ist auf Grund ihrer molekularen Struktur zur Replikation (Autoreproduktion) fähig. Zum anderen vermag sie über die Anlagerung von Ribonukleinsäuren durch Transkription die Proteinbiosynthese im Organismus zu steuern (Heteroproduktion). Daraus wurde die These „ein Gen – ein spezifisches Eiweiß" abgeleitet. Die Beeinflussung der Eiweißsynthese und damit der Steuerung aller Zellprozesse ist das besondere Merkmal der Wirkungsweise der Gene. Durch die *Replikation* wird die tierartliche Spezität und damit die Konstanz des genetischen Materials gewährleistet; über die *Transkription* wird die Information der Gene weitergegeben.

Die Gene bestimmen nicht nur den Bau (die Struktur) der Zellen, sondern wirken auch bei der Regulation des Stoffwechsels. Es werden daher **Struktur-Gene** und **Regulator-Gene** unterschieden. Die Wirkung der Regulator-Gene erfolgt einmal in Form einer Induktion der Wirkung der Enzymketten, zum anderen aber durch Auslösen einer Repression (über einen Repressor). Insbesondere wird die Regulation der Enzymbildung (Regulator-Gene) und damit der Stoffwechselprozesse durch Repression bedingt. Die Struktur- und Regulator-Gene steuern somit als Ausdruck der Gen-Expression die strukturelle und funktionelle Differenzierung der Zellen. Aus ihrer Wirkungsweise wird ersichtlich, daß beide in einem engen Zusammenhang stehen und gemeinsam den normalen Ablauf der Entwicklungsvorgänge bedingen. Durch Mutationen kann es zu Veränderungen der Zusammensetzung sowie der Anordnung der Gene und dadurch zu einer Störung der normalen Entwicklung kommen.

2.2. Induktion und Determination

Über die **Induktion** wird die abhängige Differenzierung bestimmter Zellgruppen im Embryo und damit deren **Determination** bedingt.

Die **Induktion** erfolgt an benachbarten Zellverbänden. Man nimmt an, daß dabei Kontakte der Zellmembran von Bedeutung sind. Die Induktion beruht auf molekularbiologischen und physikochemischen Prozessen im Bereich der Zellmembran. Die Wirkung geschieht wahrscheinlich direkt durch Aktivierung eines induktiven Prinzips in der Zelle und stellt somit einen Auslösungsvorgang dar. Es wird angenommen, daß über eine Beeinflussung der Histone eine Entblockung der Genaktivität erfolgt. Zum anderen wird auch ein Einfluß auf die Translation der m-RNS in Aminosäuresequenzen erwogen. Entscheidend ist die Reaktionsbereitschaft der sich entwickelnden Zelle. Da diese aber jeweils zeitlich begrenzt ist, ergibt sich daraus die Basis für den Zeitplan der Entwicklung (Induktionskette).

Die **Determination** führt zur Festlegung bestimmter Zellbezirke auf eine bestimmte Entwicklungsrichtung und damit auf ihre prospektive Bedeutung. Dies geht in den Zellen mit deren Differenzierung einher. Nach der Determination ist keine ortsgemäße Entwicklung ausgetauschter Keimbezirke mehr möglich. Dies wird durch Transplantationsversuche bestätigt.

2.3. Zellteilung, Zelldifferenzierung

Zellteilung und **Zelldifferenzierung** stehen im Zusammenhang. Durch die Gesamtheit dieser Prozesse wird die Entwicklung des Lebewesens bedingt.

Die **Zellteilung** führt einmal zu einer steten Zellvermehrung, zum anderen erfolgt sie (vor allem postembryonal) im Rahmen der Zellerneuerung. Sie ist Ausdruck des **Generationszyklus der Zellen** (*Mitose*) sowie Grundlage der Fortpflanzung (*Meiose*). Bei der Regulation der Zellteilung wirken fördernd bestimmte Wachstumsfaktoren, hemmend die Chalone.

Während der *Mitose* wird das vorher (in der S-Phase) verdoppelte genetische Material (DNA) zu gleichen Teilen auf die Tochterzellen übertragen.

Die *Meiose* ist durch zwei unmittelbar aufeinanderfolgende Teilungen (Reifeteilungen) gekennzeichnet. Sie läuft bei den männlichen und weiblichen Keimzellen in ähnlicher Weise ab. Dabei

– erfolgt in der Prophase der 1. Reifeteilung über das
• *Leptotänstadium* (nach identischer Reduplikation während der vorangegangenen Interphase Auflockerung und Entspiralisierung der Chromosomen),

- *Zygotänstadium* (Bildung von Doppelchromosomen durch Chromosomenkonjugation und -paarung),
- *Pachytänstadium* (Verkürzung und Verdickung der Chromosomen),
- *Diplotänstadium* (Lockerung der Paarung und Bildung von Längsspalten) und die
- *Diakinese* (gleichmäßige Verteilung der Chromosomenpaare über den Zellkern)

die **Bildung von Bivalenten (Chromosomenpaaren) mit 2 Spalthälften (Chromatiden) pro Chromosom;**

- werden in den weiteren Phasen der 1. Reifeteilung der
- *Metaphase* (Anordnung der Chromosomenpaare in der Äquatorialebene),
- *Anaphase* (Trennung der Chromatiden und Auseinanderrücken nach den Polen) und
- *Telophase* (Chromatiden erreichen die Pole, danach Zellteilung, die *Zytokinese*)

von **jedem Bivalent (Chromosomenpaar) je 1 Chromosom (mit 2 Chromatiden) auf die Tochterzellen übertragen** und damit der Chromosomensatz vom diploiden auf den haploiden reduziert;

- findet zwischen der 1. und 2. Reifeteilung *keine identische Reduplikation* statt,
- erfolgt in der anschließenden 2. Reifeteilung die **Trennung der beiden Chromatiden** und sie werden zu den Chromosomen der nach erneuter Zytokinese entstandenen Tochterzellen.

Durch die Reifeteilungen werden **die 4 Chromatiden der aus 2 Chromosomen hervorgegangenen Bivalenten (Tetraden) auf 4 Zellen** verteilt. Diese erhalten dadurch einen **haploiden Chromosomensatz.**

Während der Chromosomenpaarung, der *Synapsis*, kommt es an den Berührungspunkten, den *Chiasmata*, zu einem Austausch von Genkomplexen zwischen den beiden aneinanderliegenden Chromosomen. Dieser Vorgang wird als „Faktorentausch" bzw. „crossing over" bezeichnet und besitzt in der Vererbungslehre eine Bedeutung.

Die **Zelldifferenzierung** führt zu einer nicht mehr umkehrbaren Wandlung der Eigenschaften der Zelle. Sie ist Ausdruck der Determination der Zellen. Ergebnis der Differenzierung ist das Auftreten der verschiedenen Zellen und Gewebe. Durch die Differenzierung erlangen die Organanlagen ihre Funktionsfähigkeit. Die morphogenetische Differenzierung der Zellen ist somit gleichzeitig eine funktionelle Differenzierung. Während die Differenzierung embryonal genetisch bedingt vorwiegend als abhängige Differenzierung erfolgt, wird sie postembryonal weitgehend durch die Funktion bestimmt.

Die Zelldifferenzierung basiert auf

– der **molekularen Strukturierung der Zellmembran,**
– der **Bildung typischer morphologischer Strukturen im Zytoplasma** (Membransysteme, Anteile des Zytoskeletts, Zellorganellen),
– der **Herausbildung bestimmter Enzymmuster.**

In der Zellmembran sind lokalisiert:

– die verschiedenen Formen der Transportproteine,
– Rezeptorproteine für Hormone und Vitamine,
– Rezeptorproteine für Antigene,
– Rezeptorproteine für Neurotransmitter und Neuromodulatoren,
– Rezeptorproteine für Wachstumsfaktoren.

Mit der Zelldifferenzierung geht auch eine zunehmende Herausbildung der Interzellularsubstanz einher. Die gesamte Zelldifferenzierung steht unter dem Einfluß der chromosomalen DNA (Gene). Die Aktivierung der Gene während der Zelldifferenzierung erfolgt vor allem nach dem Prinzip der Repression durch die Regulatorgene. Gesteuert wird die Differenzierung durch vielfältige Regelkreise der Zelle. Sie wirken über Rückkopplungssysteme auf die genetische Substanz in den Kernen ein und beeinflussen ihrerseits die Steuerung der Differenzierungsprozesse. Dazu kommt die Beeinflussung durch Hormone und vor allem Wachstumsfaktoren.

Von den **Wachstumsfaktoren** sind von besonderer Bedeutung für die Entwicklungsprozesse:

– der epidermale Wachstumsfaktor,
– der Nerven-Wachstumsfaktor,
– der Endothelzell-Wachstumsfaktor,
– der Insulin-ähnliche Wachstumsfaktor 1 (Somatomedin C) und 2,
– der Gliazell-Wachstumsfaktor,
– der T-Lymphozyten-Wachstumsfaktor 1 und 2 (Interleukin 1 und 2).

2.4. Grundprinzipien der Musterbildung und Morphogenese

Die **Anlage der Organe** läßt sich auf allgemeine Vorgänge der Musterbildung und der Morphogenese zurückführen.

Als **Musterbildung** werden die Vorgänge der räumlichen Organisation der zellulären Differenzierung verstanden. Sie umfaßt die Herausbildung der Anordnung der verschiedenen Gewebe in den richtigen Proportionen und räumlichen Beziehungen. Erst durch die exakte Anordnung der verschiedenen Gewebe in einem Organ wird dessen Funktion gewährleistet. Als Faktoren bei der Regulation der Musterbildung gelten die Polarität, die Axialgradienten und die apikale Dominanz. Eine besondere Rolle spielen die Induktionsvorgänge, insbesondere auch in Form der Interaktionen zwischen verschiedenen Geweben (z. B. Ektoderm und Mesenchym bei der Gliedmaßenentwicklung).

Die **Morphogenese** beruht auf den koordinierten Bewegungen von Zellen und Zellpopultionen. Daher spielt für die Aufdeckung ihres Ablaufes die Klärung des Mechanismus der Zellbewegung eine wesentliche Rolle. Neben einer Pseudopodienaktivität wird den Adhäsionseigenschaften eine besondere Bedeutung für die Zellbewegungen zugeschrieben. Als morphologisches Korrelat der treibenden Kraft für die Bewegung werden die im Zytoplasma embryonaler Zellen anzutreffenden Mikrotubuli und Mikrofilamente angesehen. Als kontrollierender Faktor dient neben der Kontakthemmung, Kontaktlähmung und Kontaktorientierung insbesondere das zelluläre Adhäsionsvermögen. Von Bedeutung sind dabei Zellverformungen und die Ausbildung von Oberflächendifferenzierungen. Ausdruck der Vorgänge der Musterbildung und Morphogenese bei der Herausbildung der Organanlagen im Embryo sind u. a. die Delamination, Plakodenbildung, Zellanhäufungen und -verdichtungen, Sprossung und Aufzweigung, Bildung und Umbildung von Falten, Bildung von Bläschen bzw. Röhren, Invagination und Evagination.

2.5. Wachstum

Als **Wachstum** wird eine Größenänderung, im allgemeinen eine Zunahme, bezeichnet. Die Begriffe Wachstum und Differenzierung sind scharf voneinander zu trennen. Differenzierung ist Zunahme an Organisation und Heterogenität. Der Zusammenhang zwischen den Begriffen

Wachstum und Reifung erhellt aus der Verminderung der Wachstumspotenz als Teilphänomen der Reifung, welcher in der morphologischen Dimension fortschreitende Differenzierung von Organen und Organsystemen, in der funktionellen Dimension ein Vorgang fortschreitender Entwicklung von immer mehr und stärker differenzierten Leistungen ist.

Die Definitionsversuche zum Wachstumsbegriff sind überaus zahlreich, die vorgeschlagenen Definitionen von unterschiedlicher Leistungsfähigkeit. Wachstum ist ein Aspekt des Lebensprozesses, und als Abstraktion kann seine Definition nur operationeller Natur sein. Sie ist im Zusammenhang mit der hierarchischen Organisation lebender Systeme vorzunehmen.

Auf *molekularem Niveau* vollzieht sich Wachstum durch Anlagerung neuer Atome oder Radikale, wobei die Zelle zunächst nicht größer oder schwerer werden muß.

Auf *subzellulärem Niveau* sind identische Reproduktion von Nukleotiden und spezifische Proteinsynthese Voraussetzungen für das Zellwachstum.

Wachstum auf *zellulärem Niveau* vollzieht sich bis zu einem oberen Grenzwert, der nur pathologischerweise überschritten werden kann (per definitionem kein Wachstum).

Nach dem prämitotischen Wachstum teilt sich die Zelle, wobei beide Tochterzellen im allgemeinen zunächst kleiner sind als der Mittelwert der betreffenden Population. Dieses Größendefizit wird postmitotisch durch Wachstum aufgeholt. Beim vielzelligen Organismus ist die Wachstumsfähigkeit der Einzelzelle und deren Teilungsfähigkeit Voraussetzung für Gesamtwachstum.

Die Kenntnis von Wachstumsvorgängen auf dem *Organniveau* gestattet es, das Gesamtwachstum der Individuen als Resultat seines Organwachstums zu verstehen. Bei den zellkonstanten Arten laufen bis zur Erreichung der vollen Anzahl der Zellen Teilung und Wachstum parallel ab, danach erfolgt nur ein Zellwachstum. Bei zellinkonstanten Arten ist das Wachstum auf einen asymptotischen Endwert hin als stochastischer Prozeß aufzufassen.

Auf dem *Individualniveau* verlaufen gestaltbildende Bewegungen teils mit, teils ohne Wachstum. Die spezies-spezifische Gestalt bildet sich durch lokales allometrisches Wachstum aus, worunter Wachstum von Organen mit im Verhältnis zum Gesamtwachstum ungleicher Geschwindigkeit zu verstehen ist.

Die Formel des *allometrischen Wachstums* $y = bx^a$ drückt aus, daß, wenn ein Organismus durch unproportionales Wachstum seine Form verändert und die Wachstumsgeschwindigkeiten der Teile x und y zueinander im konstanten Verhältnis stehen, bei logarithmischer Auftragung der Größen y und x eine Gerade entsteht. In der Gleichung ist b eine Integrationskonstante, die den Wert für y bei x = 1 angibt, während a die Allometriekonstante ist, die das Verhältnis der Wachstumsgeschwindigkeiten von y und x angibt.

Der typische Verlauf des Längen- und Massenwachstums läßt sich graphisch in Form von **Wachstumskurven** darstellen. Bei Tieren mit asymptotisch beschränktem Wachstum zeigen die Wachstumskurven der Körpermaße zunächst eine rasche Längen-, Breiten- und Höhenzunahme, die sich langsam verringert (einfaches Abklingen der Kurvenform), woraus sich die für Sättigungsfunktionen typischen Bilder ergeben. Die Körpermasse zeigt initial langsames, später rasches und schließlich wieder langsames Wachstum (S-Form der Wachstumskurve).

Der Wachstumsprozeß von der befruchteten Eizelle bis zum adulten Tier ist bestimmt durch die Interaktion von genetischen Faktoren und Umweltfaktoren, wobei die hormonale Regulation das vermittelnde Glied im hochentwickelten homöostatischen System Säugetier darstellt. Die Grenze zwischen den Anteilen des genetischen Einflusses und des Umwelteinflusses auf das Wachstum ist bis heute nicht genügend scharf zu ziehen. Es besteht jedoch kein Zweifel daran, daß der Genotyp den Rahmen absteckt, innerhalb dessen sich, unter physiologischen Bedingungen, das Wachstum vollzieht.

3. Vorentwicklung (Progenese)

Am Beginn der Entwicklung steht **die Vereinigung einer männlichen und einer weiblichen Geschlechtszelle, die Befruchtung**. Aus der *befruchteten Eizelle, Spermovium*, geht durch wiederholte Teilungen sowie Sonderungs- und Wachstumsprozesse das neue Individuum hervor. Zur Ermöglichung des Befruchtungsvorganges und damit des Beginns der Teilungen machen die Urgeschlechtszellen während der Entwicklungs- und Reifungsvorgänge Veränderungen durch. Die **männlichen Geschlechtszellen** werden zu den aktiv beweglichen *Spermien*, während aus den **weiblichen Geschlechtszellen** die großen, aktiv nicht beweglichen und mehr oder weniger stark mit Nährstoffen beladenen *Eizellen* entstehen (Abb. 1).

3.1. Entwicklung, Reifung und Bau der männlichen Geschlechtszellen

Die **Entwicklung der männlichen Geschlechtszellen**, *Samenzellen*, *Spermien* oder *Spermatozoen*, geht von den in die Keimdrüsenanlage eingewanderten *Urgeschlechtszellen* aus (s. S. 188). Diese werden als germinative Zellen bei der Umbildung der indifferenten Anlage der Keimdrüse zum Hoden zu den *Ursamenzellen* (primordiale Geschlechtszellen), unterliegen embryonal sowie präpuberal einer Vermehrung und kleiden zusammen mit den in der Hodenanlage sich herausbildenden vegetativen Zellen, den späteren *Sertolischen Fußzellen*, die primitiven Hodenkanälchen aus. Die **Bildung der Spermien setzt mit der Geschlechtsreife ein und dauert bis zum Erlöschen der Geschlechtsfunktion** an. Erste Spermien treten in den Samenkanälchen beim Bullen im Alter von 32 Wochen, Eber von 20 Wochen, Widder von 16 Wochen und beim Hengst von 56 Wochen auf.

Bei der **Entwicklung der männlichen Geschlechtszellen** werden unterschieden

– die *Spermatogenese* und
– die *Spermiogenese* (*Spermiohistogenese*).

Die **Spermatogenese** erfolgt zwischen den Sertolischen Fußzellen der Hodenkanälchen (*spermatogenes Epithel*).

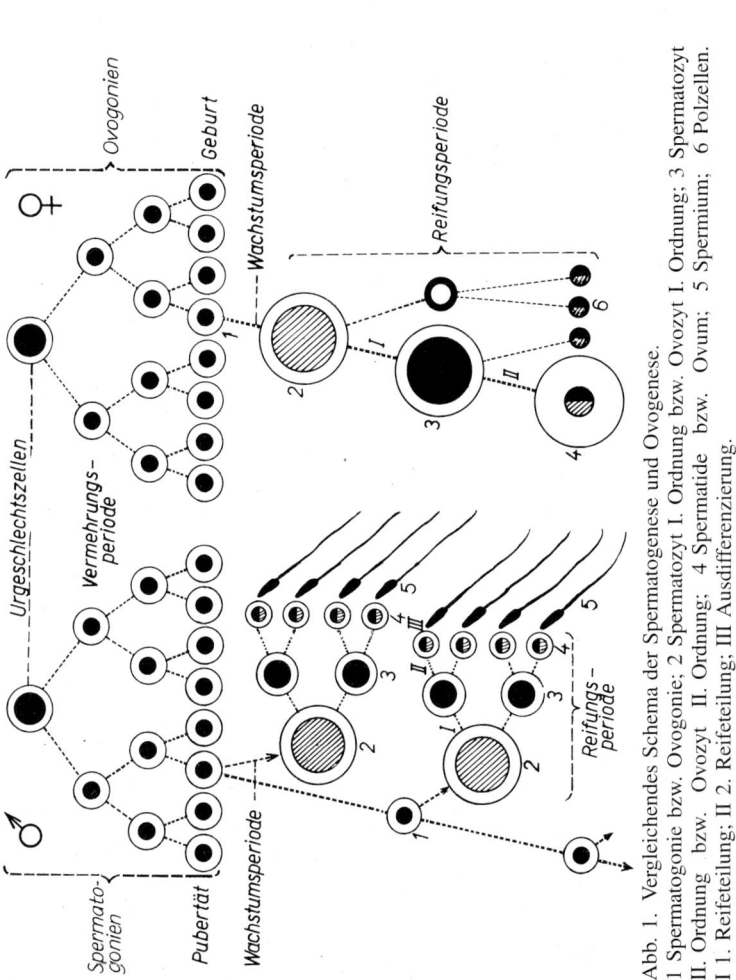

Abb. 1. Vergleichendes Schema der Spermatogenese und Ovogenese.
1 Spermatogonie bzw. Ovogonie; 2 Spermatozyt I. Ordnung bzw. Ovozyt I. Ordnung; 3 Spermatozyt II. Ordnung bzw. Ovozyt II. Ordnung; 4 Spermatide bzw. Ovum; 5 Spermium; 6 Polzellen. I 1. Reifeteilung; II 2. Reifeteilung; III Ausdifferenzierung.

Mit dem Eintritt der Geschlechtsreife werden die *Ursamenzellen* zu den *Spermatogonien* (s. Abb. 1). Diese liegen der Basalmembran der Hodenkanälchen an (Abb. 2), behalten ihr Teilungsvermögen und bringen durch fortgesetzte Mitosen ständig neue Spermatogonien hervor (*adulte Vermehrungsperiode* bzw. *Spermatogonienvermehrungszyklus*). Der Ablauf des Spermatogonienvermehrungszyklus zeigt tierartliche Unterschiede.

Beim Rind gehen aus der Stammspermatogonie ?. A-Spermatogonien hervor. Eine verhält eine gewisse Zeit wieder in Ruhe, wird also erneut zu einer Stammspermatogonie. Die andere teilt sich mitotisch zu 2 I-Spermatogonien. Daraus entstehen durch weitere mitotische Teilungen 4 B_1- und schließlich 8 B_2-Spermatogonien. Diese teilen sich erneut mitotisch, und die entstandenen 16 Tochterzellen werden zu den Spermatozyten (Spermatozyten I. Ordnung).

Die einzelnen Stufen der *Spermatogonien* unterscheiden sich insbesondere in der Größe des Zellkernes sowie der Anfärbbarkeit und Verteilung des Chromatins.

So haben u. a.

- die *A-Spermatogonien* einen großen Zellkern mit einem deutlichen Kernkörperchen und wenig Heterochromatin,
- die *I-Spermatogonien* einen kleineren chromatinreichen Zellkern und
- die *B-Spermatogonien* einen chromatinreichen Zellkern mit einem weniger markanten Kernkörperchen.

Die Bildung der *Spermatozyten* geht mit einer Zellvergrößerung sowie einer deutlichen Kernvergrößerung einher (*Wachstumsperiode*). Diese wird durch die während der Prophase der I. Reifeteilung ablaufenden Vorgänge bedingt (Prämeiose). Nach dem Verhalten des Kernes lassen sich dabei die präleptotänen, leptotänen, zygotänen, pachytänen und diplotänen Spermatozyten unterscheiden.

Die *Meiose (Reifungsperiode)* ist durch die beiden Reifeteilungen gekennzeichnet. Aus der I. Reifeteilung gehen die *Präspermatiden (Spermatozyten 2. Ordnung)* hervor, die ihrerseits sofort die 2. Reifeteilung durchlaufen und die haploiden *Spermatiden* entstehen lassen (s. S. 15).

Die **Spermiogenese** (Spermiohistogenese; Abb. 3) erfolgt nach dem Eindringen der Spermatiden in das Zytoplasma des peripheren Endes der Sertolischen Fußzellen (Samenähren) in Form der **Transformation der Spermatiden zu den Spermien.**

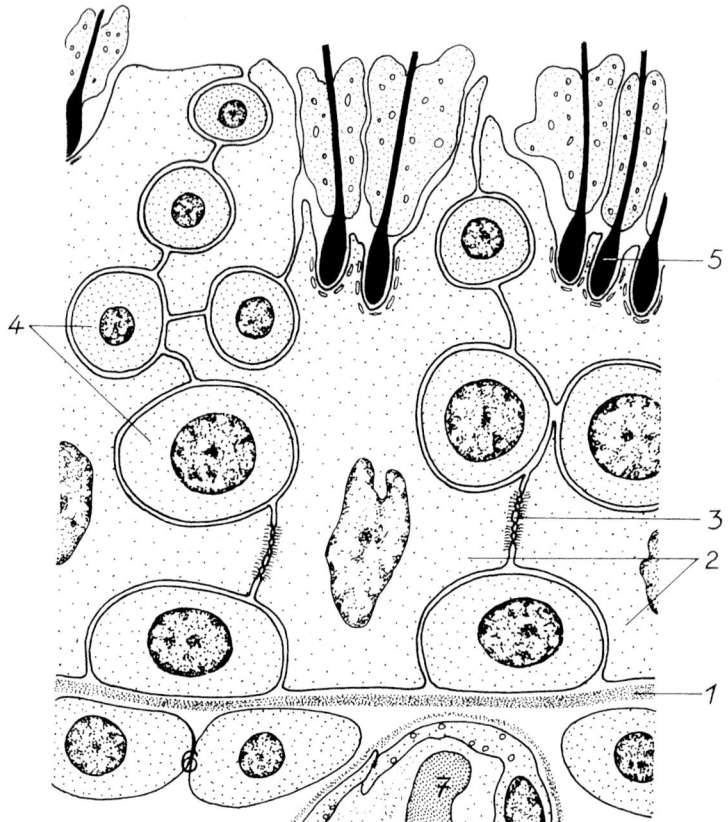

Abb. 2. Schematische Darstellung des spermiogenen Epithels unter besonderer Betonung der Zellkontakte.
1 Basalmembran; 2 Sertoli-Zellen; 3 Zonulae occludentes zwischen benachbarten Sertoli-Zellen (Hauptanteil der Blut-Hoden-Schranke); 4 Vorstufen der Spermien; 5 Spermatiden (in verschiedenen Stadien der Transformation zu Spermien); 6 Fibrozyten; 7 Kapillare.

Beim Ablauf der *Spermiogenese* werden als Phasen (mit jeweils mehreren Stadien) unterschieden

– die *Golgi-Phase*, in der die proakrosomalen Granula des Golgi-Apparates gebildet werden und sich zu den akrosomalen Bläschen vereinigen,

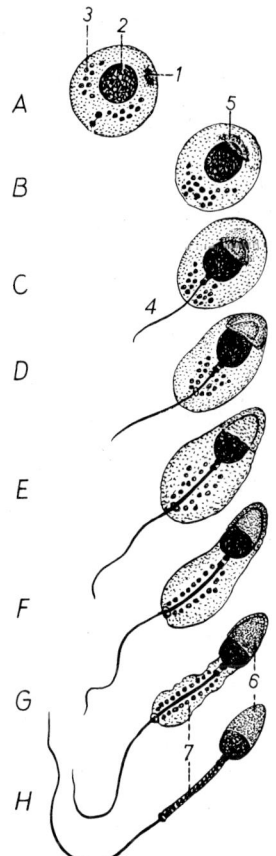

Abb. 3. Umbildung des Spermatiden zum Spermium.
A frühe Golgi-Phase, B späte Golgi-Phase, C, D Kappenphase, E, F Akrosomphase, G, H Reifungsphase.
1 Golgi-Apparat; 2 Zellkern; 3 Mitochondrien; 4 auswachsender Achsenfaden; 5 Akrosom; 6 Kopf des Spermiums; 7 Mitochondrienscheide.

– die *Kappenphase*, in der es zur Ausbildung der Kopfkappe kommt,
– die *akrosomale Phase*, in der die endgültige Differenzierung des Akrosoms erfolgt und
– die *Reifungsphase*, in der neben dem Kopf, der Hals, das Mittelstück und der Schwanz des Spermiums ihre definitive Struktur erhalten.

Bei der **Transformation** kommt es allgemein unter einer gleichzeitigen Streckung zu einer exzentrischen Verlagerung und Abplattung des Zellkerns. Er wird zum Kopf des Spermiums. Die Zentriolen stellen sich hintereinander in der Längsachse der Zelle ein. Das proximale Zentrosom ist an der Bildung der Kopfscheibe beteiligt, während das distale einen feinen Plasmafaden enthält, der zum Achsenfaden wird. Dieser verlängert sich als späterer Schwanzfaden, und aus ihm geht, in Verbindung mit Differenzierungen des Zytoplasmas, das Mittelstück und der Schwanz des Spermiums hervor. Der Golgi-Apparat umgibt die vordere Kernhälfte und wandelt sich zum Akrosom um, während aus den Mitochondrien eine besondere Hülle gebildet wird. Das bei der Umbildung nicht verbrauchte Zytoplasma wird im Zuge der Lösung der Spermien aus den Sertolischen Fußzellen als Restkörper abgestoßen und von diesen phagozytiert.

Die **Sertolischen Fußzellen** besitzen Rezeptoren für FSH. Sie bilden, neben Stoffen für die Ernährung der Keimzellen und Flüssigkeit für deren Transport zum Rete testis, u. a.

- das *Histokompatibilitätsantigen Y*, welches für die Differenzierung der Geschlechtsorgane von Bedeutung ist,
- das *Inhibin*, welches hemmend und damit regulierend auf die Sekretion des FSH wirkt,
- einen *Hemmstoff des Akrosins*,
- ein *Vitamin A bindendes Protein* sowie insbesondere
- das *Androgen-bindende Protein*.

Von Bedeutung für die Spermienbildung ist die **Blut-Hoden-Schranke** (s. Abb. 2) in Form von Zonulae occludentes zwischen den Sertolischen Fußzellen. Durch die Blut-Hoden-Schranke wird das Epithel in einen apikalen und basalen Abschnitt unterteilt. Sie verhindert den Übergang von spezifischen Proteinen der Keimzellen in das Blut und damit ihre Wirkung als Antigene (Auslösung von Abwehrreaktionen) sowie einen Übertritt von Lymphozyten und Immunglobulinen in die Samenkanälchen.

Die **Steuerung der Bildung der männlichen Keimzellen** unterliegt dem Einfluß des FSH, des ICSH und der von den Leydigschen Zwischenzellen gebildeten Androgene (Testosteron). Das FSH wirkt vorwiegend auf die Sertolischen Fußzellen und damit indirekt u. a. über die Bildung eines Androgen bindenden Proteins (ABP). Es dient der Bindung des Testosterons und soll damit u. a. für dessen Transport von den Zwischenzellen zu den Samenkanälchen verantwortlich sein. Die Leydigschen Zwischenzellen weisen Rezeptoren für LH, Luliberin und Prolaktin auf. Diese stimulieren deren Ausbildung sowie die Synthese und Freisetzung des Testosterons.

Die Vorgänge während der Spermatogenese und Spermiogenese laufen nach bestimmten Ordnungsprinzipien in einer zeitlich streng synchronisierten Form ab.

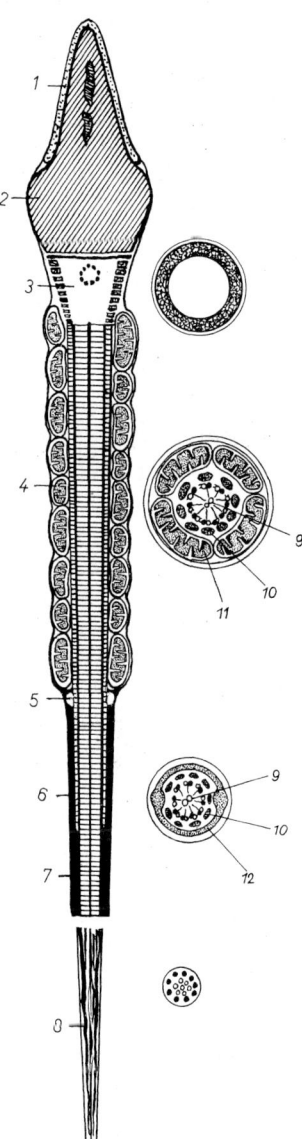

Abb. 4. Feinbau einer Samenzelle (schematische Darstellung).
1 Akrosom; 2 Zellkern; 3 Hals; 4 Mittelstück (mit Mitochondrienscheide); 5 Schlußring; 6 proximaler Teil des Hauptstückes des Schwanzes; 7 distaler Teil des Hauptstückes des Schwanzes; 8 Endstück des Schwanzes; 9 Achsenfaden (mit 2 Zentralfibrillen und 9 peripheren Doppelfibrillen); 10 Longitudinalfibrillen (Mantelfasern); 11 Mitochondrienscheide; 12 fibrilläre Hülle (Rindenspirale).

Diese drückt sich im **Keimepithelzyklus** aus. Unterschieden werden dabei 8 Stadien. Ihre Zellbilder kennzeichnen Tubulusquerschnitte, die ständig wiederkehren. Sie erstrecken sich auf eine Tubuluslänge von 2–3 cm. Der Keimepithelzyklus ermöglicht eine Quantifizierung der Spermatogenese.

Die **Dauer der Bildung des Spermiums** aus einer Spermatogonie beträgt beim Bullen 40–42–54 Tage (davon 15 Tage für die Meiose und 15 Tage für die Spermiogenese), beim Schaf 49 Tage, beim Schwein 34 Tage. Im Durchschnitt werden $5,3 \times 10^9$ Mill. Spermien pro Tag gebildet. Dies entspricht ca. 16,9 Mill. pro g Hodengewebe. Je nach Tierart schwanken die Angaben von 10 bis 17 Mill.

Die **Spermien** bestehen aus dem Kopf, Hals, Mittelstück und Schwanz (Abb. 4). Alle Abschnitte des Spermiums werden von der Zellmembran überzogen.

Der **Kopf** des Spermiums zeigt bei den Haussäugetieren eine ovale bis birnenförmige, abgeplattete Gestalt. Die Grundlage des Kopfes bildet der *Zellkern*. Er ist von einer, im allgemeinen keine Poren aufweisenden Kernmembran umgeben. Zwischen Kernmembran und Zellmembran findet sich apikal das *Akrosom*, auch als Akrosomkappe oder Kopfkappe bezeichnet. Es enthält die akrosomalen Enzyme. Das apikale Ende des Akrosoms ist bei den einzelnen Tieren verschieden gestaltet und kann als *Perforatorium* ausgebildet sein. Halsseitig wird der Kopf des Spermiums von einer becherförmigen Hülle, der *postnukleären Kappe*, überzogen. Die Verbindung zum Hals bildet die *Kopfscheibe* oder *Basalplatte*. Beim Geflügel ist der Kopf langgestreckt und ein wenig schraubenförmig gedreht. Der apikale, mit der Kopfkappe versehene Teil ist dolchartig zugespitzt und wird auch als Kopfdorn bezeichnet.

Der **Hals** enthält neben dem Halsknötchen, das den Achsenfaden entläßt, bandförmige Bildungen, die aus den dicken Außenfibrillen des Mittelstückes hervorgehen.

Das **Mittelstück** und der **Schwanz** enthalten als Grundlage den *Achsenfaden*. Er entspricht in seinem Aufbau aus 2 Zentralfibrillen und 9 peripheren Doppelfibrillen (mit den Dyneinarmen) einer Geißel. Um den Achsenfaden befinden sich im Bereich des Mittelstückes und des proximalen Teiles des Hauptstückes des Schwanzes noch *9 gröbere Longitudinalfibrillen (Mantelfasern)*. Sie setzten sich kopfwärts in bandförmige segmentierte Bildungen des Halses fort und bilden im Bereich der Basalplatte des Kopfes eine Artikulationsstruktur zwischen Kopf und Hals.

Das **Mittelstück** ist peripher von einer spiralförmigen Hülle von Mitochondrien, der *Mitochondrienscheide*, umgeben. Sie weist beim Spermium des Meerschweinchens 42, beim Rind 65–75 Windungen auf. Dadurch wird das Mittelstück zum Ort der Energiebildung im Spermium. Der Schlußring (Jensen) bildet den Abschluß des Mittelstücks gegenüber dem Schwanz.

Am **Schwanz** sind das **Hauptstück** (mit der äußeren fibrillären Hülle) und das (nicht umhüllte) **Endstück** zu unterscheiden. Die *fibrilläre Hülle* setzt sich aus einem System von Ringfasern zusammen. Sie wird auch als *Rindenspirale* bezeichnet und dient gemeinsam mit den Mikrotubuli des Achsenfadens als dynamisches Bewegungszentrum des Spermiums.

Die **Geschwindigkeit der Fortbewegung** des Spermiums beträgt im optimalen Medium beim Bullen 6 mm, beim Hengst 5 mm in der Minute. Neben der eigentlichen Vorwärtsbewegung kommen auch Roll-, Pendel- und Nickbewegungen vor.

Die **Größe** und die **Form** (Abb. 5) der Spermien sind tierartlich verschieden. Damit hängt auch die unterschiedliche Anzahl von Spermien

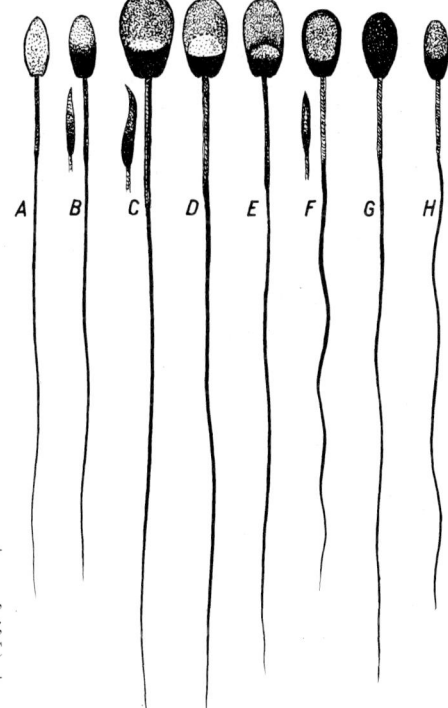

Abb. 5. Spermien der Haussäugetiere (nach Schmaltz).
A Pferd; B Esel; C Rind, D Schaf; E Ziege; F Schwein; G Hund; H Katze (bei B, C und F Seitenansicht des Kopfes).

Tabelle 1. Vergleichende Angaben über die Spermien einiger Haustiere

	Gesamtejakulat in ml (in Klammern Durchschnittswert)	Anzahl der Spermien in Mill./mm^3
Rind	2–10 (4)	0,2–3,2 (1,2–1,5)
Schaf	0,7–2 (1)	2–5 (3)
Ziege	0,4–2,8 (1)	1–5 (2,5)
Schwein	100–500 (250)	0,025–1,0 (0,1–0,3)
Pferd	30–300 (70)	0,03–0,8 (0,12)
Hund	2–15 (6)	0,05–0,3 (0,2)
Haushahn	0,5–2 (0,8)	0,05–6 (3,5)

in einer bestimmten Menge von Sperma (*Spermiendichte*) zusammen (Tabelle 1).

Die **Bildung der Spermien** geschieht fortwährend. Nach Vollzug der Spermiogenese lösen sie sich von den Sertolischen Fußzellen und gelangen über die Tubuli recti, das Rete testis und die Ductuli efferentes in den Nebenhodenkanal, in dessen stark erweiterungsfähigen Windungen (vor allem des Nebenhodenschwanzes) sie gespeichert werden. Durch Einlagerung in ein im Nebenhoden gebildetes, schwach saures Medium kommt es zu einer Ruhigstellung der Samenzellen (Dauer bis zu 40–50 Tagen). Während dieser Zeit erfolgt das vollständige Ausreifen der Zellen.

Bei der **Ejakulation** werden die Spermien zunächst passiv durch peristaltische Bewegungen der glatten Muskulatur des Nebenhodenkanals und des Samenleiters weiterbefördert. Ihre Beweglichkeit erlangen sie erst durch die Mischung mit dem Sekret der Prostata. Besonders angeregt wird das Bewegungsvermögen schließlich durch die Verdünnung des Ejakulates mit dem Brunstschleim in der Vagina.

Die **Lebensdauer der Spermien** schwankt in weiten Grenzen. Sie ist, neben tierartlichen Unterschieden, von zahlreichen weiteren Faktoren abhängig. Unter anderem spielt die Reaktion des umgebenenden Milieus eine Rolle. So können die Spermien im Ejakulat bei der künstlichen Besamung unter optimaler Behandlung über längere Zeit lebens- und befruchtungsfähig erhalten werden. Die *Samenzellen* bilden mit der *Samenflüssigkeit* den **Samen**, das **Sperma**. Die bei einer Ejakulation abgegebene Menge von Sperma ist tierartlich unterschiedlich (Tabelle 1) und wird als *Ejakulat* bezeichnet. Die *Samenflüssigkeit* (*-plasma*) besteht vor allem aus dem Sekret der akzessorischen Geschlechtsdrüsen. Ihr Anteil am Gesamtejakulat sowie auch ihre Zusammensetzung sind

(zusammengestellt nach Daten verschiedener Autoren)

Länge der Spermien in µm	Konsistenz des Spermas	Farbe des Spermas	pH-Wert des Spermas
75–80	rahmig	gelblich-grauweiß	6,8
70–80	rahmig	gelblich-weiß	6,8–7,0
60–70	rahmig	gelblich-weiß	6,8–7,0
50–60	milchig-flockig	milchig-weiß	7,2–7,4
60	gallert-wäßrig	grauweiß	7,3
60	wäßrig	milchig-wäßrig	6,8
80–100	rahmig	milchig bis gelblich-weiß	6,3–7,8

tierartlich unterschiedlich. So beträgt beim Hengst und Eber der Plasmaanteil 90–95% während er beim Bullen bedeutend niedriger ist. Die **Spermiendichte** ist daher beim Bullen auffallend höher (0,2–3,2 Mill. pro mm^3) als z. B. beim Eber (0,025–1,0 Mill./mm^3). Für die Ernährung der Spermien in der Samenflüssigkeit sind neben der Fructose und der Glucose vor allem die Ascorbinsäure und die Citronensäure von Bedeutung.

3.2. Entwicklung, Reifung und Bau der weiblichen Geschlechtszellen

Die **weibliche Geschlechtszelle**, *Ovozyt* (*Oozyt*), der Säugetiere stellt eine Zelle mit runder Grundform dar. Die Bildung der befruchtungsfähigen *Eizelle*, dem *Ovum*, wird als **Ovogenese (Oogenese)** bezeichnet.

Zunächst wandern die vorher außerhalb der Gonadenanlage (s. S. 188) auftretenden *Urgeschlechtszellen* (Primordialkeimzellen) in die Keimleiste ein. Hier erfolgt die Differenzierung zu den *Ovogonien* (*Oogonien*). Durch Mitose kommt es zur Vermehrung der Ovogonien (*Vermehrungsperiode*). Die Anzahl der Teilungen ist begrenzt.

Mit dem **Beginn der Meiose** wird die *Ovogonie* zur *Ovozyte*. Kennzeichnend dafür ist u. a. eine Vergrößerung der Zellen (*1. Wachstumsperiode*). Der Kern zeigt die Stadien der Prophase der 1. Reifeteilung (Leptotän bis Pachytän). Die *Ovogonien* liegen in den **Eiballen** (Keimstränge), die *Ovozyten* in den **Primordial- und Primärfollikeln** (Abb. 6).

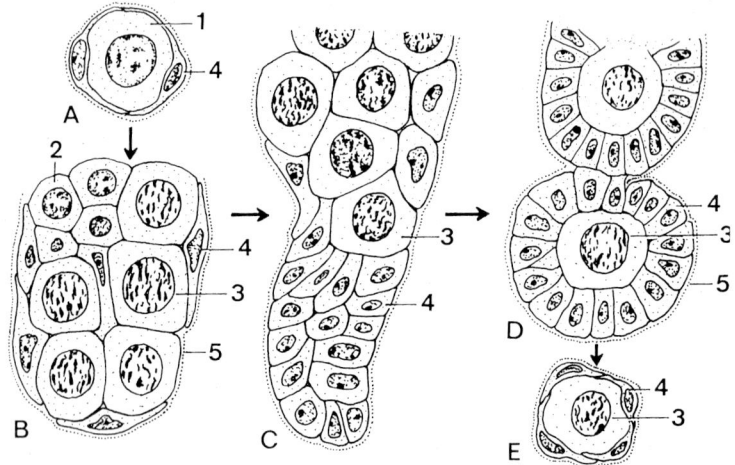

Abb. 6. Fünf Schemata zur Bildung des Primordialfollikels. (Nach Rüsse.)
A Primordialkeimzelle (Urgeschlechtszelle) mit somatischen Begleitzellen;
B Keimstrang mit Ovogonien und Ovozyten sowie somatischen Begleitzellen
(Vorstufen der Follikelepithelzellen); C Vermehrung der Follikelepithelzellen im
Keimstrang; D Follikel kurz vor Abnabelung aus dem Keimstrang; E Primordial-
follikel.
1 Primordialkeimzelle; 2 Ovogonie; 3 Ovozyt; 4 Begleitzelle; in C, D und E Fol-
likelepithelzelle; 5 Basalmembran.

Die weitere Differenzierung der *Ovozyten* (2. *Wachstumsperiode*) erfolgt
nach Eintritt des Zyklus in den **Sekundär-** und **Tertiärfollikeln** (Abb. 7).

Die größte Anzahl an Ovozyten wird für das Rind mit $2\,739 \times 10^3$ für den
110. Tag der Entwicklung angegeben, danach nimmt die Anzahl ab und beträgt
zur Zeit der Geburt pro Ovar beim Rind ca. 100 000, beim Schwein ca. 120 000.

Von dem Primärfollikel kommt im Laufe der Fortpflanzungsperiode nur ein geringer Teil zur weiteren Entwicklung. Der größte Teil wird durch die *physiologische Follikelatresie* zurückgebildet, so daß z. B. bei einer 8jährigen Kuh nur noch
etwa 2 500 Follikel vorhanden sind. Bei der Follikelatresie geht zunächst die Eizelle zugrunde, worauf aber sofort die Degeneration des Follikelepithels folgt und
unter Einwachsen von Bindegewebe ein narbiges Gebilde, das *Corpus atreticum*,
entsteht.

Die *Ovozyte* verbleibt innerhalb des Primordialfollikels bzw. auch des
Primärfollikels für Jahre in einem „Ruhestadium", bis in Verbindung mit
der Follikelreifung (Bildung der Sekundär- und Tertiärfollikel) die Ovo-

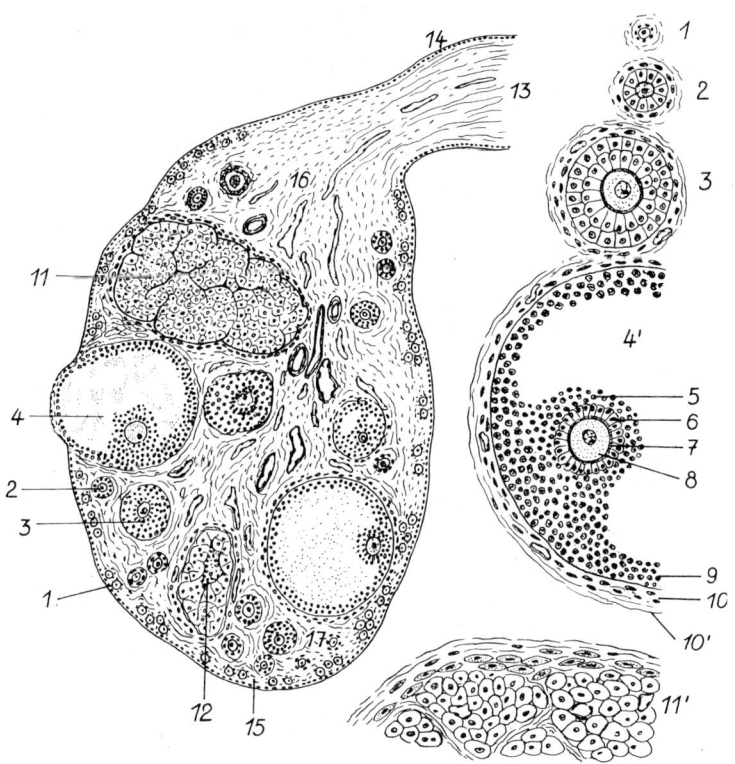

Abb. 7. Schnitt durch den Eierstock, mit gesonderter Darstellung des Primordial-, Primär- und Sekundärfollikels sowie eines Ausschnittes des Tertiärfollikels und Gelbkörpers.
1 Primordialfollikel; 2 Primärfollikel; 3 Sekundärfollikel; 4 Tertiärfollikel mit 4' Ausschnitt aus einem Tertiärfollikels, 5 Cumulus oophorus mit 6 Corona radiata; 7 Zona pellucida und 8 Eizelle; 9 Follikelepithel; 10 Theca folliculi interna, 10' Theca folliculi externa; 11 Gelbkörper mit 11' Ausschnitt aus einem Gelbkörper; 12 atretischer Follikel; 13 Mesovarium; 14 Serosaepithel (geht in Keimdrüsenepithel über); 15 Tunica albuginea; 16 Markschicht; 17 Rindenschicht.

genese mit der 2. Wachstumsperiode weitergeht. Erst nach Einsetzen des Sexualzyklus kommt es zur Ovulation und danach zum völligen Ausreifen der Eizelle zum Ovum. Die beim Fetus sowie präpuberal gebildeten Sekundär- und Tertiärfollikel unterliegen der *Follikelatresie*.

Die Meiose beginnt schon embryonal während der Umwandlung der Ovogonie zur Ovozyte mit der Prophase der 1. Reifeteilung (1. Wachstumsperiode). Nach einer „Ruheperiode" der Ovozyte wird die Meiose **kurz vor der Ovulation** fortgesetzt (bis zur Metaphase II) und schließlich (2. Reifeteilung) **nach der Imprägnation des Spermiums** vollendet.

Bei der Meiose der weiblichen Geschlechtszelle entstehen die **reife haploide Eizelle, das Ovum, welche alle Reservesubstanzen erhält, und 3 Polzellen (Polkörperchen).**

Die Polzellen gelangen in den hypolemmalen Raum zwischen Eizelle und Zona pellucida. Sie sind nur kurze Zeit dort anzutreffen und gehen bei der einsetzenden Furchung bald zugrunde.

Die **Eizelle**, *Ovum*, besitzt eine runde Form. Ihre Größe ist abhängig vom Dottergehalt; sie variiert aber auch bei den allgemein dotterarmen Eizellen der Säugetiere und scheint, da die Angaben z. T. sehr unterschiedlich sind, auch individuelle Schwankungen aufzuweisen.

Durchmesser der Eizelle

Pferd 135 μm	Katze 120–150 μm
Rind 135–140 μm	Hund 140 μm
Schaf 120 μm	Ratte und Maus 60 μm
Ziege 140 μm	Mensch 130–150 μm
Schwein 120–150 μm	

Der *Zellkern* der Eizelle weist einen Durchmesser von etwa 30 μm auf. In ihm findet sich ein deutliches Kernkörperchen. In seltenen Fällen, z. B. beim Hund sowie auch beim Menschen, konnten Eizellen mit 2 Zellkernen beobachtet werden.

Im *Zytoplasma* sind u. a. die durch ihre kugelige Gestalt gekennzeichneten Mitochondrien, der Golgi-Apparat und vor allem die **Dottermassen (Dotter**, *Vitellus*) anzutreffen. Diese stellen Nährstoffe dar. Sie bestehen aus Körnchen bzw. Plättchen, die u. a. Eiweißkörper, Kohlenhydrate, Fette, Lipoide und Salze enthalten und durch anwesende Karotinoide eine gelbliche Tönung besitzen.

Der **Dotter** dient der Ernährung des Embryos und fehlt daher bei keiner Tierart vollständig. Jedoch sind die Menge und die Verteilung des Dotters in dem Zytoplasma der Eizellen der verschiedenen Tiere sehr unterschiedlich.

Beim Menschen und bei den viviparen Säugetieren kommen nur geringe Mengen von Dotter vor, sie besitzen **dotterarme Eizellen** (*oligolezithale Eizellen*). Jedoch weisen die Gastrulationsvorgänge darauf hin, daß die oligolezithalen Eizellen der Säugetiere als in der phylogenetischen Entwicklung wieder dotterarm gewordene Zellen angesehen werden müssen (sekundäre Dotterarmut), während die Eizellen von Amphioxus als primär dotterarm zu betrachten sind. Den *oligolezythalen Eizellen* stehen die mit viel Dotter angefüllten *polylezithalen Eizellen* der Vögel und Reptilien sowie auch der Monotremen gegenüber, während die mäßig dotterarmen Eizellen (mesolezithale Eizellen) der Fische und Amphibien eine Zwischenstellung einnehmen (s. Tabelle 3).

Mit der Menge des Dotters hängt die Verteilung desselben in der Eizelle eng zusammen. So findet sich bei den oligolezithalen Eizellen meist eine nahezu gleichmäßige Verteilung der Dottermassen über das Zytoplasma (*isolezithale Eizellen*), während diese bei den *mesolezithalen* und *polylezithalen Eizellen* häufig polar angehäuft sind (*telolezithale Eizellen*).

Bei der dotterreichen Eizelle des Vogels erfolgte eine konzentrische Schichtung von gelbem und weißem Dotter um einen vom animalen Pol ausgehenden flaschenförmigen zentralen Kern, den *Dotterkern* oder die *Latebra*.

Die *Zellmembran* (*Plasmalemm*) stellt die **primäre Hülle** dar und wird als Eimembran bezeichnet.

Als **sekundäre Hülle** ist bei allen Vertebraten die *Zona pellucida* (*Ovolemm*) in Form einer 6–10 µm dicken homogenen Membran um die Eizelle vorhanden. Sie wird vornehmlich von dem Follikelepithel gebildet, wenn auch eine Beteiligung der Eizelle selbst an der Bildung der Hülle nicht ausgeschlossen werden kann.

Die Bildung der *Zona pellucida* beginnt mit dem Einsetzen der 2. Wachstumsperiode (Bildung des Sekundärfollikels). Von den Follikelepithelzellen abgesonderte Substanzen häufen sich in dem feinen Spalt zwischen Follikelepithel und Eizelle an und schließen sich zur einheitlichen Zona pellucida zusammen. Sowohl von der Oberfläche der Eizelle als auch von der der Follikelepithelzellen ragen Mikrovilli in die Zona pellucida hinein. Außerdem wird diese von feinen, schräg verlaufenden Fortsätzen der Follikelepithelzellen durchzogen, die bis zur Oberfläche der Eizelle reichen und mit dieser in Kontakt stehen. Dies weist auf eine gemeinsame Stoffwechselfunktion der Zellen der Corona radiata und Zona pellucida hin. Die chemische Zusammensetzung der Zona pellucida (Glycoproteine und Proteoglycane) ist weitgehend tierartspezifisch.

Funktionell dient die *Zona pellucida* u. a.

– der Unterstützung des Stoffaustausches zwischen den Zellen der Corona radiata (mit ihren Fortsätzen) und der Eizelle,
– der spezies-spezifischen Bindung der Spermien an der Oberfläche der Eizelle,

- der Verhinderung einer polyspermen Befruchtung,
- dem Schutz der sich teilenden Eizelle während der Wanderung durch den Eileiter.

Die **tertiären Hüllen** werden durch die Schleimhaut des Eileiters bzw. des Uterus gebildet und entstehen z. T. erst nach der Befruchtung. Dazu gehören die *Gallerthülle* der Eizellen bei manchen Säugetieren (u. a. Pferd), Fischen und Amphibien sowie die *Eiweißhülle*, *Schalenhaut* und *Kalkschale* der Vögel.

Das Vorhandensein der einzelnen Hüllen sowie auch der Dottermengen ist abhängig von der Art der Entwicklung. So fehlen bei den sich im Inneren des Muttertieres entwickelnden Eizellen unserer Haussäugetiere die tertiären Hüllen (außer Gallerthülle beim Pferd) und auch die Dottermengen werden, da die Ernährung über die Plazenta vom Muttertier übernommen wird, stark zurückgebildet. Bei den außerhalb des Muttertieres sich entwickelnden Eiern ist die Bildung der Hüllen von dem Medium, in welchem die Entwicklung geschieht, abhängig. Die sich im Wasser entwickelnden Eizellen weisen somit außer der Gallerthülle keine weiteren tertiären Hüllen auf.

Nach der Art der Entwicklung werden unterschieden

- *ovipare Tiere*, welche unbefruchtete Eier absetzen (die meisten Fische, viele Amphibien),
- *ovovivipare Tiere*, die befruchtete Eier ablegen (Vögel, Monotremen, viele Reptilien, einige Amphibien), und
- *vivipare Tiere*, die mehr oder weniger weit entwickelte Individuen gebären (höhere Säugetiere, sekundär einige Reptilien, Amphibien und Fische).

3.3. Sexualzyklus und Befruchtung

3.3.1. Sexualzyklus

Am **Sexualzyklus** lassen sich unterscheiden

- der *ovariale Zyklus*. Er bedingt die periodische Herausbildung reifer Follikel, die Ovulation und die Bildung und Rückbildung der Gelbkörper.
- der *uterine Zyklus*. Er umfaßt eine Proliferationsphase und Sekretionsphase.

– in geringem Maße treten auch zyklische Veränderungen u. a. am Eileiter, der Vagina und der Vulva auf.

Zu diesen Veränderungen an den Geschlechtsorganen kommen Symptome, die während der *Brunst* auftreten. Daher wird der **Sexualzyklus bei Haussäugetieren auch als Brunstzyklus** bezeichnet.

Die Vorgänge des *Sexualzyklus* dienen einmal dazu, **durch die Ovulation im richtigen Zeitpunkt eine befruchtungsfähige Eizelle freizusetzen, zum anderen durch die Veränderungen am Uterus die spätere Einbettung und weitere Entwicklung der befruchteten Eizelle zu ermöglichen.**

Die Kenntnisse der Vorgänge des Sexualzyklus (besonders der Zyklusdiagnostik) sind von grundlegender Bedeutung für das Erkennen von Störungen des Ablaufes des Sexualzyklus sowie für die Anwendung biotechnischer Verfahren in der Tierproduktion.

Die **Dauer des Sexualzyklus** (Tabelle 2) beträgt beim Rind im Mittel 21 Tage, ebenfalls bei Ziege und Schwein, beim Schaf 17 Tage, während sie beim Pferd allgemein 21, aber auch bis 28 Tage oder mehr betragen kann und z. T. unregelmäßig ist. Bei den Fleischfressern ist der Sexualzyklus bedeutend länger und umfaßt beim Hund 1/2 (1/4) Jahr. Nur wenige Tage dauert der Zyklus bei Ratte, Maus und Goldhamster. Beim Menschen, bei welchem die Brunstsymptome fehlen, dauert der Sexualzyklus 28 Tage.

Erfolgt eine Befruchtung, wird während der folgenden Trächtigkeit der Sexualzyklus unterbrochen. Er setzt erst eine bestimmte Zeit nach der Geburt wieder ein. In dieser als **puerperale Involution des Uterus** bzw. allgemein als **Puerperium** bezeichneten Zeit findet unter Abgabe der *Lochien* die Regeneration der Uterusschleimhaut statt.

Die Dauer von der Geburt bis zum Wiedereintritt der Brunst beträgt z. B. beim Rind 3–8 Wochen, beim Schaf und bei der Ziege mindestens 3–4 Monate (bis zur nächsten Zuchtsaison), beim Pferd 7–12 (5–18) Tage (Fohlenrosse), beim Hund etwa 4 Monate (bis zur nächsten Brunstperiode) und erfolgt beim Schwein 5–8 Tage nach dem Absetzen der Ferkel.

Die **Steuerung des Sexualzyklus** geschieht übergeordnet durch die Gonadotropine der Hypophyse: das *follikelstimmulierende Hormon* (FSH), das *luteinisierende Hormon* (LH), auch ICSH genannt, und bei Nagetieren das *luteotrope Hormon* (LTH, Prolactin). Für ihre Wirkung ist die Anzahl der FSH- und LH-Rezeptoren der Follikel- bzw. Gelbkörperzellen des Eierstockes von Bedeutung. Dazu kommen als eigentliche Geschlechtshormone das im Follikel gebildete *Follikelhormon (Östrogene)* und das vom Corpus luteum produzierte *Corpus-luteum-Hormon*

Tabelle 2. Vergleichende Angaben über den Sexualzyklus und die Trächtigkeitsdauer einiger Haus- und Laboratoriumstiere

	Eintritt der Geschlechtsreife	Eintritt der Zuchtreife	Dauer des Sexualzyklus
Rind	♂ (6–) 8–10 Monate ♀ 8–11 Monate	♂ 12 Monate ♀ 14–17 Monate	21 (16–30)
Schaf	♂ 3–6 Monate ♀ 5–10 Monate	7–12 (–18) Monate	17 (14–20)
Ziege	♂ 5–9 Monate ♀ 8–10 Monate	8–9 (–18) Monate	21 (15–24)
Schwein	♂ 6 Monate ♀ 7–9 Monate	♂ 7–9 Monate ♀ 8–9 (–10) Monate	21 (18–24)
Pferd	ab 12 Monate	2–3 (–5) Jahre	21 (16–30)
Hund	7–10 Monate	24 Monate	2–3 mal/Jahr
Katze	7–9 Monate	12 Monate	3–4 mal/Jahr
Meerschweinchen	60–70	6 Monate	16 (15–17)
Kaninchen	3–4 Monate	7–9 Monate	etwa 28
Ratte	50–70	100–120	4–6
Maus	28–49	60–90	3–9
Goldhamster	30	60	4–7

(*Progesteron*) sowie der sog. *luteolytische Faktor*. Er ist Ausdruck der Wirkung des im Endometrium gebildeten *Prostaglandins F_{2a}* auf den Gelbkörper. Bei dem Transport des *Prostaglandins F_{2a}* vom Uterus zum Eierstock spielt ein besonderes Austauschprinzip zwischen den arteriellen und venösen Gefäßen des Eierstocks und Uterus eine Rolle. Die hormonale Steuerung steht über den Hypothalamus noch unter dem zusätzlichen Einfluß des Nervensystems und damit auch der Umwelt, so daß letzten Endes eine **neurohormonale Regulation** vorliegt (Abb. 8).

Am **Sexualzyklus** (**Brunstzyklus**) werden bei den Haussäugetieren folgende 4 Phasen unterschieden:

– *Proöstrus* (Vorbrunst),
– *Östrus* (Brunst),
– *Metöstrus* (Nachbrunst),
– *Diöstrus* (Zeit ohne Brunsterscheinungen zwischen Metöstrus und nachfolgendem Proöstrus).

(zusammengestellt nach Daten verschiedener Autoren). Alle Angaben erfolgen, wenn nicht besonders bezeichnet, in Tagen.

Dauer der Brunst	Dauer der Trächtigkeit	Zeitpunkt der Ovulation
1 (–2)	280 (270–295)	gegen Ende der Brunst, bis 14 Std. danach
1–2	150 (144–156)	8–18 Std. vor Ende der Brunst
1–2	151 (146–157)	gegen Ende der Brunst
2 (1–3)	114 (110–118)	24–36 Std. nach Brunstbeginn
6 (2–13–40)	336 (320–355)	1–2 Tage vor Ende der Brunst
6–9–14	63 (60–66)	über längere Zeit, vor allem während des mittleren Drittels der Brunst
2–14	58 (56–60)	wenige Stunden nach dem Deckakt (provozierte Ovulation)
10 Std.	68 (62–72)	einige Stunden nach Beginn der Brunst
äußerliche Symptome wenig ausgeprägt	31 (30–33)	10 Std. nach dem Deckakt (provozierte Ovulation)
10–18 Std.	21–23	einige Stunden nach Beginn der Brunst
10–18 Std.	18–21 (–23)	einige Stunden nach Beginn der Brunst
äußerliche Symptome wenig ausgeprägt	16	12 Std. nach dem Deckakt

• Proöstrus

Im *Proöstrus* (*Präöstrus*), dessen Dauer bei den einzelnen Tieren stark schwankt (Pferd 2–6 Tage, Wiederkäuer 2–3 Tage und Schwein 3–4 Tage, Hund 4–12 Tage), erfolgen im Ovar unter dem Einfluß von FSH und später LH das Heranwachsen und die Reifung der Follikel (Follikelreifungsphase). Während dieser Phase (Follikeldynamik) entwickeln sich bei *uniparen Tieren* (Rind, Pferd) in der Regel ein und bei *multiparen Tieren* (Schwein, Hund, Katze) mehrere ovulationsfähige Tertiärfollikel (Abb. 7). Diese wölben sich über die Ovaroberfläche vor und zeigen eine deutliche Vaskularisierung. Der Durchmesser der reifen Tertiärfollikel (Graafsche Follikel) beträgt beim Rind 1,0–1,7 cm, Pferd 4–7 cm, Schwein 0,8–1,1 cm, Schaf 0,7 cm und Hund 0,2 bis 0,6 cm.

Die reifenden Tertiärfollikel bilden unter dem Einfluß des FSH die Östrogene. Dabei werden in der Theca interna zunächst Androgene synthetisiert, die von den Zellen der Granulosa zu Östrogenen umgewandelt werden.

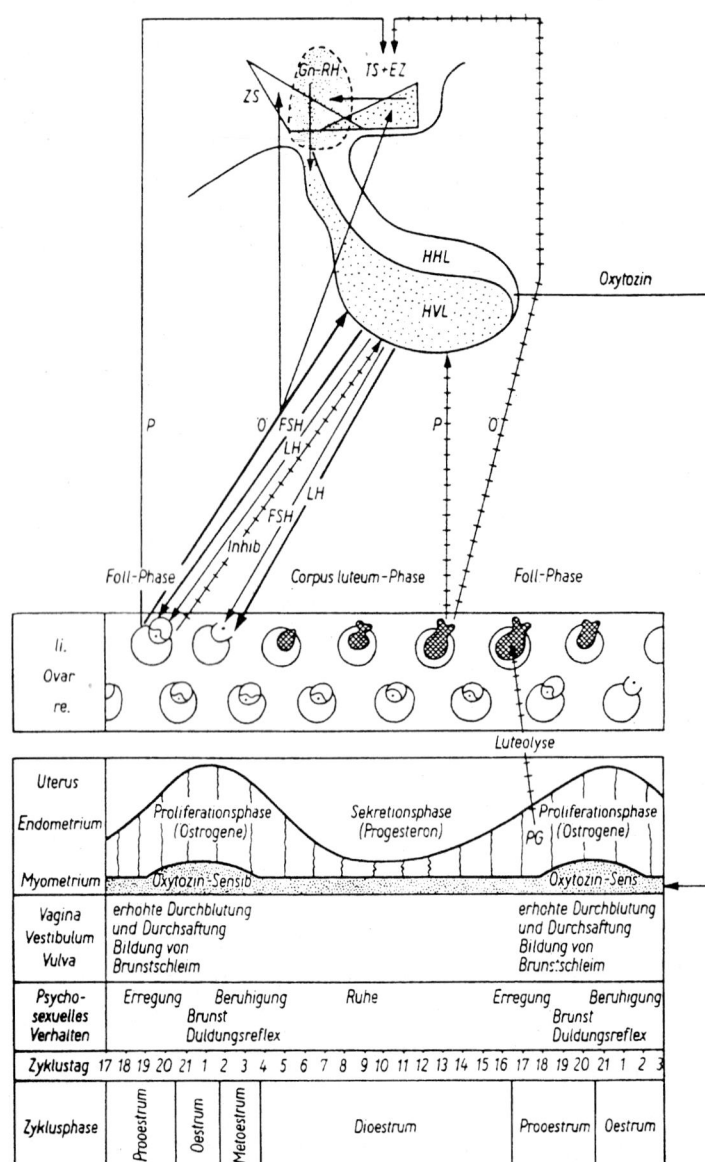

Am Uterus kommt es zu Proliferationsvorgängen, die sich vor allem in einem Wachstum der Uterindrüsen, Veränderungen des uterinen Oberflächenepithels und einer zunehmenden Ödematisierung der Schleimhaut zeigen. In dieser auch als *Stadium der beginnenden Drüsenhyperplasie* bzw. als **Proliferationsphase** bezeichneten Zeit wird der Uterus auf die Brunst (Spermienpassage) und spätere Sekretion vorbereitet.

• **Östrus**

Die **Brunst**, *Östrus*, ist ein in bestimmten Abständen wiederkehrender Zustand der Paarungsbereitschaft. Kennzeichen der Brunst sind eine deutliche Ödematisierung und dadurch Verdickung der Scham und eine auffallende Hyperämie der Scheidenschleimhaut. Durch eine leichte Öffnung des sonst geschlossenen Zervikalkanals tritt in der Cervix uteri produzierter Schleim (Brunstschleim) aus, der mit Blut durchmischt und gerötet sein kann (Rind, Schaf, Hund).

Die **Dauer der Brunst** (Tabelle 2) ist bei den einzelnen Tierarten unterschiedlich, wobei sie mit der Dauer des Sexualzyklus im Einklang steht. Sie beträgt z. B. beim Rind im Durchschnitt 24 Std., kann aber auch bis zu 36 Std. andauern und schwankt beim Pferd deutlich (im Durchschnitt 5–7 Tage).

Meist mit dem Abklingen der Brunst (Konzeptionsoptimum) erfolgt die **Ovulation**.

Nach der periodischen Wiederkehr der Brunst lassen sich unterscheiden:

– *saisonal monöstrische Tiere* mit einem Zyklus im Jahr (zahlreiche Wildtiere, dabei können Ruheperioden in der Entwicklung wie u. a. bei Reh und Bär auftreten),

– *monöstrisch asaisonale Tiere*, bei denen auf einen Zyklus eine anöstrische Phase folgt (Hund),

– *ganzjährig polyöstrische Tiere* mit mehreren, ständig wiederkehrenden Zyklen im Jahr (Rind, Schaf, Schwein, Maus, Ratte, Kaninchen, Meerschweinchen) sowie der Mensch,

– *saisonal polyöstrische Tiere* mit mehreren Zyklen in einer bestimmten Jahreszeit (Pferd, Schaf, Ziege sowie die Katze).

Abb. 8. Sexualzyklus des Rindes und seine neuroendokrine Steuerung (nach Rommel, aus Küst/Schaetz).

Zs Zyklisches Sexualzentrum; TS und EZ tonisches Sexual- und Erotisierungszentrum; Gn-RH Gonadotropin-Releaser-Hormon; HHL Neurohypophyse; HVL Adenohypophyse;   FSH Follikelreifungshormon;   LH Luteinisierungshormon; Ö Östrogene; P Progesteron; PG Prostaglandine; Inhib Inhibin.

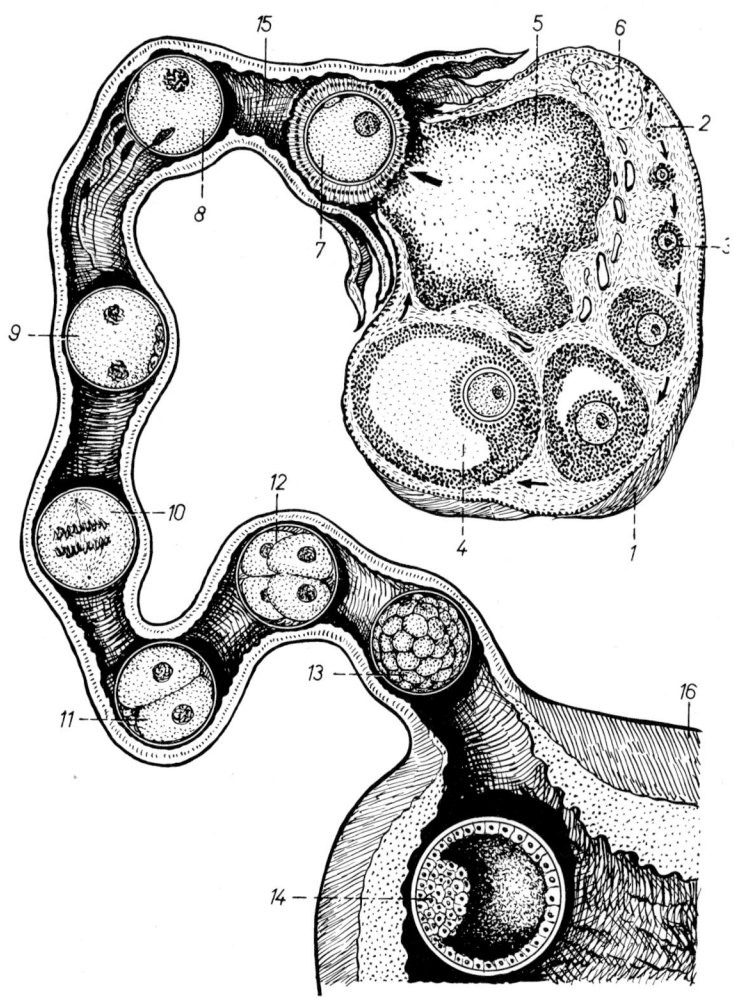

Abb. 9. Schema der Ovulation und Eiwanderung durch die Tube (in Anlehnung an Zietzschmann/Krölling und Bertolini)

1 Ovar (mit schematisch dargestellter Follikelreifung); 2 Primärfollikel; 3 Sekundärfollikel; 4 Tertiärfollikel; 5 Follikel (kurz nach der Ovulation); 6 Corpus luteum; 7 Abschnüren der 1. Polzelle (1. Reifeteilung); 8 Imprägnation der Samenzelle; 9 vollendete 2. Reifeteilung (Ausbildung der beiden Vorkerne); 10 beginnende 1. Furchungsteilung (Äquatorialplatte); 11 2-Zellen-Stadium; 12 4-Zellen-Stadium; 13 Morula; 14 Blastozyste; 15 Eileiter; 16 Uterus.

Während der Brunst kommt es im Eierstock unter dem Einfluß von LH und FSH sowie bei einigen Spezies auch von LTH zur vollständigen Ausreifung der Follikel. Durch LH wird der Follikelsprung, die *Ovulation*, ausgelöst (Abb. 9). Diese erfolgt bei den Haussäugetieren mit Ausnahme des Kaninchens und der Katze als *spontane Ovulation* unabhängig vom Paarungsakt. Bei Kaninchen und Katze wird die Ovulation durch die Erregung bei der Begattung provoziert (*provozierte Ovulation*). Die Ovulation kann auch durch Hormone ausgelöst werden.

Die **Ovulation** ist ein komplexer Vorgang. Bereits kurz vor der Ovulation beginnt die Luteinisierung der Granulosazellen, wodurch die Östrogenproduktion blockiert wird und eine Umschaltung auf die Progesteronproduktion erfolgt.

Bei der Regulation der Ovulation spielen ferner im Follikel synthetisierte Prostaglandine der E- und F-Gruppen eine Rolle. Durch die Bildung und Aktivierung proteolytischer Enzyme wird die Dehnbarkeit und Auflösung der Follikelwand bedingt. Bei der Ovulation wird die Eizelle mit den Hüllzellen der Corona radiata (Cumuluszellen) durch das entstehende Stigma ausgestoßen und von der Tube aufgefangen.

Die Abgabe mehrerer Eizellen bei den multiparen Tieren (Hund und Schwein) erfolgt in einer längeren Zeit (*Ovulationsperiode*). Dabei können die Eizellen einer Ovulationsperiode von mehreren männlichen Partnern befruchtet werden (Überschwängerung, *Superfecundatio*). Äußerst selten kommt es trotz vorangegangener Befruchtung zu einer erneuten Brunst und Ovulation (Überbefruchtung, *Superfetatio*).

Durch Trennung (Fraktionierung) der Blastomeren bzw. des Embryonalknotens während der Frühentwicklung können aus einer befruchteten Eizelle zwei Embryonen (*eineiige Zwillinge*) hervorgehen. Diese zeichnen sich gegenüber den bei den multiparen Tieren in der Regel, bei Pferd und Rind gleichfalls ausnahmsweise auftretenden mehreiigen Mehrlingen (*zweieiigen Zwillingen*), durch Gleichgeschlechtigkeit, genetische Identität sowie eine auffallende Ähnlichkeit und eine gemeinsame Plazenta aus.

Am Uterus nimmt während der Brunst die *Proliferation* (u. a. Länge und Schlängelung der Uterindrüsen) zu. Dazu kommt eine starke Hyperämie und Ödematisierung der Uterusschleimhaut. Bei Jungrindern kommt es häufig zu Blutungen in der Schleimhaut. Beim Hund lassen sich an der Uterusschleimhaut eine blutige Phase (Vorbrunst) und eine schleimige Phase unterscheiden.

- **Metöstrus**

Im *Metöstrus*, der **Nachbrunst** (*Postöstrus*), klingen die Brunstsymptome allmählich ab. Dieser Zeitraum umfaßt bei Rind und Schwein

3–4 Tage, beim Pferd 5–6 Tage. Nach der Ovulation entwickelt sich aus dem ovulierten Follikel durch Umwandlung der Granulosazellen in Granulosaluteinzellen und deren Vermehrung der **Gelbkörper**, das *Corpus luteum* (s. Abb. 9). Der Gelbkörper wird zu einer temporären Hormondrüse. In ihr wird von den großen und kleinen Luteinzellen **Progesteron** gebildet.

An der Uterusschleimhaut vollzieht sich im Metöstrus der Übergang von der **Proliferations- zur Sekretionsphase**. Es kommt zur starken Drüsenschlängelung und zum Beginn der Sekretion.

• Diöstrus

Der *Diöstrus* (*Interöstrus*) beginnt nach Abklingen der Brunstsymptome und endet mit Auftreten der Symptome der darauffolgenden Brunst (ca. 6./7.–17./18. Zyklustag bei Rind und Schwein). Im ersten Teil dieser Phase erlangen die *Gelbkörper* ihre volle Funktionstüchtigkeit (Corpora lutea in Blüte). Die Gelbkörper sind beim Rind rötlich-gelbe ovoide und bei Schwein und Schaf grau-rote kugelige Gebilde. An der Oberfläche ist eine deutliche Vaskularisierung zu erkennen.

Die Gelbkörper erreichen beim Rind eine Größe von 2–2,5 cm, beim Schwein von 1–1,2 cm und beim Schaf von 0,9–1,1 cm. Sie ragen deutlich über die Eierstocksoberfläche hervor. Beim Pferd beträgt die Größe der Gelbkörper 3–5 cm. Sie liegen im Inneren des Ovars, füllen die Ovulationsgrube aus und sind nur schlecht zu palpieren. Bis zur Zyklusmitte steigt die Progesteronproduktion der Gelbkörper an.

Während der Anbildung und Blüte der Gelbkörper wachsen u. a. bei den Wiederkäuern bereits neue Tertiärfollikel heran (1. Welle des Follikelwachstums), die allerdings anovulatorisch bleiben (Follikelatresie), sich später wieder zurückbilden und degenerieren.

Wenn **keine Befruchtung erfolgt** und somit kein lebender Keimling im Uterus vorhanden ist, **lösen die vom Endometrium produzierten Prostaglandine (PGF$_{2a}$) die Rückbildung des Gelbkörpers aus** (*Luteolyse*). Der Abfall der Progesteronproduktion erfolgt beim Schwein rapide während der Zyklustage 13–17; beim Rind bleiben die Gelbkörper länger funktionsfähig (ca. 17./18. Zyklustag).

Der sich rückbildende Gelbkörper ist noch über längere Zeit sichtbar (1–3 nachfolgende Zyklen); das bindegewebige Gebilde wird während der nachfolgenden Zyklen als *Corpus albicans* bezeichnet. Als bindegewebige Narbe können alte Gelbkörper beim Rind sogar über mehrere (bis zu 10) Zyklen nachweisbar bleiben.

Erfolgt eine Befruchtung, wird der Gelbkörper zum *Corpus luteum gra-*

viditatis. Dieses bleibt bei Rind und Schwein während der gesamten Gravidität funktionstüchtig und produziert das zur Erhaltung der Trächtigkeit notwendige *Progesteron.* Seine Rückbildung ist eine Voraussetzung für den Beginn der Geburt.

Beim Pferd ist der nach der Ovulation entstehende Gelbkörper nur ca. 40–50 Tage voll funktionstüchtig. Unter dem Einfluß des PMSG (pregnant mare serum gonadotrophin) werden zusätzlich sog. akzessorische Gelbkörper gebildet, welche die Progesteronproduktion bis zum 4. Trächtigkeitsmonat übernehmen. Von dieser Zeit an wird das Progesteron von der Plazenta sezerniert. Beim Schaf übernimmt die Plazenta in der 2. Hälfte der Trächtigkeit die Progesteronproduktion.

Die Uterusschleimhaut erreicht während der Blüte des Corpus luteum das *Stadium der maximalen Drüsenhyperplasie* (**Sekretionsphase**). Sie ist zu dieser Zeit für die Implantation des befruchteten Eies vorbereitet. Nach Abbruch der Funktion des Corpus luteum erlischt die Sekretion der Uterindrüsen, ihre Schlängelung schwindet. Die bei diesen Abbauprozessen, vor allem beim Hund, auftretenden zerfallenden Gewebebestandteile werden resorbiert. Es kommt jedoch beim Hund zu keiner Abstoßung von Schleimhautteilen und somit zu keinen makroskopischen Veränderungen und Blutungen, die der Menstruation des Menschen entsprechen.

Kurz zusammengefaßt ist der **Sexualzyklus**:

– **beim Rind polyöstrisch.** Der Zyklus dauert 21 Tage. Im Proöstrus (2–3 Tage) weisen die präovulatorischen Follikel einen Durchmesser von 10–12 mm auf. Nach Beginn der Brunst nehmen diese an Größe zu und erreichen innerhalb von 24 Std. einen Durchmesser von 17–18 mm. Die Brunst dauert 1 Tag bei Färsen und auch 1 Tag bei Kühen. Kurze Zeit nach dem Ende der Brunst erfolgt die Ovulation. Der Metöstrus dauert beim Rind ca. 3 Tage. Die Granulosazellen der ovulierten Follikel differenzieren sich unmittelbar nach der Ovulation zu den Luteinzellen des Gelbkörpers und beginnen sofort mit der Bildung von Progesteron. Das Corpus luteum erreicht am 10. Zyklustag seine maximale Größe mit einem Durchmesser von ca. 25 mm. Ab 17.–18. Tag beginnt die durch Prostaglandin $F_{2\alpha}$ **eingeleitete Rückbildung des Corpus luteum und die Progesteronbildung wird damit umgehend eingestellt.**

– Bei **Schaf und Ziege saisonal polyöstrisch.** Die Länge des Zyklus beträgt beim Schaf 17 Tage, bei der Ziege 21 Tage. Während des Proöstrus erreichen die präovulatorischen Follikel in 2–3 Tagen einen Durchmesser von 11–12 mm. Die Brunst dauert 1–2 Tage, die Ovulation erfolgt gegen Ende der Brunst. Im Metöstrus erhalten die Gelb-körper nach 2–3 Tagen ihre volle Ausbildung. Die Progesteronsekretion steigt post ovulationem an mit einem Maximum am 10.–11. Tag. Mit der Rückbildung der Gelbkörper setzt die Follikelbildung erneut ein und damit beginnt der nächste Zyklus.

- Beim **Schwein polyöstrisch**. Die Dauer des Zyklus beträgt 21 Tage. Im Proöstrus wachsen in 2–3 Tagen bis zu 20 Follikel heran. Sie erreichen einen Durchmesser bis zu 10 mm. Die Brunst dauert $1^1/_2$–2 Tage bei Jungsauen und 2–$2^1/_2$ Tage bei Altsauen. Die Ovulation erfolgt 30–40 Std. nach Brunstbeginn.

Während des Metöstrus entstehen aus den zunächst mit Blutkoagula gefüllten kollabierten Follikeln (Corpora haemorrhagica) die Gelbkörper. 4 Tage nach der Ovulation sind mit dem Beginn des Diöstrus die Luteinzellen des Gelbkörpers voll funktionsfähig. Die Rückbildung der Corpora lutea erfolgte vom 13.–17. Tag der Zyklus. Danach setzt sofort wieder eine neue Follikelreifungswelle ein und der neue Zyklus beginnt mit der Rausche (Östrus).

- Beim **Pferd saisonal polyöstrisch**. Die Hauptpaarungszeit liegt im Mai, Juni und Juli. Die Zyklusdauer beträgt 21 Tage. Im zeitigen Frühjahr ist die Zyklusdauer länger und unregelmäßiger. Neben der Tageslichtlänge dürfte auch die Haltung und die Nähe des Hengstes eine Rolle spielen. Der Proöstrus dauert ca. 6 Tage, der Östrus (Rosse) 5–7 Tage. Der Metöstrus und Diöstrus werden bei der Stute im allgemeinen nicht abgegrenzt. Sie dauern bis zu 15 Tagen. Nach der Geburt setzt der Zyklus rasch (9–10 Tage post partum) wieder ein (Fohlenrosse).

- Bei der **Hündin monöstrisch asaisonal**. Auf den Zyklus folgt eine anöstrische Periode, die bei den einzelnen Rassen genetisch fixiert und ungleich lang ist. Die Gesamtdauer des Zyklus beträgt ca. 130 Tage, die Dauer des Anöstrus ca. 4–5 Monate. Im Jahr treten somit in der Regel 2 Zyklen auf. Der Proöstrus dauert beim Hund 9 (4–12) Tage, der Östrus 6–9–14 Tage. Der im Proöstrus blutige Ausfluß aus der Vulva wird im Östrus bernsteinfarben. Während des Proöstrus und Östrus ist der Hund „läufig". Der Metöstrus und Diöstrus, welche kaum zu trennen sind, dauern mehr als 3 Monate. Mit der Rückbildung der Gelbkörper und dem Abfall des Progesteronspiegels geht der Diöstrus in den Anöstrus über.

- Bei der **Katze saisonal polyöstrisch**. Jeweils im Frühjahr und Herbst laufen mehrere Zyklen ab. Die Zyklusdauer hängt vom Deckakt ab. Der Proöstrus dauert 1–3 Tage, der Östrus ist unterschiedlich lang (5–14 Tage). Durch den Deckakt wird eine LH-Ausschüttung bedingt, wodurch 24 Std. post copulationem die Ovulation verursacht wird (provozierte Ovulation).

Findet kein Deckakt statt, folgt auf die Brunst ein anovulatorischer Zyklus mit einer Dauer von ca. 21 Tagen (es erfolgt keine Ovulation und keine Bildung von Gelbkörpern). Werden die ovulierten Eier bei dem Deckakt nicht befruchtet, kommt es zur „Pseudogravidität", wodurch der Zyklus um ca. 35 Tage (30–72) verlängert wird.

Beim **Menschen** erstreckt sich der Zyklus mit teilweise erheblichen individuellen Schwankungen über 28 Tage. Dabei ist der uterine Zyklus durch **tiefgreifende zyklische Veränderungen am Endometrium** gekennzeichnet, deren typisches Merkmal die **Menstruationsblutung** ist. Der Sexualzyklus wird daher beim Menschen als **Menstruationszyklus** bezeichnet und der Beginn der Menstruation als 1. Zyklustag angesehen.

Auf die auch als Desquamationsphase bezeichnete *Menstruation* (1.–4. Tag) folgt die bis zur Ovulation dauernde *Proliferationsphase*, an der das *Postmenstruum* (5. bis 10. Tag), in dem die Regeneration der Schleimhaut beginnt, und das *Intervall* (11. bis 15. Tag), in welchem die Schleimhaut durch die fortgesetzte Proliferation ihre Funktionsfähigkeit wiedererlangt, unterschieden werden können. Mit dem 16. Tag, dem **Zeitpunkt der Ovulation**, beginnt die auch als *Praemenstruum* bezeichnete Sekretionsphase, welche bis zum Beginn der Menstruation andauert (28. Tag) und durch die maximale Ausbildung (korkenzieherartige Schlängelung, sägeblattförmige Konturen) und Sekretion der Drüsen sowie durch die Spiralarterien gekennzeichnet ist. In der folgenden Menstruation kommt es zu der mit Blutungen verbundenen Abstoßung der als Functionalis bezeichneten Hauptmasse der Schleimhaut, so daß nur die der Muskulatur anliegende schmale Basalis, von welcher die Regeneration ausgeht, erhalten bleibt.

3.3.2. Befruchtung

Die **Befruchtung** stellt die Vereinigung der männlichen mit der weiblichen Geschlechtszelle dar.

Bei der *inneren Befruchtung* (Vögel, Reptilien und Säugetiere) werden die Spermien in die Genitalien des weiblichen Tieres gebracht. Die kleine, aktiv bewegliche Samenzelle sucht die durch die Ovulation aus dem Tertiärfollikel freigesetzte, passive Eizelle auf.

Bei der *äußeren Befruchtung* (Fische, Amphibien) kommt es in einem geeigneten Medium (Wasser) außerhalb der Genitalien zur Vereinigung der männlichen und weiblichen Geschlechtszelle.

Beim **Ablauf der** (inneren) **Befruchtung** lassen sich unterscheiden

- die *Begattung* bzw. *künstliche Besamung* (mit der anschließenden Spermienwanderung und Kapazitation),
- die *Imprägnation*,
- die *Amphimixis*.

Bei der **Begattung** wird der Samen in den weiblichen Genitaltrakt gebracht. Die Tiefe hängt von der Penisform ab.

So erreicht das Ejakulat beim Pferd über den Processus urethralis unmittelbar die Cervix uteri und beim Hund infolge der Schwellung des Bulbus glandis, beim Schwein durch den spitzen Penis über den während der Brunst leicht geöffneten Gebärmutterhals direkt den Uterus (**Uterusbesamer**). Bei den Wiederkäuern gelangt der Samen infolge der Besonderheiten des Baues der Cervix und der Kürze des Deckaktes nur in die Vagina (**Scheidenbesamer**).

Die *Spermien* wandern, angeregt durch den Brunstschleim, aktiv durch die Zervix zum Uterus und von dort in den Eileiter bis zur Ampulle. Von Bedeutung für die **Wanderung der Spermien** sind durch Oxytozin ausgelöste Kontraktionen der Eileiter- und Uterusmuskulatur, so daß zu der aktiven eine wesentliche passive Fortbewegung kommt. Die Wanderung geschieht gegen den Sekretfluß. Die Spermien erreichen den Eileiter beim Schwein nach ca. 1 Std., beim Rind nach 6–8 Std., jedoch wurden auch schon wenige Minuten nach dem Deckakt Spermien in der Ampulle des Eileiters angetroffen.

Ihre volle Befruchtungsfähigkeit erhalten die Spermien durch die **Kapazitation**. Sie erfolgt nach einer bestimmten Verweildauer (beim Rind mindestens 6–7 Std., beim Schaf 1–2 Std., beim Schwein 3–6 Std., beim Pferd 1–6 Std.) in den weiblichen Genitalien. Nach Entfernung des *Dekapazitationsfaktors* (ein aus dem Samenplasma stammendes Glycoprotein) führt die Kapazitation zur Veränderung der Oberfläche der Zellmembran des Spermienkopfes. Diese führt zu einer Erhöhung der Permeabilität der Zellmembran. Die folgende *Akrosomreaktion* bedingt einen Kontakt der Zellmembran mit der äußeren akrosomalen Membran. Dadurch wird die Aktivierung und der Durchtritt der Enzyme ermöglicht (Abb. 10).

Die **Dauer der Befruchtungsfähigkeit** ist allgemein kürzer als die der Beweglichkeit der Spermien. Die Angaben schwanken, sie betragen beim Rind und Schaf 24–48 Std., beim Schwein 20–24–48 (–72) Std., beim Pferd 4–6 Tage und beim Hund 4–6 (–11) Tage.

Die *Eizelle* fließt nach dem Follikelsprung mit der Flüssigkeit aus dem Follikel heraus und gelangt in die Ampulla tubae. Unterstützend

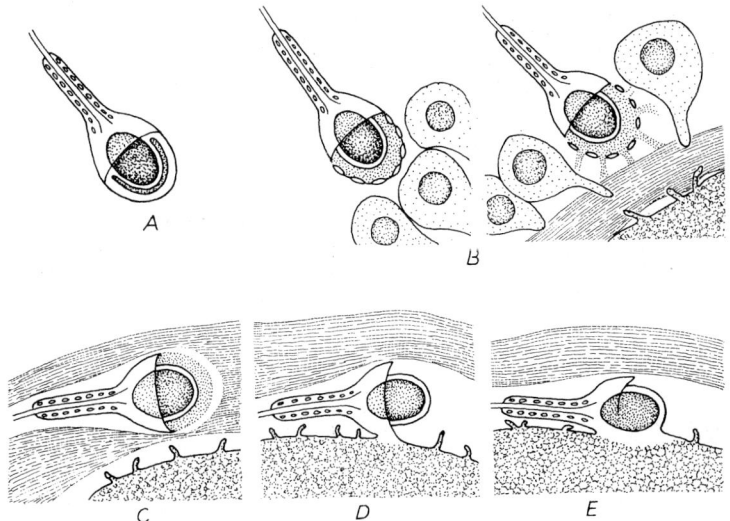

Abb. 10. Akrosomreaktion und Zytoplasmafusion
A Spermium (außerhalb der Zona pellucida); B Akrosomreaktion; C Durchdringen der Zona pellucida; D und E Zytoplasmafusion.

wirken dabei die kapuzenförmig sich über die Follikel stülpende Wand des Infundibulums bzw. eine nahezu vollkommen (Fleischfresser) oder vollkommen (Maus, Ratte, Frettchen) abgeschlossene Eierstocktasche. Die Fortbewegung der Eizelle im Eileiter geschieht vorwiegend durch peristaltische Bewegungen der Wandmuskulatur.

Normalerweise findet die Vereinigung der Samenzelle und Eizelle **in der Eileiterampulle** statt (s. Abb. 9). Sie kann auch in den weiteren Anteilen des Eileiters erfolgen, niemals aber im Uterus. Dies ist, da die Eizelle allgemein nur wenige Stunden (maximal bis zu 24 Stunden) befruchtungsfähig ist, die Wanderung der Eizelle durch den Eileiter aber stets mehrere Tage dauert, nicht möglich.

Als Abnormitäten werden die *Ovarialschwangerschaft*, bei der die Eizelle nicht aus dem Follikel herausgelangt, aber trotzdem befruchtet wird, die *Tubarschwangerschaft*, bei der die Eizelle im Eileiter bleibt und sich dort entwickelt, und die *Abdominalschwangerschaft* unterschieden. Bei der primären Abdominalschwangerschaft gelangt eine befruchtete Eizelle nicht in den Eileiter, sondern in die Peritonealhöhle, wo sie sich anheftet und zu entwickeln beginnt. Bei der sekundären Abdominalschwangerschaft dagegen kommt es nach dem Zerreißen der Uteruswand zu einer Verlagerung des durch den Nabelstrang mit dem Uterus in Verbindung bleibenden Keimlings in die Peritonealhöhle.

Bei der **Imprägnation** durchbohren die Spermien nach dem Auflösen der Corona radiata zunächst die Zona pellucida. Dabei wirken als akrosomale Enzyme

– die *Hyaluronidase* (Auflösung der Hyaluronsäure zwischen den Zellen der Corona radiata),
– das *Akrosin* (Abbau von Proteinen der Zona pellucida),
– die *Neuraminidase* (Abbau von Glycoproteinen der Zona pellucida) sowie
– das „*corona penetrating enzyme*" (Abbau der Proteine zwischen den Zellen der Corona radiata).

Das Ooplasma wölbt sich den auftreffenden Spermien als „Empfängnishügel" entgegen, es kommt zur **Zytoplasmafusion** und das Spermium dringt in radiärer Richtung in die Eizelle ein (s. Abb. 10).

Neben der enzymatischen Wirkung des Akrosoms soll dabei auch bei den Säugetieren ein Agglutinationsvorgang zwischen dem *Fertilisin* der Eizelle und dem *Antifertilisin* der Spermien in Form einer spezies-spezifischen Bindung zwischen dem Kopf des Spermiums und der Eizelle über die Rezeptorproteine von Bedeutung sein. Diese entsprechen den bei niederen Tieren mit äußerer Befruchtung (u. a. Seeigel) nachgewiesenen Gamonen (Androgamon I und II, Gynogamon I und II).

Durch physikochemische Zustandsänderungen des Zytoplasmas, die mit der Abgabe des Inhalts von Granula der Eizelle in den perivitellinen Spalt einhergehen, kommt es nach dem Eindringen des Spermiums zu einer Veränderung der Zona pellucida und zur Schrumpfung der Eizelle. Dies bedingt das Auftreten eines mit Flüssigkeit gefüllten *perivitellinen Raumes* um die Eizelle, auch als perivitelliner Saftraum (PVS) bezeichnet. Er trägt zur Verhinderung einer Polyspermie bei und hat daher die gleiche Aufgabe wie die *Befruchtungsmembran*.

Die Ausbildung einer Befruchtungsmembran als Verdichtung der Außenschicht des Ooplasmas ist bei den Säugetieren relativ undeutlich.

Bei den Säugetieren erfolgt somit eine *monosperme Befruchtung.* Dieser steht bei den dotterreichen Eiern mancher Selachier, Urodelen und Sauropsiden eine „physiologische" *polysperme Befruchtung* gegenüber. Es dringen mehrere (20–50 und mehr) Spermien in die Eizelle ein, jedoch vereinigt sich nur eins mit dem Zellkern. Durch die größere Anzahl der eindringenden Spermien wird die Wahrscheinlichkeit erhöht, daß eine Samenzelle den Zellkern trifft. Es ist somit nur eine polysperme Imprägnation.

Bald nach der Imprägnation des Spermiums trennt sich der Schwanz vom Mittelstück und ist noch längere Zeit in der Eizelle bzw. in einer der ersten Furchungszellen zu sehen. Das Mittelstück löst sich ebenfalls auf. Aus dem Halsknötchen wird der Teilungsapparat, das Spermiozentrum. Der Kopf des Spermiums erlangt wieder die typische Kernform und wird zum **männlichen Vorkern**. Nach dem Abschluß der 2. Reifeteilung entsteht der **weibliche Vorkern**. Der männliche und weibliche Vorkern nähern sich. Die ausgehend vom Spermiozentrum polar auseinanderrückenden Zentriolen bilden die Furchungsspindel. In den Vorkernen kommt es über das Knäuelstadium zur Herausbildung der Chromosomen.

Schließlich erfolgt die Verschmelzung der Vorkerne, die **Syngamie**.

Mit der **Amphimixis**, der Durchmischung der Chromosomen nach der Vereinigung der beiden Vorkerne, ist der Befruchtungsvorgang abgeschlossen (s. Abb. 9). Aus den beiden haploiden Geschlechtszellen ist das *diploide Spermovium* geworden, **dessen Chromosomen sich sofort an der inzwischen voll ausgebildeten Furchungsspindel zur Äquatorialplatte anordnen und in die 1. Furchungsteilung eintreten.** Aus dieser gehen die ersten beiden Furchungszellen hervor.

Durch die Bildung der Äquatorialplatte aus den Chromosomen der haploiden Vorkerne und die nachfolgende Teilung der Chromosomen wird der Chromosomenbestand der beiden Partner und somit das Erbgut zu gleichen Teilen auf die Tochterzellen verteilt. Die Zellen des neuen Individuums erhalten die **gleiche Anzahl von Chromosomen wie die Elterntiere** („**Gesetz von der Konstanz der Chromosomen**"). Zum anderen wird **durch die Befruchtung die Entwicklung** angeregt. Über die Aktivierung von m-RNA-Molekülen, die sich als „mütterliche messenger" seit der Oogenese in inaktivem Zustand in der Eizelle befinden, wird die Eiweißsynthese in Gang gebracht und damit die Steuerung (Information) der ersten Entwicklungsschritte gewährleistet.

4. Primitiventwicklung (Blastogenese)

4.1. Furchung

Während der **Furchung** erfolgt eine rasch aufeinanderfolgende Reihe von mitotischen Zellteilungen, aus der befruchteten Eizelle, dem Spermovium, immer zahlreichere Zellen hervorgehen.

Die **Furchungszellen**, Blastomeren, bilden schließlich einen Zellhaufen mit dem Aussehen einer Maulbeere, die **Morula**. Bald kommt es im Inneren der Morula zum Auftreten eines Hohlraumes (*Blastozöl*). Aus der soliden Morula, einer Vollkugel, wird eine Hohlkugel, die **Blastula** (*Blastozyste, Keimblase*).

Die bei den mitotischen Zellteilungen während der Furchung entstehenden Tochterzellen wachsen vor der nächsten Teilung nicht wieder zur Größe der Mutterzellen heran. Die Morula ist daher nicht größer als die befruchtete Eizelle.

Tabelle 3. Menge und Verteilung der Dottermassen in der Eizelle in Verbindung mit der Art der Furchung

Menge und Verteilung der Dottermassen in der Eizelle	Art der Furchung	Vorkommen
isolezithal		
oligolezithal	totale äquale (adäquale) Furchung	Amphioxus, (vivipare) Säugetiere
anisolezithal		
telolezithal		
mesolezithal	totale inäquale Furchung	Zyklostomen, Ganoiden, Amphibien
polylezithal	partielle, diskoidale Furchung	Teleostier, Reptilien, Vögel, Monotremen
zentrolezithal	partielle, superfizielle Furchung	Insekten

Die Differenzierung der Blastomeren wird durch das Auftreten spezieller Zellkontakte eingeleitet. Sie sind die Voraussetzungen für die Entwicklung zur Blastula. Durch die Zellkontakte und Zellpolarität werden die Form und Lage der Zellen bestimmt.

Bei geschädigten Keimen sind die Anordnung der Zellen sowie der Grad der Differenzierung anormal. Es fehlt die räumliche Ordnung. Dadurch ist die Verteilung der Blastomeren unregelmäßig, und es kann die Blastozölbildung unterbleiben.

Art und Dauer der Teilungsprozesse hängen außer von der Größe der Blastomeren **von dem Dottergehalt** ab. Dotterarme Zellen teilen sich rascher als dotterreiche. Bedingt durch die Menge und Anordnung der Dottermassen kommt es zur Ausbildung verschiedener **Furchtungstypen** (Tabelle 3).

4.1.1. Amphioxus und Amphibien

Bei der **totalen äqualen Furchung** der *oligolezithalen Eizellen* des Amphioxus erfolgt eine annähernd gleichmäßige Teilung der Zellen. Zunächst entstehen durch meridionale Furchenbildung (Primär- und Kreuzfurche) 4, durch die folgende Äquatorialfurche 8 *Blastomeren.* Bald lassen sich die *Mikromeren* von den *Makromeren* unterscheiden. Erstere liegen nahe dem späteren animalen Pol, letztere dem vegetativen Pol. Durch weitere Teilungen entsteht die Morula und nach Hohlraumbildung (*Blastocoel*) im Inneren die **Blastula**. Sie entwickelt sich **als Ganzes zum Embryo**.

Bei der **totalen inäqualen Furchung** der *mesolezithalen Eizellen* (u. a. der Amphibien) ist die Äquatorialfurche deutlich nach dem animalen Pol hin verschoben. Somit entstehen die größenmäßig (bedingt durch den Dottergehalt) auffallend unterschiedlichen *Mikro-* und *Makromeren.* In der *Blastula* liegen die Mikro- und Makromeren geschichtet. Durch die unterschiedliche Größe der Blastomeren sowie die verschiedene Anzahl der Zellagen erhält das Blastozöl eine exzentrische Lage. Es wird gleichfalls die **gesamte Blastula zum Embryo**.

4.1.2. Vögel

Bei der **partiellen, diskoidalen Furchung** der *polylezithalen* Eizellen der Vögel sowie auch der Reptilien ist diese auf den animalen Pol beschränkt. Zur Primär- und Kreuzfurche kommen weitere Seitenfurchen und schließlich Zirkulärfurchen. Sie bedingen eine oberflächliche Gitterzeichnung. Nach dem Äquator zu erfolgt eine ständige Vermehrung der Zellen und somit die Ausbildung weiterer Furchen. Der Furchungsprozeß dringt weniger in die Tiefe, sondern mehr am Rande nach dem Äquator vor, so daß eine **scheibenförmige Morula** mit nur geringer Schichtung entsteht. An dieser kommt es zu einer Differenzierung der Zellen in eine oberflächliche Lage kleinerer Zellen (*Mikromeren*) und eine tiefere Schicht größerer Zellen (*Makromeren*), welche den ungefurchten Dottermassen aufsitzen (*Dotterzellen*). Der vorübergehend auftretende spaltartige Raum zwischen den beiden Schichten entspricht dem *Blastozöl*. Aus der Morula wird die *Blastula*. Die unregelmäßigen Spalträume, zwischen den Makromeren und den ungefurchten Dottermassen werden in ihrer Gesamtheit zur *Subgerminalhöhle*.

Aus dem unter der Keimscheibe liegenden *Dottersynzytium* sowie vor allem aus dem *Randsynzytium* (am Rande der Keimscheibe) treten ständig Zellen heraus und lagern sich der Dotterzellenschicht an. Durch diesen lang anhaltenden Prozeß der Nachfurchung werden die ungefurchten Dottermassen verarbeitet. Von dem Randsynzytium aus kommt es zu einer **zunehmenden Umwachsung der Dotterkugel**. Der **Embryo geht nur aus dem mittleren Teil der scheibenförmigen Blastula hervor, während der periphere Teil zu den Eihüllen wird**.

4.1.3. (Vivipare) Säugetiere

Die **totale äquale Furchung** der (viviparen) Säugetiere steht im Zusammenhang mit dem phylogenetischen Dotterverlust der Eizelle nach Verlagerung der Entwicklung in den Uterus des Muttertieres. Kenn-

---

Abb. 11. Furchungsstadien des Schweines.
a Furchungsstadien der Eizelle des Schweines (alle Stadien vom Ovolemm umgeben).
A 2-Zellen-Stadium (unter dem Ovolemm Polzellen); B 4-Zellen-Stadium; C 8-Zellen-Stadium; D Morula; E Blastula.
b Halbschematische Schnittbilder von Furchungsstadien der Eizelle des Schweines, (alle Stadien vom Ovolemm umgeben).
A Stadium während der 1. Furchungsteilung (unter dem Oolemm Polzellen); B 2-Zellen-Stadium; C 3-Zellen-Stadium; D Morula; E Morula (beginnende Sonderung der Zellen in Zentralknoten und Hüllschicht); F Blastula.
1 Zentralknoten, in F Embryonalknoten; 2 Trophoblast; 3 Blastozöl.

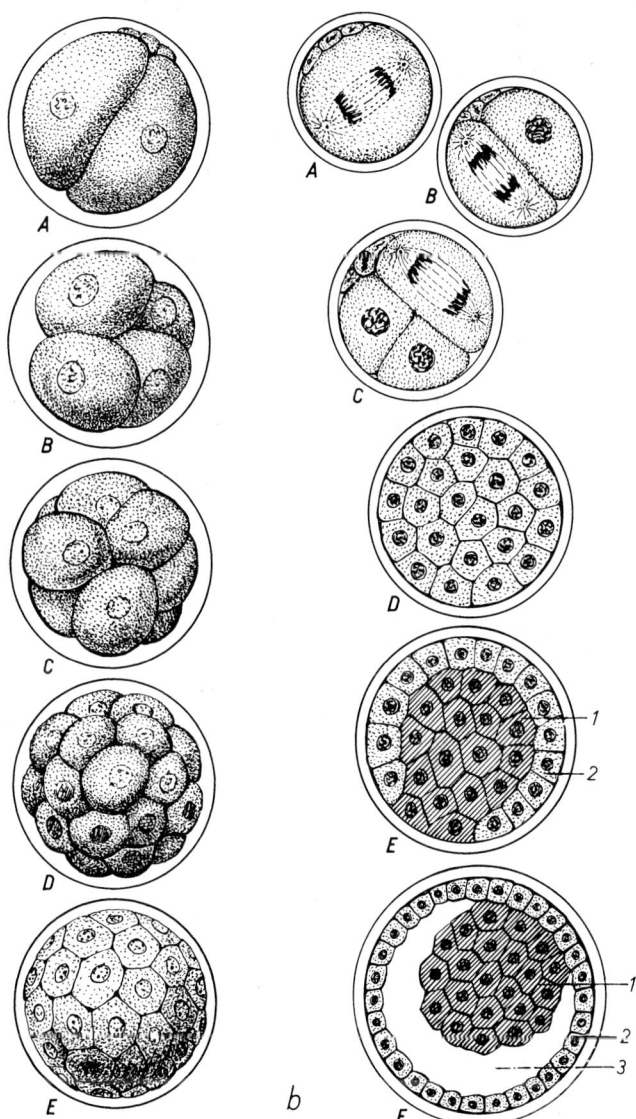

a

b

zeichnend für die totale äquale Furchung bei den höheren Säugetieren ist das Fehlen einer Regelmäßigkeit in der Zeitfolge der Teilungen, so daß auch 3-, 5- usw. Zellenstadien auftreten können. Die Teilungen der Tochterblastomeren sind zeitlich gegeneinander verschoben, eine typische Kreuzfurche fehlt. Die *Blastomeren* berühren sich in den ersten Teilungsstadien nur an relativ kleinen Flächen, zeigen also eine gewisse Selbständigkeit. Erst in der Morula bilden sich breitere Berührungsflächen in Verbindung mit der Umschichtung zu Zellagen aus. Im 4-Zellen-Stadium liegt im allgemeinen eine Zelle auf den 3 anderen („Kreuz- oder Tetraederstellung"). Die *Morula* stellt zunächst ein Zellkonglomerat mit unregelmäßiger Oberfläche dar. Im Verlauf der weiteren Differenzierung häufen sich zentral die polygonal geformten, größeren dunkleren Zellen knotenförmig an, während die kleineren und helleren, leicht abgeplatteten peripheren Zellen hüllenförmig um die Zentralmasse von Zellen liegen (Abb. 11).

Durch Flüssigkeitsaufnahme aus dem Uteruslumen treten Lücken auf und es entsteht durch deren Vereinigung eine einheitliche Höhle, die *Keimblasenhöhle, Blastozöl.*

Aus der Morula wird die **Blastula** mit

- dem *Trophoblast*, der einschichtigen Wand der Keimblase und
- dem *Embryoblast* (*Embryonalknoten*, „*inner cell mass*"), einen nach innen vorragenden Zellknoten.

Der Embryo geht aus dem Embryonalknoten hervor, während aus **dem Trophoblast das Chorion und Amnion entstehen.**

4.2. Gastrulation (Bildung der Keimblätter)

Während der **Gastrulation** findet eine gerichtete Umlagerung der nach der Furchung noch weitgehend ungeordnet gruppierten Zellen statt. In Verbindung mit der Determination der Zellen erfolgt die **Kinematik der Entwicklung, die Verlagerung der Zellen an die Stellen, von denen aus die weitere Morphogenese erfolgt.**

Die Zellen werden flächenhaft angeordnet. Es entstehen die **Keimblätter.** Die Keimblattbildung bedingt eine spezifische Anordnung organbildender Keimbezirke (Musterbildung) und führt zum Auftreten wesentlicher Bauplanregeln des Embryos, wie der Symmetrie, verbunden mit der Festlegung der Körperachse.

Zunächst entstehen während der **1. Phase der Gastrulation**
- das *äußere Keimblatt, Ektoblast, Ektoderm, Epiblast* und
- das *innere Keimblatt, Entoblast, Entoderm, Hypoblast.*

Zwischen beide breitet sich während der **2. Phase der Gastrulation**
- das *mittlere Keimblatt, Mesoblast, Mesoderm* aus.

Wie bei der Furchung ist auch die Gastrulation von der Menge und Verteilung der Dottermassen abhängig. So erfolgt die Gastrulation
- beim **Amphioxus und bei den Amphibien durch Invagination,**
- bei den **Säugetieren und den Sauropsiden durch Delamination.**

4.2.1. Amphioxus und Amphibien

Beim Amphioxus senken sich vom vegetativen Pol aus die Makromeren ein und legen sich den Mikromeren an (**Invagination**). Damit verschwindet das Blastozöl und es entsteht ein doppelwandiger Becher, die *Gastrula.* Die Öffnung wird zum *Urmund,* der Hohlraum zum *Urdarm,* die *Mikromeren* werden zum *Ektoblasten* und die *Makromeren* zum *Entoblasten.* Aus einem Teil des Entoblasten (Protentoblasten) gehen durch Abfaltung seitlich die beiden *Mesoblaströhren* und im mittleren Bereich als solider Zellstrang die *Chorda dorsalis* hervor. Der Urmund wird zur Afteröffnung, der definitive Mund entsteht sekundär. Die Mesoblaströhren unterliegen einer Segmentation, ihr Hohlraum wird zum *Coelom,* der späteren Leibeshöhle.

Bei den Amphibien beginnt die **Invagination** nahe der Grenze der Makromeren in Form einer gebogenen Rinne und führt zur Bildung eines ringförmigen *Urmundes.* Vom Umschlagsrand aus entsteht die Vorder- und Hinterlippe. Die Einstülpung vertieft sich, die Dotterzellen (Makromeren) gelangen in die Tiefe der Urdarmhöhle, und es lassen sich der *Ektoblast* (aus Mikromeren) und *Entoblast* (aus Makromeren) unterscheiden. Die Vorgänge führen schließlich zu der typisch gestalteten *Gastrula* der Amphibien.

4.2.2. Vögel

Bei den Vögeln (sowie auch den Reptilien) treten an der scheibenförmigen Zellanhäufung nach innen flächenhafte Zellabspaltungen auf. Sie führen durch **Delamination** zur Bildung des *Entoblasten.* Während der

1. Phase der Gastrulation entsteht somit eine scheibenförmige Blastula mit dem äußeren *Ektoblasten* und den inneren *Entoblasten*. Sie wird durch die Subgerminalhöhle von dem ungefurchten Dotter getrennt. An der Oberfläche der **scheibenförmigen Blastula** häufen sich die Zellen zu den Primitivbildungen an. Von ihnen aus erfolgt die Bildung des Mesoblasten und der Chorda dorsalis. Die aus dem *Primitivstreifen, Primitivknoten* und dem *Kopffortsatz* hervorgehenden Zellen des *Mesoblasten* breiten sich zunächst in lateraler Richtung aus und schwenken flügelartig nach vorn um. Das dort zunächst sichelförmige mesodermfreie Feld wird dadurch immer mehr eingeengt.

4.2.3. (Vivipare) Säugetiere

Zu Beginn der Gastrulation erfolgt bei den Säugetieren zunächst die **Umwandlung des Embryonalknotens zum Embryonalschild**. Erst danach ist eine zielgerichtete Weiterentwicklung zu dem bilateral-symmetrischen Individuum möglich. Die Umbildung geht zeitlich einher mit der Bildung des Entoblasten.

Allgemein lassen sich 4 Typen der Umwandlung des Embryonalknotens zum Embryonalschild unterscheiden (Abb. 12).

– Bei den Raubtieren und beim Kaninchen kommt es, unter Schwund der nur rudimentär ausgebildeten Rauberschen Deckschicht, zu **einer einfachen Streckung bzw. Abflachung des Embryonalknotens**. Dabei wölbt sich der entstehende rundliche Embryonalschild vorübergehend uhrglasartig über die Oberfläche der Keimblase vor.

– Bei Pferd, Wiederkäuer und Schwein erfolgt die Bildung der kreisförmigen Keimscheibe **über das Auftreten einer Embryozyste** (Abb. 13). Die Zellen des Embryonalknotens weichen auseinander, und es kommt in seinem Zentrum zu einer Hohlraum- bzw. Blasenbildung. Die von der Rauberschen Deckschicht überzogene dünnere periphere Wand der Embryozyste reißt ein. Durch Streckung und Abflachung der Ränder entsteht der *Embryonalschild*. Er nimmt durch rasche Zellvermehrung an Dicke zu und wölbt sich uhrglasförmig empor.

Bei den Primaten sowie u. a. beim Igel und bei den Fledermäusen öffnet sich die Embryozyste nicht. Sie **wird zum Hohlraum des Amnions, während der Boden der Embryozyste den eigentlichen Embryonalschild bildet und das Dach zum Epithel des Amnions wird**.

Bei den meisten Nagetieren erfolgt eine *Entypie des Keimfeldes*. Der sich zum Embryonalschild umbildende Embryonalknoten, welcher gleichfalls eine Embryo-

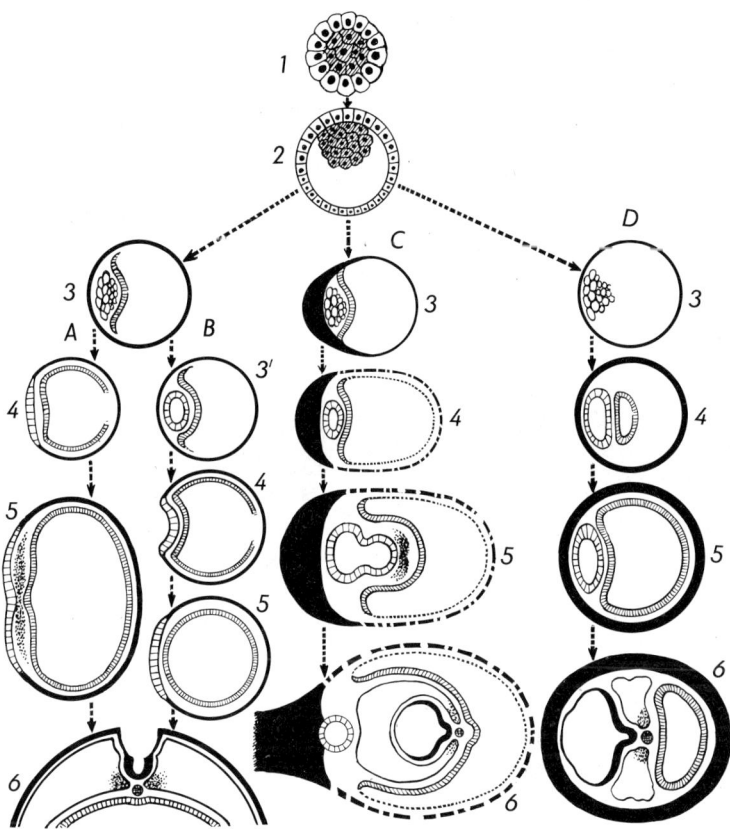

Abb. 12. Haupttypen der Primitiventwicklung der Säugetiere (in Anlehnung an Grosser und Starck).
A Raubtiere; B Huftiere; C Maus, Ratte; D Igel.

zyste aufweist, wird **tief in das Innere, bis nahe des vegetativen Pols der zum Dottersack werdenden Keimblase verlagert.** Die Keimblase bleibt tierartlich unterschiedlich weit mesodermfrei und erfährt eine Rückbildung (s. Abb. 47). Die Einstülpungsöffnung wird durch eine Wucherung des Trophoblasten, den Träger, geschlossen. Die Wand der Keimblase (zunächst der Ektoblast, später auch der Entoblast) bildet sich zurück. Der Entoblast des embryonalen Teiles des Dottersackes zeigt dadurch nach außen. Durch diesen als **Umkehr (Inversion) der Keimblätter** bezeichneten Verlagerungsvorgang wird eine bessere Platzaus-

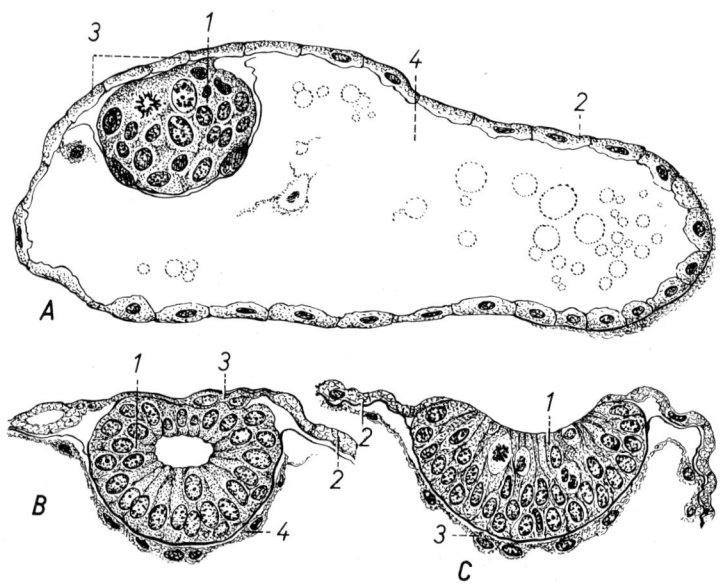

Abb. 13. Umbildung des Embryonalknotens zum Embryonalschild, dargestellt an drei Schnitten durch die Keimblase des Rehes, (nach Keibel, aus Bonnet-Peter).
A Keimblase mit Embryonalknoten. 1 Embryonalknoten; 2 Keimblasenektoblast; 3 Raubersche Deckschicht; 4 Blastozöl.
B Embryozyste. 1 Embryozyste; 2 Keimblasenektoblast (Trophoblast); 3 sich zurückbildende Raubersche Deckschicht; 4 Entoblast.
C Embryonalschild. 1 Embryonalschild; 2 Keimblasenektoblast; 3 Entoblast.

nutzung bei kleinen Tieren mit den relativ zahlreichen zur Entwicklung kommenden Embryonen erreicht.

Die **Bildung des Entoblasten** beginnt schon im Stadium des Embryonalknotens und wird vollendet mit der Umwandlung zum Embryonalschild. Es kommt zu einer Differenzierung der Zellen. Von der unteren abgeflachten Zellschicht des Embryonalknotens aus erfolgt nach dem Prinzip der *Delamination* eine Auswanderung und somit eine Verlagerung von Zellen entlang des Trophoblasten bis zum Gegenpol. Es entstehen:

– der äußere **Ektoblast** mit dem *Schildektoblast* und dem *Keimblasenektoblast* und

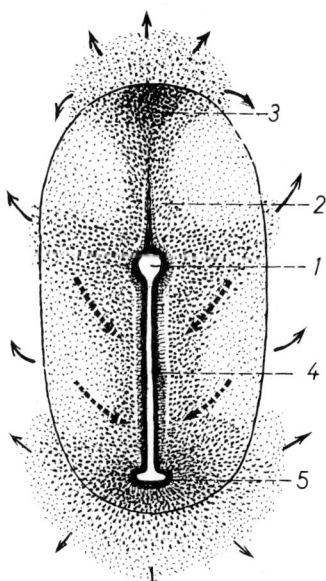

Abb. 14. Mesoblastbildung beim Hund (schematisch).
Die Ausbreitung des von den Primitivbildungen aus entstehenden Mesoblasten ist durch ausgezogene Pfeile angedeutet. Die gestrichelten Pfeile weisen auf die ursprünglichen Zellverlagerungen hin, welche zur Bildung des Primitivstreifens und -knotens führen.
1 Primitivknoten; 2 Kopffortsatz; 3 Prächordalplatte; 4 Primitivstreifen (mit Primitivrinne und Seitenlippen); 5 Gebiet der Hinterlippe.

– der innere **Entoblast** mit dem *Schildentoblast* und dem *Keimblasenentoblast.*

Der vom Entoblasten umgebene Hohlraum der Keimblase (Ergänzungshöhle) wird zur Dottersackhöhle.

Die **Bildung des Mesoblasten und der Chorda dorsalis erfolgt über die Primitivbildungen** (Abb. 14). Sie stellen bei Sauropsiden und Säugetieren das durch Gestaltungsbewegungen und damit einhergehende Zellproliferation an bestimmten Stellen angehäufte präsumptive Chorda-Mesodermmaterial und somit nur vorübergehenden Bildungen dar.

An den **Primitivbildungen** sind zu unterscheiden:

– der *Primitivstreifen* (mit der Primitivrinne und den Seitenlippen),
– der *Primitivknoten* (mit der Primitivgrube) als knotenförmige Verdickkung am vorderen Ende des Primitivstreifens,
– die *Vorderlippe,* welche den Vorderrand des Primitivknotens umgibt,
– der vom Primitivknoten aus in schräger Richtung nach vorn und unten zum Entoblasten hin, beim Rind als solider Strang, bei den anderen Haussäugetieren mit Resten des Kopffortsatzkanals, sich erstreckende *Kopffortsatz,*

– die vor der Vereinigung des Kopffortsatzes mit den Entoblasten liegende *Protochordalplatte* oder *Prächordalplatte*,
– die das hintere Ende des Primitivstreifens umgebende *Hinterlippe*, welche sich zum *End-* oder *Kaudalwulst* verdickt.

Alle diese Bildungen sind im durchfallenden Licht als Zellverdichtungen zu erkennen.

Der **Mesoblast** entsteht gleichzeitig von den verschiedenen Teilen der Primitivbildungen aus. Die Zellen dringen zwischen Ekto- und Entoblasten ein. In peripherer Richtung schieben sie sich auch über den Embryo hinaus zwischen den Keimblasenektoblasten und -entoblasten vor und bilden schließlich eine zusammenhängende, flächenhafte, mehrschichtige, sich ständig vergrößernde Zellmasse. Sie umgibt als einheitliche Lage die gesamte Keimblase, welche dadurch dreischichtig wird. An dem Mesoblasten setzen sofort Differenzierungen ein. Sie leiten mit der Anlage bestimmter Organe die Ausbildung der Körperform ein.

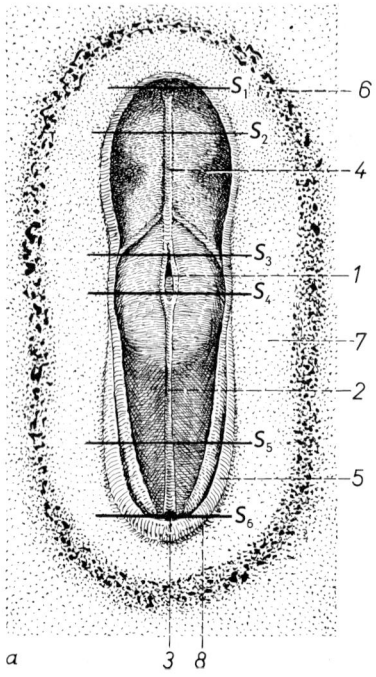

Abb. 15 a

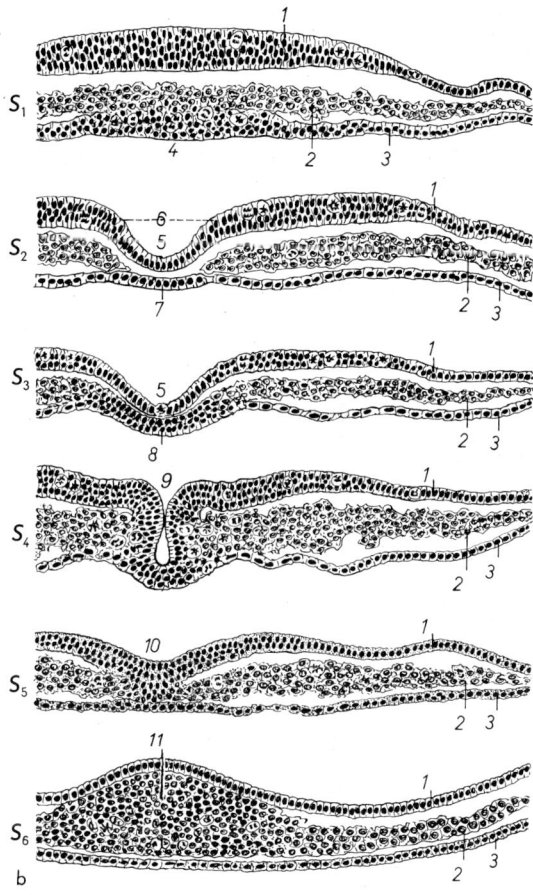

Abb. 15. Embryo des Hundes.

a Schuhsohlenförmiger Embryo des Hundes.

1 Primitivgrube mit Kopffortsatz; 2 Primitivrinne mit Seitenlippen; 3 Hinterlippe; 4 Rückenfurche; 5 Grenzfalte; 6 dunkler Fruchthof (Plazentarwulst); 7 heller Fruchthof; 8 Mesoblasthof.

b 6 Querschnitte (S 1–S 6) durch den Embryo der Abb. 15 a durch Kombination mehrerer Abbildungen stark schematisiert).

1 Ektoblast; 2 Mesoblast; 3 Entoblast; 4 Prächordalplatte; 5 Rückenfurche; 6 Rückenwülste (werden zu den Neuralwülsten); 7 Chordaplatte; 8 „Urdarmplatte"; 9 vorderer, in die Primitivgrube übergehender Teil der Primitivrinne; 10 Primitivrinne; 11 Hinterlippe.

Die Zellen des Mesoblasten, befinden sich zunächst in einem epithelialen Zusammenhang. Bald lösen sich aber Zellen aus diesem engen Zellverband, erhalten eine mehr polygonale Form und wandern in Zwischenräume ein. Zwischen den Zellen tritt eine zunächst homogene Interzellularsubstanz auf. Das so entstandene **Mesenchym entspricht dem embryonalen Bindegewebe.**

Die Bildung des *Mesenchyms* beginnt früh an mehreren Stellen und kann aus verschiedenen Keimblättern heraus geschehen. Vor allem erfolgt sie aus dem Mesoblasten (Urwirbeln und Seitenplatten), daneben aber auch u. a. aus der ektodermalen Neuralleiste und aus der vom Entoblasten gebildeten Prächordalplatte. Das Mesenchym ist von besonderer Bedeutung für die Stoffaustauschprozesse und damit zusammenhängend für die Bildung der Blutgefäße und des Blutes. Aus dem Mesenchym gehen die Binde- und Stützgewebe des Körpers hervor.

Die **Chorda dorsalis** hat ihren Ursprung vor allem in dem präsumptiven Material des Kopffortsatzes. Die Verbindungsstelle mit dem Entoblasten wird zur *Chordaplatte* (Abb. 15). Aus dieser entsteht (beim Rind am 18.–19. Tag) der vordere Teil der Chorda dorsalis, während der hintere Teil unmittelbar aus dem Kopffortsatz als stabförmige Chorda dorsalis hervorgeht (beim Rind ab 20. Tag).

Die Chordaplatte biegt sich zur Chordarinne auf. Diese faltet sich zum vorderen Teil des Chordakanals ab. Unter ihm kommt es zu einer Verwachsung der Ränder des Entoblasten und dadurch zu der **völligen Trennung der Chorda dorsalis vom Entoblasten.** Die Bildung der Chorda dorsalis geschieht zunächst im mittleren Bereich, sie schiebt sich dann mit der Prächordalplatte nach vorn, während das kaudale Ende in dem Bereich des Primitivknotens liegt und sich später in der aus dem Kaudalknoten hervorgegangenen Schwanzknospe findet. Von dort wächst die Chorda dorsalis in den Schwanz ein. Die Vergrößerung der Chorda dorsalis erfolgt durch Mitosen und Hypertrophie der Chordazellen. Es findet keine Anlagerung von Zellen außerhalb der Basalmembran der Chorda dorsalis statt.

4.2.4. Leistungen der Keimblätter

Aus den Keimblättern gehen im Laufe der Entwicklung bestimmte Gewebe hervor. Die Keimblätter besitzen jedoch **keine histogenetische Spezifität.** Die morphologisch gleiche Gewebsart kann sich aus verschiedenen Keimblättern entwickeln, wie z. B. das Epithelgewebe aus dem Ekto-, Ento- und Mesoblasten.

An der Bildung der einzelnen Organe sind durch die Verbindung des aus dem Mesoblasten bzw. Mesenchym hervorgehende Interstitialgerüstes mit dem spezifi-

schen Parenchym bei nur wenigen Ausnahmen (Linse, Glaskörper) mehrere
Keimblätter beteiligt. Nach der Herkunft des Parenchyms wird somit von Organen, die aus dem Ekto-, Meso- oder Entoblasten hervorgehen, gesprochen.

Es entstehen

- aus dem *Ektoblasten*: die Epidermis sowie die Epidermoidalgebilde
  (Haare, Federn, Hufe, Klauen, Hörner u. a.) und die Hautdrüsen einschließlich der Milchdrüse, das Epithel der Nasenhöhle, des Afters,
  Scheidenvorhofes sowie z. T. der Mundhöhle und beim männlichen
  Tier der Harnröhre, der Zahnschmelz, das Nervensystem und Teile
  der Sinnesorgane (Sinnesepithelien, Augenlinse, Irismuskulatur, Glaskörper), das Nebennierenmark, die Pigmentzellen und das Mesekto-
  derm sowie das Chorion- und Amnionepithel;
- aus dem *Entoblasten*: das Epithel des Verdauungsschlauches (mit
  Ausnahme des Anfangs- und Endabschnittes) und seiner Wand- und
  Anhangsdrüsen (Leber, Pankreas), das Epithel des Kehlkopfes, der
  Luftröhre, Bronchien und der Lunge sowie der Schilddrüse, des Thymus, der Epithelkörperchen, Ohrtrompete, Paukenhöhle und des Luft-
  sackes, der größte Teil des Harnblasenepithels sowie das Epithel des
  Dottersackes und der Allantois;
- aus dem *Mesoblasten*: die aus dem Mesenchym hervorgehenden Bin-
  de- und Stützsubstanzen, der Kreislaufapparat, die Muskulatur (außer
  Irismuskulatur), der Harn- und Geschlechtsapparat (außer dem Epithel
  der Endabschnitte der ableitenden Wege), die Nebennierenrinde, das
  Mesothel der serösen Häute.

4.3. Umbildung der Keimblase und Anlage der Organe

4.3.1. Allgemeine Umbildung der Keimblase

Die mit der Gastrulation eingeleiteten Formungsvorgänge führen kontinuierlich zur **Umbildung der Keimblase**. Diese wird bedingt durch die
**mit der Anlage der Organe einhergehende Herausbildung der Kör-
perform des Embryos sowie die Bildung der Eihüllen.**

Zwischen dem Embryonalschild und der Keimblasenwand tritt eine
Vertiefung, die *Grenzfurche*, auf. Seitlich von dieser kommt es zur Differenzierung von zwei Ringzonen:

- die nach der Grenzfurche hin liegende *Area pellucida*, der helle Fruchthof, und
- die weiter außen liegende *Area opaca*, der dunkle Fruchthof (auch als Ektoplazentarwulst oder Prochorion bezeichnet).

Der Bereich des dunklen und hellen Fruchthofes erhebt sich im Zuge der weiteren Differenzierung seitlich der Grenzfurche zur *Grenzfalte*. Dabei wird die Area opaca zum Außenblatt, die Area pellucida zum Innenblatt der Falte.

Die Umbildung der Keimblase geht einher mit den Differenzierungen an den Keimblättern. Diese erfolgen sowohl am Embryo (embryonal) als auch in der Wand der Keimblase (extraembryonal) im Zusammenhang mit der Herausbildung der Hüllen und Anhänge.

Die **Form der Keimblase** ist zunächst kugelig. Im Laufe der Gastrulation macht sie aber tierartlich unterschiedliche Formveränderungen durch. So

- besitzt die Keimblase beim Pferd zunächst eine kugelige, später eine ovoide Form,
- zeigt die Keimblase bei den Fleischfressern schon zeitig eine typische Zitronenform,
- ist die Keimblase beim Kaninchen kugelig bis eiförmig, bei anderen Nagetieren dagegen bald mehr zylindrisch,
- sind besonders auffallend die Formveränderungen der Keimblase beim Schwein und Wiederkäuer. Zunächst ist sie kugelig, beginnt aber im Stadium der Zweiblättrigkeit (12. Tag) stark in die Länge zu wachsen und erreicht in 4–5 Tagen (17. Tag) bei einer Dicke von 2– 5 mm eine Länge von 1,5 m. Das Längenwachstum der Keimblase kann in dieser Zeit stündlich mehr als 1 cm betragen.

4.3.2. Differenzierungen am Ektoblasten

Embryonal erfolgt am *Ektoblasten* (Abb. 16) eine Differenzierung in

- das *Neuralrohr*,
- die *Neuralleiste* und
- das *Epidermisblatt*.

Bei der Herausformung des **Neuralrohres** (Abb. 17) kommt es

- im Bereich der *Neuralplatte* zu einer raschen Zellvermehrung und dabei durch Aufkrümmung der seitlichen Bereiche zur Bildung der *Neuralwülste* oder *-falten*, welche die *Neuralrinne* begrenzen,

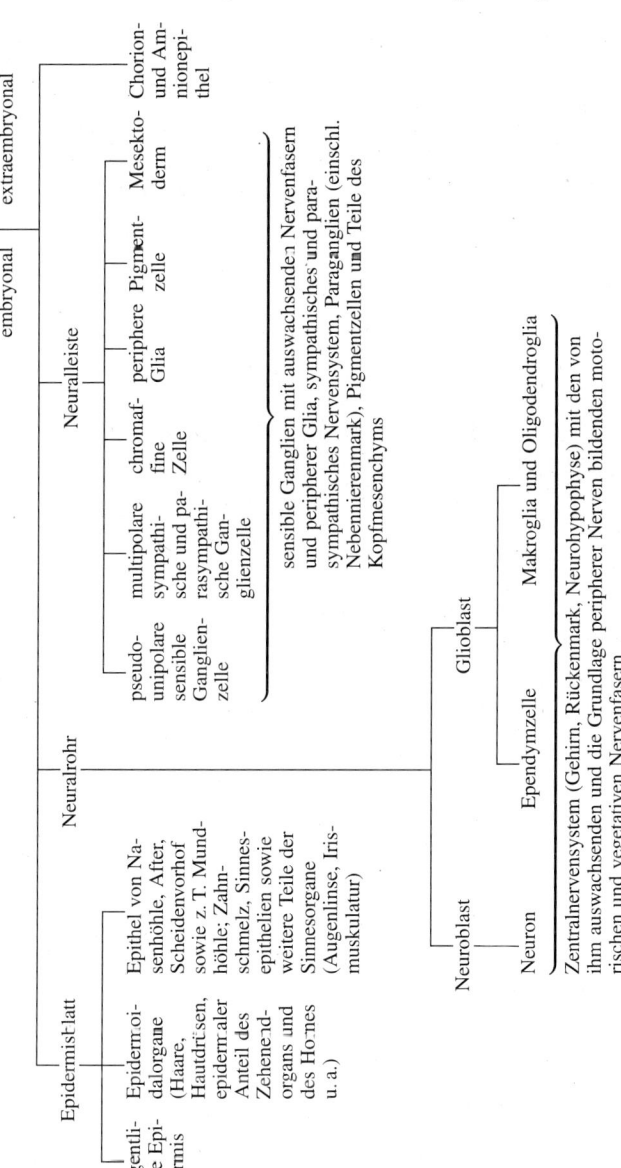

Abb. 16. Differenzierung des Ektoblasten.

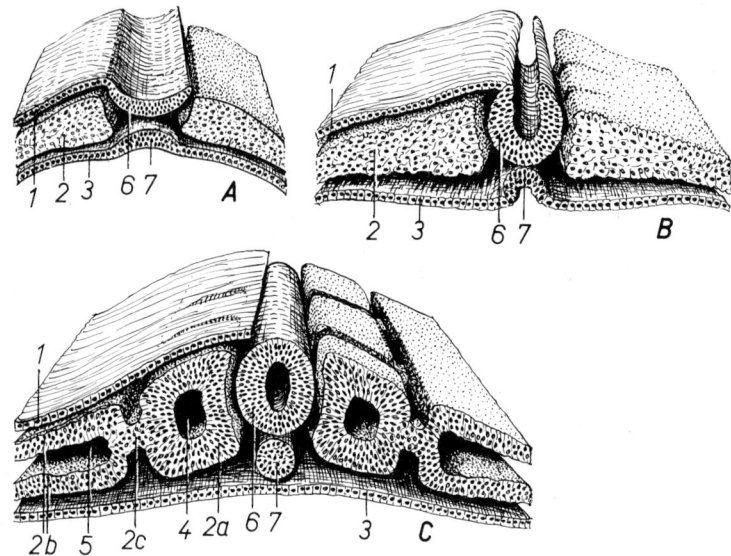

Abb. 17. Schematische Darstellung der Bildung des Neuralrohres, der Chorda dorsalis sowie der Umbildung des Mesoblasten. Rechts wurde das Ektoderm zur besseren Sichtbarmachung der Teile des Mesoblasten nicht dargestellt (in Anlehnung an Bertolini).
A Neuralrinne, Chordarinne, noch einheitlicher Mesoblast; B beginnende Segmentierung am Mesoblasten der Stammzone; C Bildung des Neuralrohres und der Chorda dorsalis, Bildung der Urwirbel, Ursegmentstiele und der Seitenplatten aus dem Mesoblasten.
1 Ektoblast; 2 Mesoblast; 2 a Urwirbel, 2 b Seitenplatten, 2 c Ursegmentstiel; 3 Entoblast; 4 Myozöl; 5 Zölom; 6 Neuralrinne (in C Neuralrohr); 7 Chordarinne (in C Chorda dorsalis).

– durch weitere Aufwulstung und gleichzeitige Vertiefung der Neuralrinne zur Näherung der freien Ränder der *Neuralfalten* und schließlich
– zur Vereinigung und zum Schluß der Neuralfalten zum *Neuralrohr*
  mit dem aus der Neuralrinne hervorgehenden Zentralkanal.

Das *Neuralrohr* trennt sich vom Epidermisblatt des Ektoblasten, wird in die Tiefe verlagert und liegt schließlich als Anlage des Nervensystems über der Chorda dorsalis.

Die Bildung des *Neuralrohres* (Abb. 17) beginnt im mittleren Bereich. Sie schreitet allmählich nach vorn und hinten fort. Es bleiben zunächst der *vordere* und *hintere Neuroporus* offen. Erst durch ihren relativ spät erfolgenden völligen Schluß kommt es zur endgültigen Herausbildung des Neuralrohres. Während der Zeit des Auftretens der Neuralwülste und deren Umbildung zum Neuralrohr (Neurulation) erhält der Embryo eine typische Form (*Neurula*).

Durch die mächtigere Ausbildung und den geräumigeren Zentralkanal im vorderen Bereich zeigt sich schon zeitig eine Trennung in die vordere Hirnanlage, das *Hirnrohr*, und das daran anschließende, bedeutend engere *Medullarrohr.*

Die **Neuralleiste** differenziert sich im Grenzgebiet zwischen Epidermisblatt des Ektoblasten und Neuralrohr heraus. Aus ihr gehen vor allem Teile des peripheren Nervensystems hervor (s. S. 259).

Aus dem **Epidermisblatt des Ektoblasten** entstehen im Laufe der weiteren Differenzierung die Epidermis der äußeren Haut sowie die aus dieser hervorgehenden Epidermoidalgebilde (Haare, Hautdrüsen, Hufe, Klauen u. a.).

Extraembryonal wird der Ektoblast zum Epithel des *Chorions* und Amnions (s. Abb. 16).

4.3.3. Differenzierungen am Entoblasten

Der *Entoblast* bildet zunächst das Innenblatt der Wand der Keimblasenhöhle.

Embryonal kleidet er die sich zunehmend vertiefende Darmrinne aus und wird zum Epithel des primitiven Darmes.

Extraembryonal wird der Entoblast zum Epithel des Dottersackes (Abb. 18).

4.3.4. Differenzierungen am Mesoblasten

Am *Mesoblasten* (Abb. 19) kommt es zu einer Teilung in

– das dorsal liegende *Mesoderma paraxiale* (*dorsaler Mesoblast* bzw. *Mesoblast der Stammzone*), welches durch eine sofort einsetzende **Segmentation** gekennzeichnet ist, und
– das breite, peripher sich anschließende und auch die Keimblasenwand umfassende *Mesoderma laterale* (*ventraler Mesoblast* bzw. *Mesoblast*

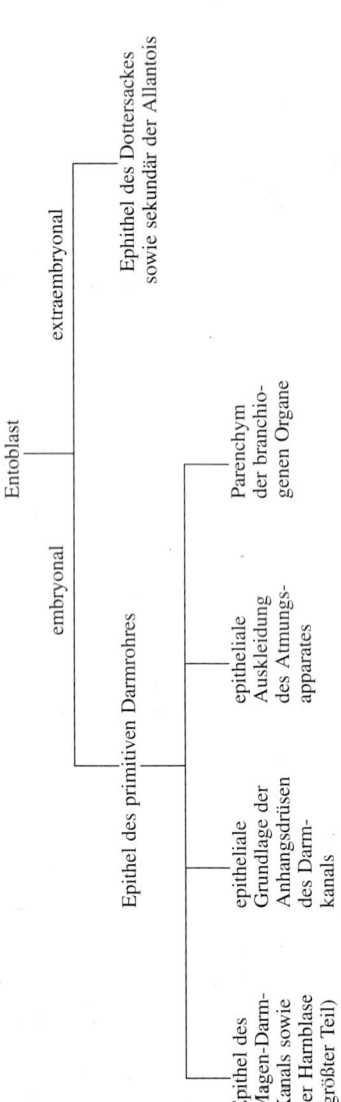

Entoblast

extraembryonal

Epithel des Dottersackes
sowie sekundär der Allantois

embryonal

Epithel des primitiven Darmrohres

Epithel des
Magen-Darm-
Kanals sowie
der Harnblase
(größter Teil)

epitheliale
Grundlage der
Anhangsdrüsen
des Darm-
kanals

epitheliale
Auskleidung
des Atmungs-
apparates

Parenchym
der branchio-
genen Organe

Abb. 18. Differenzierung des Entoblasten.

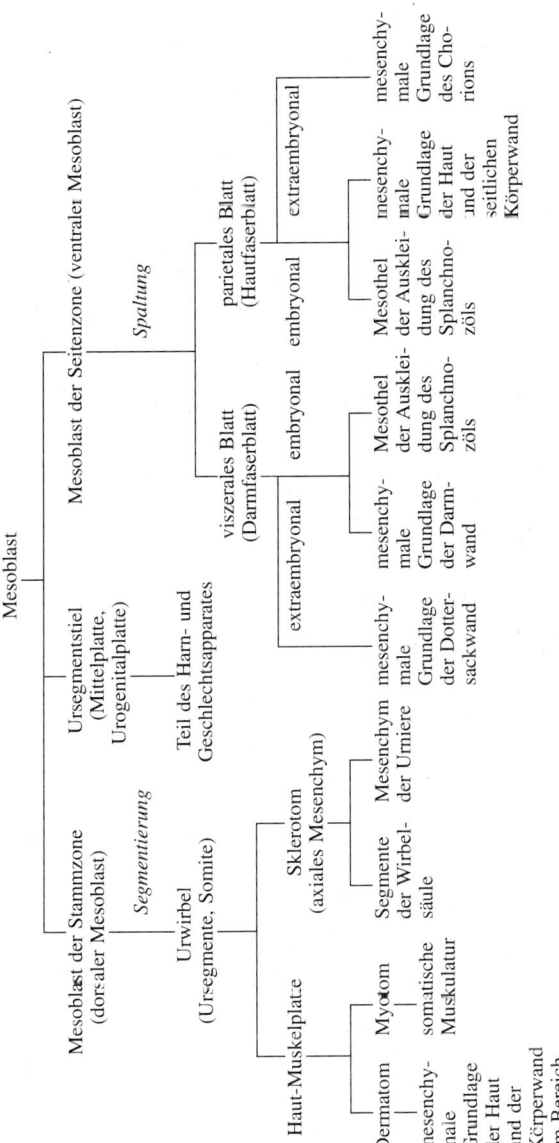

Abb. 19. Differenzierung des Mesoblasten.

der Seitenzone), in welchem eine **flächenparallele Spaltung** erfolgt. Verbunden sind beide durch einen schmalen Streifen,
– das *Mesoderma intermedium* (*Ursegmenstiel* bzw. *Mittelplatte*).

• **Mesoderma paraxiale**

Im *Mesoderma paraxiale* treten sofort Zellbewegungen auf. Sie führen zur **Segmentation** und dadurch zum Auftreten der *Urwirbel, Ursegmente, Somite.* Der Mesoblast der Stammzone wird zur Urwirbelplatte. Durch Auseinanderweichen der Zellen des Urwirbels nach der Peripherie zu entsteht ein zentraler Hohlraum, das *Myozöl.* Der solide Zellkomplex wird zu einem Hohlkörper. Vom ventromedialen Bereich aus füllen stark wuchernde Zellen unter Einschmelzung der ventralen Wand den Hohlraum aus. Bei der **Umbildung der Urwirbel** (Abb. 20) entstehen:

– das **axiale Mesenchym (Sklerenchym) durch Einschmelzung und Proliferation der ventromedialen Wand,**
– die **Haut-Muskel-Platte aus der erhalten gebliebenen dorso-lateralen Wand.**

Das **axiale Mesenchym** umgibt unter ständiger weiterer Proliferation der Zellen in Form der *Sklerotome* das Neuralrohr und die Chorda dorsalis. Aus ihnen entstehen über die sekundären Sklerotome die Segmente der Wirbelsäule. In lateraler Richtung breitet sich das axiale Mesenchym der Urniere aus.
   Seitlich des axialen Mesenchyms treten die *dorsalen Aorten* auf. Die Anteile der zunächst paarigen Aorten nähern sich und verschmelzen in kranio-kaudaler Richtung zur **definitiven unpaaren Aorta.** Aus dieser wachsen als segmentale Gefäßpaare die *Intersegmentalarterien* aus. Sie ziehen zu den Myotomen und bedingen mit die Unterteilung des axialen Mesenchyms in die sekundären Sklerotome.
   Âus der dorsolateralen **Haut-Muskel-Platte** gehen hervor (Abb. 20):

– das *Myotom*, die **Muskelplatte**, und
– das *Dermatom*, die **Haut- oder Kutisplatte.**

Das *Myotom* entsteht vor allem aus Zellen der dorsalen Ursegmentkante. Sie werden zu den *Myoblasten.*
Das *Dermatom* bildet die **mesenchymale Grundlage der Haut** sowie alle **bindegewebigen Teile der Körperwand im Bereich des Stammes.**

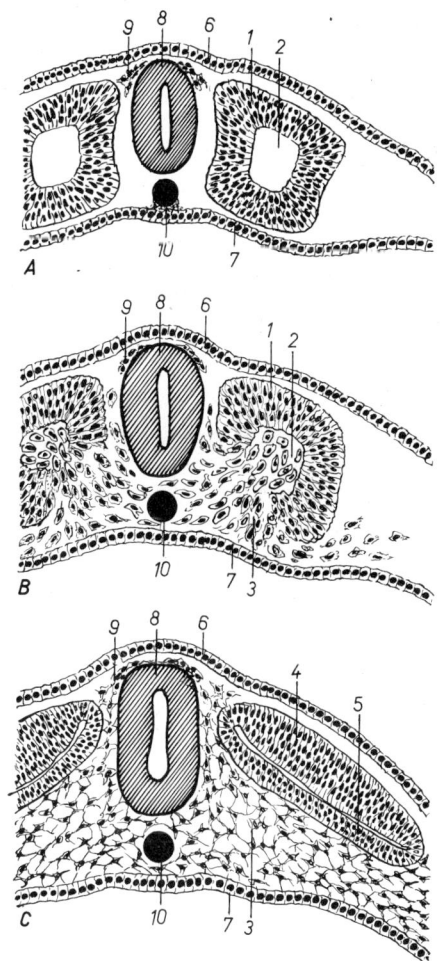

Abb. 20. Umbildung der Urwirbel an 3 schematischen Querschnitten durch die Rückengegend.

A Urwirbel mit deutlichem Myozöl; B Einschmelzung der ventromedialen Wand, Ausschwärmen der Sklerenchymzellen; C Bildung der Haut-Muskel-Platte.

1 Urwirbel; 2 Myozöl (verschwindet in B); 3 ausschwärmende Sklerenchymzellen (werden in C zum axialen Mesenchym); 4 Dermatom; 5 Myotom der Haut-Muskel-Platte; 6 Ektoblast; 7 Entoblast, 8 Neuralrohr, 9 Neuralleiste; 10 Chorda dorsalis.

• **Mesoderma laterale**

Das *Mesoderma laterale* geht im Bereich der Grenzfurche ohne deutliche Abgrenzung in die Keimblasenwand über. An ihm ist somit ein embryonaler und ein extraembryonaler Teil zu unterscheiden. Es erfolgt keine Segmentation, sondern eine **flächenparallele Spaltung**. Dadurch entstehen:

– ein parietales Blatt, *Somatopleura*,
– ein viszerales Blatt, *Splanchnopleura* und zwischen den beiden Blättern ein einheitlicher Hohlraum, das *Splanchnozöl.*

Das **parietale Blatt** legt sich als *Hautfaserblatt* dem Ektoblasten an. Aus ihm entstehen (s. Abb. 17)

– **embryonal** die **bindegewebigen Teile der äußeren Haut** und der **gesamten seitlichen Körperwand,**
– **extraembryonal** die **bindegewebige Grundlage des Chorion.**

Das **viszerale Blatt** verbindet sich mit dem Entoblasten und wird zum *Darmfaserblatt.* Aus ihm gehen

– **embryonal** die **Grundlage der Darmwand** einschließlich der glatten Muskulatur,
– **extraembryonal** die **mesenchymale Grundlage des Dottersackes** hervor.

Am *Splanchnozöl* sind das im Embryo liegende und zur späteren Leibeshöhle werdenden *Endozöl* und das in der Keimblasenwand befindliche *Exozöl* zu unterscheiden. Hinter dem Kopfende wird das Exozöl beider Seiten durch die hufeisenförmige *Parietalhöhle* verbunden.

Nach dem Splanchnozöl zu differenziert sich sowohl am parietalen als auch am viszeralen Blatt des Mesoblasten der Seitenzone eine Schicht abgeflachter Zellen heraus. Sie wird zu dem *Mesothel* oder *Zölothel* (s. Abb. 22), der peritonealen Auskleidung der Leibeshöhle.

• **Mesoderma intermedium**

Das *Mesoderma intermedium* (s. Abb. 17) wird zur **Urogenitalplatte.** Aus ihr gehen während der weiteren Differenzierung Teile des Harn- und Geschlechtsapparates hervor. Durch die Loslösung der Urogenitalplatte wird die weitere Herausformung der *Gekröse-* oder *Mesenterialplatte* ermöglicht. Sie wird im Zuge der weiteren Entwicklung zum **Gekröse**.

4.3.5. Formveränderungen des Embryos

Die Anlage des Neuralrohres und die Bildung der Ursegmente führen zu einer axialen Erhöhung am Embryo, dem *primitiven Rücken*. Er wird

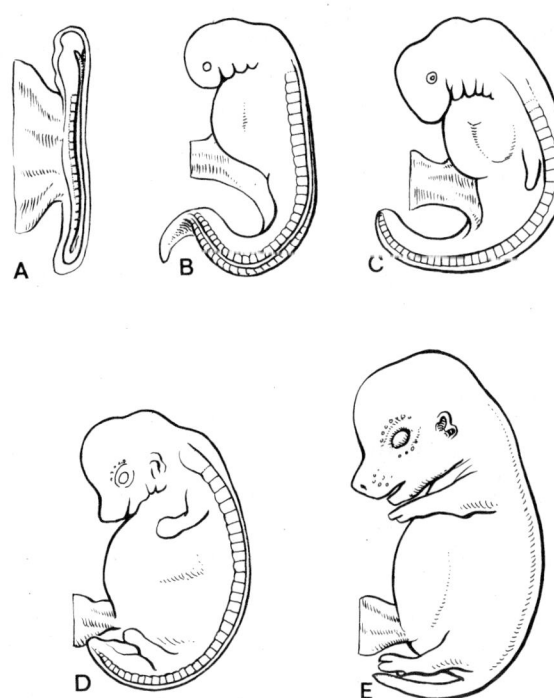

Abb. 21. Stadien der Embryonalentwicklung des Schweines
(in Anlehnung an Stadien von Keibel und Darstellungen von Evans und Sack).
A 16. Tag (Neurula); B 17. Tag; C 20. Tag; D ca. 30. Tag (Abschluß Embryo-
genese-Embryo); E ca. 36. Tag (Beginn Fetogenese-Fetus).

mit den Einbiegungsprozessen im Bereich der Grenzfurche und den Umbildungen der Urwirbel schließlich zum **definitiven Rücken**.

Mit diesen Prozessen erreicht der Embryo über die sog. **Schuhsohlen-
form** schließlich eine **Zylinderform**. Dabei bildet der zylinderförmige
Embryo zunächst einen nahezu gestreckten Stab. Dieser krümmt sich
aber bald, beginnend am Kopfende, später auch am Schwanzende, ventral ein, so daß er eine immer deutlicher werdende **dorsale Konvexität**
bekommt (Abb. 21). Am Embryo treten Beugungsstellen auf, die als
Höcker sichtbar werden. So entstehen:

– der **Scheitelhöcker** durch die Ventralbiegung des Kopfes in der Schei-
telgegend,

- der **Nackenhöcker** durch die Abbiegung am Übergang des Kopfes in die Halsregion,
- der **Dorsal-** oder **Rückenhöcker** als flache Erhebung im Bereich des Rückens und
- der **Steiß-** oder **Schwanzhöcker** bedingt durch die Ventralbiegung des Schwanzes.

Die Einrollung des Embryos ist tierartlich unterschiedlich. Am stärksten ist sie beim Pferd, wo der Schwanz an bzw. neben der Stirnfläche liegt, am geringsten bei den Wiederkäuern, wo zwischen Kopf- und Schwanzende ein gewisser Abstand ist, während das Schwein eine Mittelstellung einnimmt. Dazu kann bei Schwein und Pferd, weniger bei den Wiederkäuern, eine Spiralkrümmung des Embryos auftreten.

4.4. Umwandlung der Keimblase zur Fruchtblase

Die **Umwandlung der Keimblase zur Fruchtblase** geht aus von der *Grenzfalte*. Diese erhebt sich zur *Amnionfalte* (Abb. 22). Das *Innenblatt der Amnionfalte* wird **zum Amnion und bildet schließlich die Amnionhöhle**, während das *Außenblatt* zu einem Teil des **Chorions** (**Amniochorion**) wird. Beide Blätter bestehen, entsprechend ihrer Bildung, aus dem Ektoblasten und dem parietalen Blatt des Mesoblasten.

Bei diesen Umbildungen wird **der Embryo in die Amnionhöhle verlagert**. Dadurch verliert er die direkte Beziehung zur Uteruswand. Diese wird von dem Chorion übernommen. Die *Keimblase* wird zum **Eisack, der Chorion-** oder **Fruchtblase**. An ihr lassen sich der **Embryo und die Hüllen** unterscheiden (s. Abb. 22 und 23).

Mit der Auffaltung der Grenzfalte (Amnionfalte) kommt es im Bereich der *Grenzfurche* zu einer **zunehmenden Einbiegung**. Dadurch hebt sich einmal der Embryo deutlich von der Keimblase ab. Zum anderen führt die Einbiegung im Grenzbereich zwischen Embryo und Wand der Keimblase zur Herausbildung der Anteile des **Nabels** sowie zur Ausbildung der **Darmrinne**.

4.4.1. Bildung des Nabels und des Nabelstranges

Der *Nabel* stellt den **Verbindungsabschnitt zwischen Embryo und Anhängen** dar. Im Bereich des *Leibesnabels* (s. Abb. 23) geht die Leibeswand in den zur Amnionscheide des Nabelstranges werdenden Teil des

Amnions über. Die Verbindung zwischen Endo- und Exozöl engt sich immer mehr ein. Aus dem zunächst **noch breiten Leibesnabel wird der stielartige Nabelstrang**. Über ihn erfolgt die **Kommunikation zwischen dem Embryo und den Hüllen und Anhängen** als extraembryonalen Teilen des Fruchtsackes.

Im **Nabelstrang**, *Funiculus umbilicalis*, liegen neben dem mit zunehmenden Alter sich zurückbildenden Zölom (Exozöl) der Dottersackstiel, der Urachus und die Nabelgefäße. Alle diese Teile sind eingebettet in ein sulziges Gewebe, das Gallertgewebe, die *Whartonsche Sulze*, welche in unterschiedlichem Maße durch Bindegewebe ersetzt sein kann.

Die *Aa. umbilicales* weisen bei Mensch, Pferd und Schwein eine spiralige Anordnung auf. Von den beiden *Nabelvenen* bildet sich bei Pferd und Schwein die rechte auch im Nabelstrang zurück, während diese bei Wiederkäuern und Fleischfressern nur intraembryonal zum Schwinden kommt.

Die **Länge des Nabelstranges** entspricht

– beim Menschen etwa der doppelten,
– beim Schwein der einfachen,
– beim Pferd reichlich 1/2,
– beim Hund 1/2,
– bei der Katze 1/3,
– bei Rind und Schaf 1/4 und
– bei der Ziege 1/2 der Körperlänge des Fetus.

Bei den Fleischfressern kann der Nabelstrang das Dreifache des Gewichts des Embryos tragen und muß daher bei der Geburt von dem Muttertier durchgebissen werden. Bei den anderen Haussäugetieren reißt der Nabelstrang bei der Geburt durch das Gewicht des Fetus.

4.4.2. Anlage des primitiven Darmes

Der *primitive Darm* umfaßt als Anlage

– die **Darmrinne**, welche bei der Einbiegung zum Nabel abgetrennt wird, sowie
– die **Mundbucht** bzw. **Afterbucht**, welche bei der Einbiegung des Embryos an Kopf- bzw. Schwanzende entstehen.

Die **Darmrinne** besitzt zunächst eine weite Kommunikation zu dem zur Dottersackhöhle gewordenen übrigen Hohlraum der Keimblase. Bald lassen sich an der Darmrinne eine *vordere* und *hintere Darmbucht* (mit

4
1
2
3
8
3
7
5
6
a
3
1
5
7
6
4
2
8
b
2a
1
13
2
4
5
14
3
6
11
7
12
10
10
9
8
d
1
5
3
10
10
12
11
13
6
7
4
9
2
8
c

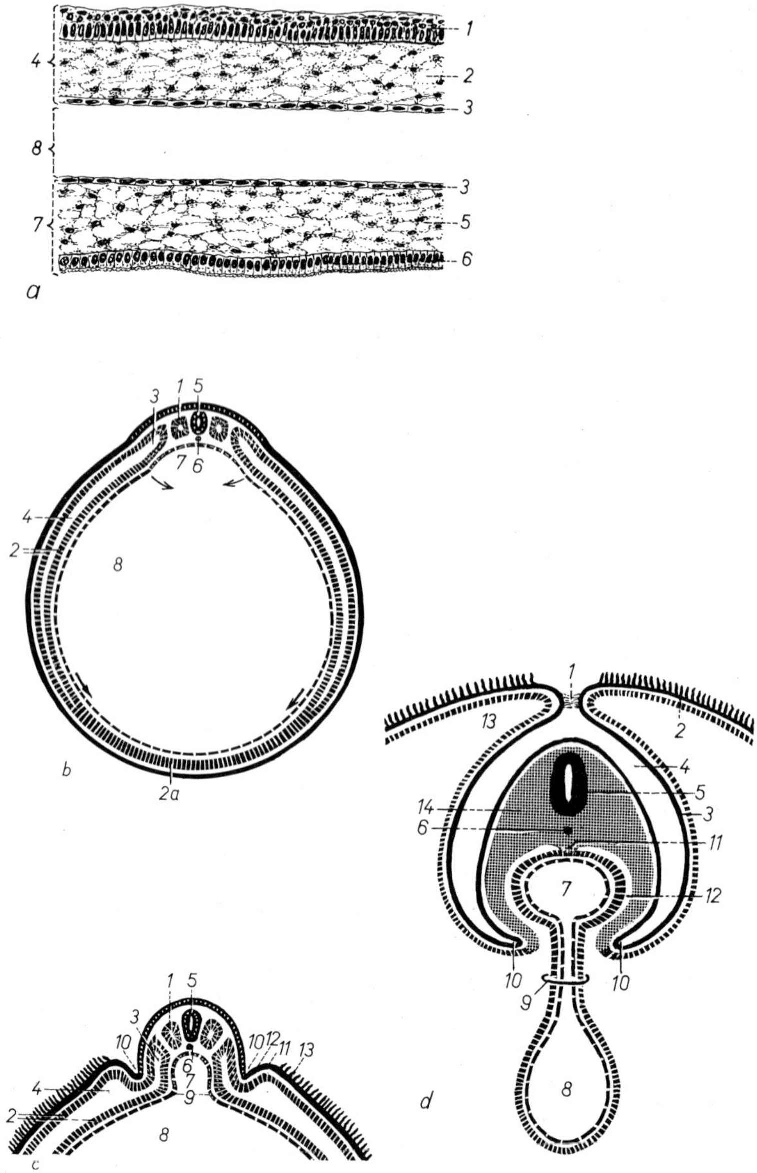

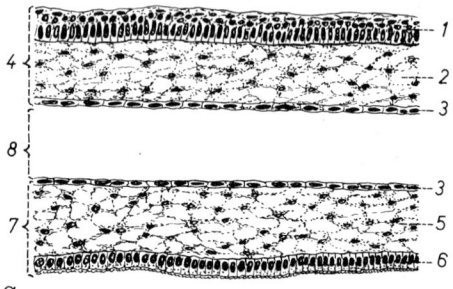

der vorderen bzw. hinteren Darmpforte) von der in Kommunikation mit dem Dottersack stehenden *Mitteldarmhöhle* unterscheiden. Die Verbindung mit dem Dottersack, der *Darmnabel*, wird immer enger und schließt sich, ähnlich einer Tabaksbeutelnaht, zu dem röhrenförmig ausgezogenen *Dottersackstiel* (s. Abb. 23).

Mundbucht und *Afterbucht* (s. Abb. 24) liegen gegenüber den blinden Enden der Darmanlage und sind von ihnen durch die vom Ekto- und Entoblast gebildete *Rachenmembran* bzw. *Kloakenmembran* (s. Abb. 24) getrennt. Diese reißen aber bald ein, und die **Darmanlage stellt ein durchgehendes, von kranial nach kaudal reichendes Rohr, den primitiven Darm, dar.** Mit der Rückbildung des Dottersackes wird der Dottersackstiel immer kleiner und schwindet schließlich vollständig. Zusammenfassend sind an der **Anlage des primitiven Darmes** zu unterscheiden:

Abb. 22. Umbildung der Keimblase zur Fruchtblase.
a Schema der Differenzierung der primitiven Körper- und Darmwand.
1 Epidermis (aus Ektoblasten); 2 Mesenchym der Körperwand (aus parietalem Blatt des Mesoblasten); 3 Zölothel (aus dem Mesoblasten hervorgehende Begrenzung des Zöloms); 4 Körperwand; 5 Mesenchym der Darmwand (aus viszeralem Blatt des Mesoblasten); 6 Darmepithel (aus Entoblasten); 7 Darmwand; 8 Zölom.
b Schema eines Querschnittes der Keimblase zum Zeitpunkt der Spaltbildung im Mesoblasten der Seitenzone. In Abb. 22 b, c, d und 23 Entoblast: lang gestrichelt, Mesoblast: quer gestrichelt, Ektoblast: ausgezogen.
1 Mesoblast der Stammzone (Urwirbel); 2 parietales und viszerales Blatt des Mesoblasten der Seitenzone; 2a ungespaltener Teil des Mesoblasten der Seitenzone, 3 Endozöl; 4 Exozöl; 5 Neuralrohr; 6 Chorda dorsalis; 7 Darmrinne; 8 zur Ergänzungshöhle gewordene Keimblasenhöhle.
c Schema eines Querschnittes des embryonalen Poles der Keimblase zum Zeitpunkt der beginnenden Bildung der Amnionfalte.
1 Mesoblast der Stammzone (Urwirbel); 2 parietales und viszerales Blatt des Mesoblasten der Seitenzone; 3 Endozöl; 4 Exozöl; 5 Neuralrohr; 6 Chorda dorsalis; 7 Darmrinne; 8 aus der Ergänzungshöhle hervorgehende Dottersackhöhle; 9 Darmnabel; 10 Begrenzung des Leibesnabels; 11 Amnionfalte; 12 aus der Area pellucida hervorgehendes glattes Innenblatt, 13 aus der Area opaca hervorgehendes und mit primären Zotten besetztes Außenblatt der Amnionfalte.
d Schema eines Querschnittes der Keimblase zum Zeitpunkt der Vereinigung der Amnionfalten.
1 Amnionnabel; 2 sekundäres Chorion; 3 Amnion; 4 Amnionhöhle 5 Neuralrohr; 6 Chorda dorsalis; 7 Darm; 8 Dottersackhöhle 9 Dottersackstiel; 10, 10 Begrenzung des Leibesnabel; 11 Gekröseplatte; 12 Endozöl; 13 Exozöl; 14 Mesoblast der Körperwand.

- die bis zur Rachenmembran reichende *Mundbucht.* Sie wird nach Einreißen der Rachenmembran zur primitiven Mundhöhle.
- Der von der vorderen Darmpforte bis zur Rachenmembran reichende *Vorderdarm (Preenteron).* Aus ihm entstehen der Pharynx, die Speiseröhre, der Magen und das Duodenum bis zur Mündung des Gallenganges (einschl. der Leber und des Pankreas) sowie der ventrale Teil des Atmungsapparates.
- Der zwischen vorderer und hinterer Darmpforte liegende *Mitteldarm* (*Mesenteron*). Aus ihm geht der Hauptteil des Darmkanals hervor.
- Der von der hinteren Darmpforte bis zur Kloakenmembran reichende *Hinterdarm (Metenteron).* Aus ihm entsteht die linke Hälfte des Colon transversum, das Colon descendens und die Kloake.
- Die kaudal der Kloake liegende *Afterbucht.*

Mit der Anlage des Darmes entsteht das **Gekröse.** Die dorsale Gekröseanlage (Gekröse- oder Mesenterialplatte) rückt medial und verschmilzt ventral der Wirbelanlage mit der der anderen Seite zu dem einheitlichen **dorsalen Gekröse** (s. Abb. 22 und 80). Ventral des Darmrohres legen sich im vorderen Körperbereich die Schenkel der medialen Wand der Parietalhöhle aneinander, verbinden sich mit dem zur ventralen Körperwand werdenden Teil des parietalen Blattes des Mesoblasten und bilden das nur im vorderen Darmbereich ausgebildete **ventrale Gekröse** (s. Abb. 80). Es reicht bis zur Leberanlage.

4.4.3. Hüllen und Anhänge des Embryos

Bestimmend für die **Bildung der Hüllen** und Anhänge bei den Embryonen verschiedener Wirbeltiere sind das **Medium, in welchem die Entwicklung abläuft, die Art der Keimablage und der Dottergehalt der Eizelle.**

So benötigen

- die Eier bzw. Keime der Fische und Amphibien, die sich im Wasser oder an feuchten Stellen entwickeln, nur eine **Gallert-** oder **Eiweißhülle,**
- die Eier bzw. Keime der Sauropsiden bzw. Säugetiere, die sich auf dem Lande bzw. im Uterus entwickeln, dagegen besondere, **Hohlräume begrenzende Eihüllen** (*Amnion, Chorion, Allantois*).

Der Embryo schwimmt innerhalb eines mit Flüssigkeit gefüllten Hohlraumes (Amnionhöhle), wodurch sekundär der in der Evolution ursprüngliche Zustand wieder hergestellt wird.

Auf Grund der Ausbildung der Eihüllen werden diese Tiere als *Amnioten* von den *Anamnieren* unterschieden.

Die **Aufgabe der Eihüllen** ist zunächst nur die Herstellung eines ursprünglichen Zustandes und somit ein Schutz vor Austrocknung des wasserreichen Keimlings. Dazu kommen durch die Hohlraumbildung ein Schutz des Embryos vor äußeren Einwirkungen sowie ein Schutz des Muttertieres vor den Bewegungen des Fetus. Weiterhin übernehmen die Eihüllen die Ernährungs- und damit verbunden die Atmungsfunktion. Bei den dotterreichen Eiern der Sauropsiden erfolgt die Ernährung durch die eingelagerten reichen Dottermassen sowie auch durch die Eiweißhülle, während es bei den dotterarmen Eiern der (viviparen) Säugetiere durch die Verbindung mit der Uterusschleimhaut des Muttertieres zur Ausbildung eines besonderen „Organs", der *Plazenta*, kommt.

- **Dottersack**

Der **Dottersack** (s. Abb. 22) stellt nach der Spaltung des Mesoblasten der Seitenzone den von dem viszeralen Blatt des Mesoblasten und dem Keimblasenentoblasten umgebenen sackartigen Hohlraum der Keimblase dar. Von dem zunächst einheitlichen Hohlraum faltet sich der dem Embryonalschild benachbarte Teil als Darmrinne ab (s. Abb. 22). Mit dem Dottersack steht die Darmrinne bald nur noch über den Dottersackstiel in Verbindung. Die Dottersackhöhle der Säugetiere enthält keinen Dotter, sondern eine seröse Flüssigkeit und besitzt daher keine wesentliche Ernährungsfunktion. Die Wand des Dottersackes bildet das erste „Blutbildungsorgan" im Körper.

Bei Wiederkäuern und Schwein ist die **Spaltung des Mesoblasten bis zum Gegenpol vollständig.** Der Dottersack bildet sich als bedeutungsloses Anhängsel rasch zurück. Es wird zu der sich immer mehr verkleinernden Nabelblase, der *Vesicula umbilicalis* (Abb. 23).

Bei Pferd und Fleischfressern reicht die **Spaltung des Mesoblasten nicht bis zum Gegenpol.** Es bleibt ein ungespaltener Bezirk, das *Nabelblasenfeld*. Nach der Vaskularisation kommt es bei diesen Tieren, wenn auch in unterschiedlichem Maße, zur Bildung einer *Dottersackplazenta, Omphaloplazenta*, mit einem eigenen *Dottersack-* bzw. *Nabelblasenkreislauf*. Dieser ist vor allem beim Pferd für die Ernährung des Embryos in der Frühentwicklung (bis 14. Woche) von Bedeutung (s. Abb. 30). Die Rückbildung des Dottersackes erfolgt deshalb bei Pferd und Fleischfressern erst später.

- **Chorion**

Das **Chorion** (s. Abb. 22) geht unmittelbar aus dem Ektoblasten und parietalen Blatt des Mesoblasten der Keimblasenwand hervor. An der

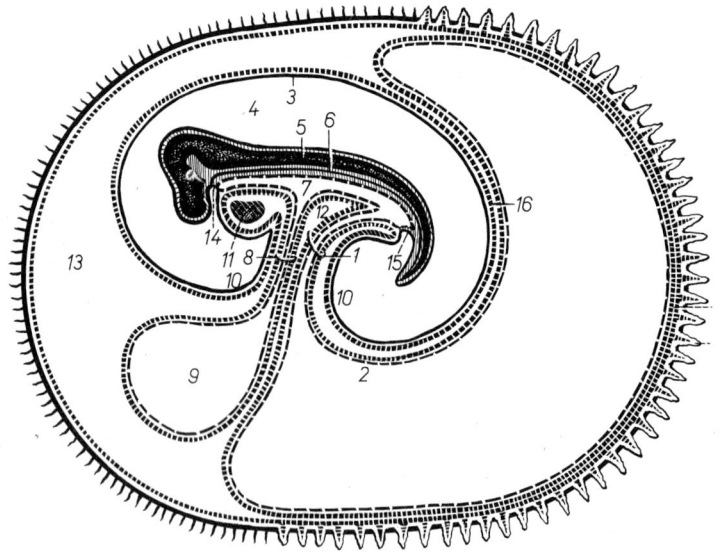

Abb. 23. Schema eines Längsschnittes der Fruchtblase.
1 Allantoisstiel; 2 Allantoissack (bildet mit dem Chorion das mit den sekundären Zotten besetzte Allantochorion); 3 Amnion; 4 Amnionhöhle; 5 Neuralrohr; 6 Chorda dorsalis; 7 Darm; 8 Dottersackstiel (Nabelblasenstiel); 9 Dotter-sackhöhle (Nabelblasenhöhle); 10, 10 Begrenzung des Leibesnabels; 11 Herz; 12 Endozöl; 13 Exozöl; 14 Mundbucht (mit Rachenmembran); 15 Afterbucht (mit Kloakenmembran); 16 Allantoamnion.

Oberfläche des Chorions kommt es zunächst im Bereich der Area opaca, dem Prochorion, zur Bildung ektodermaler primärer Zotten (s. Abb. 22). Diese breiten sich später über den gesamten Bereich des Chorions aus und bilden das *primäre Chorion.* Durch die Mesoblastbildung erhält dieses seine mesenchymatöse Grundlage und wird zum *sekundären Chorion.* Mit dem Schluß der Amnionfalte umgibt das Chorion als äußere Hülle die gesamte Fruchtblase. Nach Vaskularisation durch das Eindringen der Allantoisgefäße in die mesenchymatöse Grundlage der Zotten entsteht schließlich das voll funktionsfähige *tertiäre Chorion* (Allantochorion). Die Zotten senken sich in die Gebärmutterschleimhaut ein, und **das tertiäre Chorion wird zum fetalen Anteil der Plazenta.**

- **Amnion**

Das **Amnion** der Haussäugetiere entsteht als **Faltamnion aus der Grenzfalte**. Die Amnionfalte umgibt kappenartig den gesamten Embryo. Durch allseitige Vereinigung erfolgt der völlige Verschluß des immer enger werdenden Amnionnabels. Der Amnionnabel wird zu einem dünnen Rohr und obliteriert zum Amnionnabelstrang. Dieser reißt schließlich ein und verschwindet. Das äußere Blatt der Amnionfalte wird zum Chorion, das innere zum Amnion.

Das Amnion geht im Bereich des Leibesnabels in die Körperwand des Embryos über. Mit der Vergrößerung der Amnionhöhle durch Flüssigkeitszunahme kommt es auch im Bereich des Nabelstranges zu einer Ausdehnung des Amnions. Dieses umgibt manschettenartig den embryonalen Teil und bildet die in ihrer Größe von der Ausdehnung der Amnionhöhle abhängige und daher tierartlich unterschiedliche **Amnionscheide des Nabelstranges** (s. Abb. 31).

Beim Menschen und bei einigen Tieren (u. a. Igel, Fledermaus, Muriden, Meerschweinchen) geht das Amnion als sog. **Spaltamnion aus der sich nicht öffnenden Embryozyste hervor**. Der Hohlraum der Embryozyste wird zur Amnionhöhle, das Dach zum Amnion.

Die Ektoblastzellen des Amnions bilden die Amnionflüssigkeit, *Liquor amnii*, in welcher der Embryo bis zu einem gewissen Grade frei schwimmt. Die Menge und auch das Aussehen der Amnionflüssigkeit sind tierartlich und zeitlich unterschiedlich. Zunächst ist sie in geringem Maße vorhanden, nimmt aber im Laufe der Entwicklung zu, wodurch es zur typischen prallen Füllung des Amnionsackes kommt.

- **Allantois**

Die **Allantois** entsteht über den *Allantoishöcker* und die *Allantoisbucht* **aus dem Enddarm (Kloake)**. Sie besteht daher aus dem die Allantoishöhle auskleidenden Entoblasten und dem außen anliegenden viszeralen Blatt des Mesoblasten. Die Allantoisanlage wächst in der Folgezeit immer weiter aus und dringt durch den Leibesnabel in das Exozöl der Keimblase ein. Die Allantoisanlage vergrößert sich immer mehr. An ihr läßt sich schließlich der durch den Leibesnabel ziehende Ursprungsteil, *Allantoisstiel, Urachus*, und der sich im Exozöl immer weiter ausdehnende *Allantoissack* oder *Harnsack* unterscheiden (s. Abb. 23). Letzterer erfüllt schließlich das Exozöl weitgehend. Dabei legt er sich dem sekundären Chorion von innen an und **bildet mit diesem das Allantochorion (tertiäre Chorion)**. Gleichfalls verbindet sich die Allantoiswand von außen mit der Amnionwand und verschmilzt mit dieser zum *Allantoamnion*.

Die Bildung der Allantois und dabei vor allem ihr räumliches Verhalten gegenüber dem Amnion ist tierartlich unterschiedlich. Bei Pferd und Hund **umgibt die Allantois das Amnion vollständig**, der Embryo liegt innerhalb von zwei Hohlräumen, der *Amnion-* und der *Allantoishöhle* (s. Abb. 31). Bei Wiederkäuer und Schwein **umgibt die Allantois das Amnion nicht vollständig**; um den Embryo befindet sich nur ein Hohlraum, die *Amnionhöhle* (s. Abb. 34). Beim Menschen ist die Allantois stielartig als sog. *Bauch-* oder *Haftstiel* ausgebildet. Mit der Ausbildung der Allantois gehen Schwankungen in der Menge der Allantoisflüssigkeit und Unterschiede in deren Aussehen einher.

Gemeinsam mit der Allantois wächst ein Arterienpaar, die *Aa. umbilicales*, aus. Sie bilden in der Allantoiswand ein Kapillarnetz, aus dem die zu dem Sinus venosus des Herzens bzw. der V. cava caudalis ziehenden Nabelvenen, *Vv. umbilicales*, hervorgehen. Der mit der Allantois angelegte **Allantoiskreislauf stellt die Verbindung des Allantochorion mit dem Embryo her**. Sie übernimmt die phylogenetisch ältere und nur bei einigen Säugetieren in geringem Maße ausgebildete Tätigkeit des Dottersackkreislaufs.

Bei der späteren Spaltung des Enddarmgebietes, der Kloake, kommt der Ursprungsteil der Allantois an der Harnblase zu liegen. Sein Rest ist beim erwachsenen Tier am Scheitel der Harnblase noch als *Urachusnarbe* zu sehen.

4.5. Anlage der einzelnen Körperteile

4.5.1. Umbildungen im Bereich des Kopfes

Die Grundlage des *primitiven Kopfes* bildet der vordere Abschnitt des Neuralrohres, die Gehirnanlage. Sie ist zunächst nur basal und z. T. seitlich vom Mesenchym (Kopfplatten) umgeben, während die übrige Gehirnanlage allein vom Epidermisblatt überzogen wird. Durch eine von basal nach dorsal sich ausbreitende allmähliche Umwachsung erhält die Gehirnanlage bald eine geschlossene Mesenchymhülle. Über dem Vorderhirn entsteht der Stirnwulst (Abb. 25). Zwischen diesem und dem basal sich ausbildenden Unterkieferbogen senkt sich die Mundbucht ein.

Die **Umbildungen im Bereiche des Kopfes** umfassen:

– die *Anlage des Gehirns* und *der Sinnesorgane*,
– die *Bildung* und *Umbildung des Kiembogenapparates*,
– die *Anlage* und *Umbildung der Gesichtswülste*.

• **Anlage des Gehirns und der Sinnesorgane**

Die **Anlage des Gehirns** wird über das **zweiblasige** (mit dem *Archence-phalon* und *Deuterencephalon*) zu dem **dreiblasigen Gehirn** (s. S. 253). Der Scheitel wird vom *Mittelhirn*, *Mesenzephalon*, der eingebogene, endständige Schenkel vom *Vorderhirn*, *Prosenzephalon*, und der den Übergang zum Rückenmark bildende Schenkel vom *Rautenhirn*, *Rhombenzephalon* dargestellt. Mit dieser Form des Gehirns hängt die schon

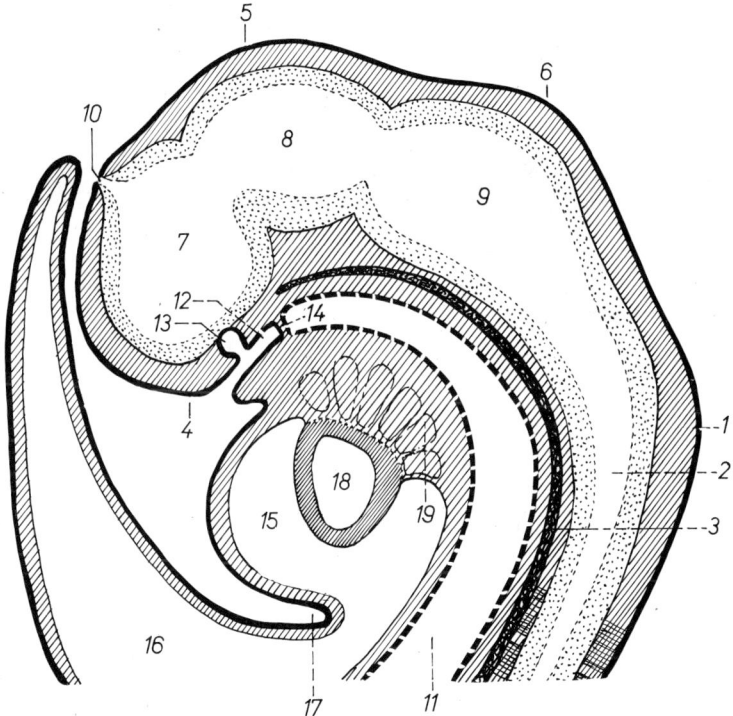

Abb. 24. Schema eines Längsschnittes durch den vorderen Körperabschnitt eines Embryos.
1 Epidermisblatt des Ektoblasten; 2 Medullarrohr; 3 Chorda dorsalis; 4 Stirnhök-ker; 5 Scheitelhöcker; 6 Nackenhöcker; 7 Prosenzephalon; 8 Mesenzephalon; 9 Rhombenzephalon; 10 vorderer Neuroporus; 11 Darmrohr; 12 Mundbucht; 13 Hypophysentasche; 14 Rachenmembran; 15 Pleuroperikardialhöhle; 16 Exoz-öl; 17 Begrenzung des Leibesnabels; 18 Herzanlage; 19 Mesocardium dorsale.

angeführte Ausbildung des Scheitelhöckers und Nackenhöckers zusammen (Abb. 24). Mit der Unterteilung des Prosencephalon in das *Endhirn, Telencephalon*, und *Zwischenhirn, Diencephalon*, sowie des Rhombencephalon in das *Hinterhirn, Metencephalon*, und das *Nachhirn, Myelencephalon*, wird schließlich das **definitive fünfblasige Gehirn** erreicht.

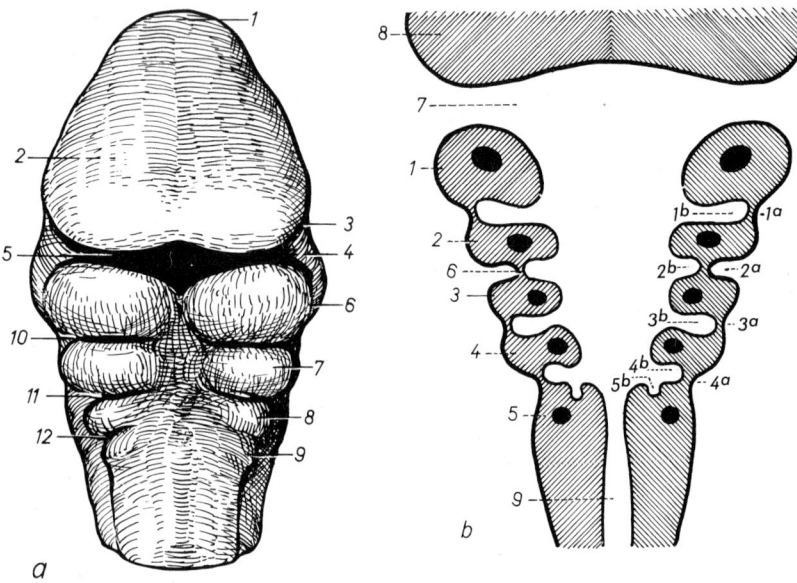

Abb. 25. Anlage des Kiemenbogenapparates.
a Kopf eines 7 mm langen Rinderembryos. Frontalansicht. Etwa 20fache Vergr. (nach Krölling).
1 Scheitelhöcker; 2 Stirnwulst; 3 Riechgrube; 4 Oberkieferwulst; 5 Mundbucht; 6 1. Kiemenbogen; 7 2. Kiemenbogen; 8 3. Kiemenbogen; 9 4. Kiemenbogen; 10 1. Kiemenfurche; 11 2. Kiemenfurche; 12 3. Kiemenfurche.
b Frontalschnitt durch die Anlage des Kiemenbogenapparates (schematisch). Mesenchym schräg gestrichelt, darin dunkel Anlage der Kiemenbogenknorpel (in Anlehnung an Bertolini).
1 1. Kiemenbogen (Unterkieferbogen), 1 a 1. Kiemenfurche, 1 b 1. Schlundtasche; 2 2. Kiemenbogen (Zungenbeinbogen); 2 a 2. Kiemenfurche, 2 b 2. Schlundtasche; 3 3. Kiemenbogen, 3 a 3. Kiemenfurche, 3 b 3. Schlundtasche; 4 4. Kiemenbogen, 4 a 4. Kiemenfurche, 4 b 4. Schlundtasche; 5 meist nicht deutlich ausgebildeter 5. Kiemenbogen, 5 b 5. Schlundtasche; 6 Membrana obturatoria; 7 Mundspalte; 8 Oberkieferwulst des Unterkieferbogens; 9 Anlage des Ösophagus.

Zeitig treten auf

- die **Anlage des Auges** im Bereich des Prosencephalon in Form der sich beiderseitig nach außen vorwölbenden **Augenblase, aus der über den Augenbecher die Netzhaut entsteht** (s. S. 270),
- die **Anlage des Gehör- und Gleichgewichtsorgans** in Form der **Labyrinthplatte, die über die Labyrinthgrube zum Labyrinthbläschen wird**, aus dem die **Anteile des Innenohres hervorgehen** (s. S. 265), und
- die **Anlage der Nasenhöhle** (mit dem Riechorgan) in Form der **Riechplatte**, welche sich **zur Riechgrube vertieft** und schließlich **zum Riechsack (der primitiven Nasenhöhle) wird** (s. S. 172).

• **Anlage und Umbildung des Kiemenbogenapparates**

Die **Kiemen- oder Viszeralbogen** (Abb. 25) entstehen ventrolateral am Kopfdarm durch Wucherungen des Mesenchyms zwischen Ekto- und Entoblasten. Diese werden zu wulstartigen Verdichtungn. Zwischen ihnen erfolgt durch Zellflucht eine Verdünnung der Wand und dadurch die Bildung einer äußeren Einsenkung des Ektoblasten, der *Kiemenfurche*, und einer inneren Vertiefung des Entoblasten, der *Schlundtasche*.

Die Verdünnung geht schließlich so weit, daß die Kiemenfurche und die Schlundtasche nur noch durch die aus dem Ekto- und Entoblasten bestehende *Membrana obturatoria* getrennt sind. Bei den kiemenatmenden Tieren reißt diese ein, und es entstehen die Kiemen. Bei den Säugetieren sind meist nur die Kiemenbogen und die dazwischen liegenden Kiemenfurchen und Schlundtaschen vorhanden.

Nacheinander kommen bei den Säugetieren 4 unterschiedlich starke *Kiemenbogen* zur Ausbildung. In jeden Kiemenbogen wächst eine *Kiemenbogenarterie* und ein *Kiemenbogennerv* ein und es entsteht ein Muskelblastem. Die nur teilweise Ausbildung einer 5. Schlundtasche und von 6 Kiemenbogenarterien weist auf Rückbildungsvorgänge bei den Säugetieren hin. Die Teile des Kiemen-, Schlund- oder Viszeralbogenapparates bilden sich bei den nicht kiemenatmenden Tieren z. T. zurück, andere **machen einen Funktionswandel durch** und werden zu Anteilen des ventralen Kopfgebietes (Tabelle 4).

• **Anlage und Umbildung der Gesichtswülste**

Zu den **Gesichtswülsten** zählen:

- der *Stirnwulst*,
- der *Oberkieferfortsatz des Mandibularbogens*,
- der *laterale* und *mediale Nasenwulst*.

Tabelle 4. Umbildung des Kiemenbogenapparates bei den Säugetieren

Kiemenbogen	Kiemenfurche	Schlundtasche
I. Mandibular- oder Kieferbogen (Unterkiefer, Oberkiefer, Hammer und Amboß)	äußerer Gehörgang (Membrana obturatoria wird zum Trommelfell)	Paukenhöhle und Hörtrompete
II. Zungenbein- oder Hyoidbogen (Aufhängeapparat des Zungenbeines, Steigbügel)	–	Tonsillengrube
III. Zungenbeinkörper	–	laterales Epithelkörperchen (Dorsaldivertikel), Hauptteil des Thymus (Ventraldivertikel)
IV. Teile des Kehlkopfes	–	mediales Epithelkörperchen (Dorsaldivertikel), geringe Teile des Thymus (Ventraldivertikel), ultimobranchialer Körper
V. –	–	ultimobranchialer Körper
VI. –	–	–

Der *Stirnwulst* entsteht über dem Vorderhirn als Verdickung der Mesenchymhülle der Kopfanlage.

Der *Oberkieferfortsatz des Mandibularbogens* sproßt beiderseits aus dessen oberen Rand hervor.

Der *laterale* und *mediale Nasenwulst* entstehen lateral bzw. medial der Riechplatte durch Wucherungen des Mesenchyms. Dadurch wird die Riechplatte mehr in die Tiefe verlagert und wandelt sich zur Riechgrube um (s. Abb. 25). Diese wird von den Nasenwülsten umfaßt. Zwischen lateralem und medialem Nasenwulst läuft die Riechgrube nach der Mundbucht zu rinnenartig aus und es kommt vorübergehend zur Ausbil-

Kiemenbogenarterie	Kiemenbogennerv	Muskelblastem
–	Ramus mandibularis des N. trigeminus	Kaumuskeln
–	N. facialis	Hautmuskeln, mimische Gesichtsmuskulatur
Karotisbogen	N. glossopharyngeus	Schlundkopf- und Kehlkopfmuskeln
links: Arcus aortae; rechts: Anfangsstamm der A. subclavia dextra	N. laryngeus cranialis des N. vagus	Schlundkopf- und Kehlkopfmuskeln
–	–	–
Pulmonalisbogen; aus dorsalem Teil Ductus arteriosus (Botalli)	–	–

dung der *Nasenrinne*. Seitlich wird der laterale Nasenwulst von dem Oberkieferfortsatz durch eine seichte Furche, die *Tränennasenfurche*, getrennt. Aus ihr geht der **Tränennasenkanal** hervor.

Die Gesichtswülste stellen lokale Mesenchymwucherungen dar. Sie bilden keine morphologisch selbständigen Gebiete und entsprechen auch keinen bestimmten Bezirken von Knochenanlagen. Die zwischen den einzelnen Wülsten liegenden Rinnen verstreichen während der weiteren Entwicklung.

Durch **Vereinigung und Verschmelzung** werden

- aus den beiden *medialen Nasenwülsten* und dem *Stirnwulst* der zwischen den aus den primitiven Nasengruben hervorgegangenen Nasenlöchern gelegene einheitliche *mittlere Nasenwulst*, die **Anlage der Nasenscheidewand, des Zwischenkiefers** sowie von **Teilen der Oberlippe und des Gaumens,**
- aus dem sich immer stärker ausdehnenden *Oberkieferfortsatz* und dem *lateralen Nasenwulst* der *Oberkieferwulst*, die **Anlage der seitlichen Begrenzung des Gesichtsschädels.**

Durch die Umbildungsprozesse kommt es schließlich, in Verbindung mit dem Vorwachsen der Wülste zur Anlage des Gesichtsschädels und damit zur Bildung des für die einzelnen Arten typischen **Gesichtes.** Erst jetzt ist es möglich, die Embryonen der einzelnen Tierarten voneinander zu unterscheiden.

Mit der Ausbildung der Gesichtsform geht einher die Differenzierung der **Lippen.** Die zunächst breite *primäre Mundspalte* wird zu der relativ schmaleren *sekundären* (bleibenden) *Mundspalte.* Der mediane Bezirk in der dorsalen Umrandung bleibt vorübergehend im Wachstum zurück und wird zu einer medianen Rinne, der *Incisura interglobularis, Lippenkerbe.* Sie bleibt in unterschiedlicher Stärke bei einigen Tieren (u. a. Schaf, einige Hunderassen, Kaninchen) erhalten und ist an der Bildung des *Philtrum* beteiligt. Die durch die Bildung des Unterkiefers aus dem paarigen Unterkieferwulst zunächst vorhandene Unterkieferkerbe verstreicht dagegen relativ zeitig während der weiteren Entwicklung.

Bedingt durch die Anlage des Gesichtes aus verschiedenen Teilen, kann es in diesem Bereich häufig zu Fehlbildungen kommen. Diese werden u. a. bewirkt durch eine nur teilweise oder überhaupt nicht erfolgende Vereinigung benachbarter Teile und führen zu den als Lippenspalten, Hasenscharten usw. bezeichneten Fehlbildungen.

Im Bereich der Augenanlage führen Wucherungen des Mesenchyms zur Bildung der zunächst flach auslaufenden und ineinander übergehenden *Lidwülste.* Bald wachsen sie aber, ausgehend von den Lidwinkeln, aufeinander zu und vereinigen sich miteinander. Die **zunächst offene Lidspalte wird geschlossen und öffnet sich erst kurz vor oder (Fleischfresser) einige Tage nach der Geburt wieder.**

4.5.2. Bildung des Halses sowie der prä- und postumbilikalen Leibeswand

Der **Hals** ist typisch für die auf dem Land lebenden Wirbeltiere. Bei den Fischen findet sich zeitlebens eine breite, unbewegliche Verbindung zwischen Kopf und Rumpf. Das Entstehen des Halses wird bedingt durch das mit dem Zurückbleiben des 3. und 4. Kiemenbogens einhergehende

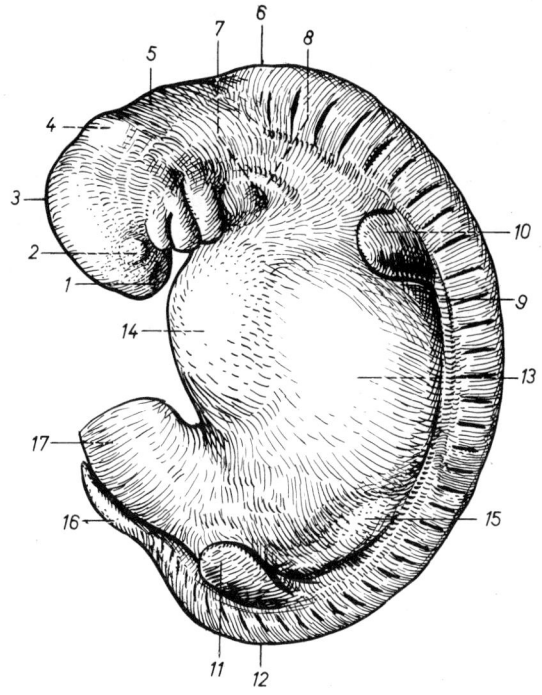

Abb. 26. Embryo des Rindes. Linke Seitenansicht.
(9 mm Scheitel-Steiß-Länge, 41 Ursegmentpaare). Etwa 10fache Vergr. (nach Krölling).
1 Anlage der Riechgrube, darüber Stirnwulst; 2 Anlage des Auges; 3 Scheitelhöcker; 4 Anlage des Metenzephalon; 5 Rautenhirndach; 6 Nackenhöcker; 7 Sinus cervicalis; 8 Retrobranchialleiste; 9 Extremitätenleiste; 10 Anlage der Schultergliedmaße; 11 Anlage der Beckengliedmaße; 12 Steißhöcker; 13 Leberwulst; 14 Herzwulst; 15 Urnierenwulst; 16 Schwanz; 17 Nabelstrang.

Auftreten des *Halsdreieckes, Sinus cervicalis* (Abb. 26). Dazu kommt das Hervortreten des Herz- und Leberwulstes. Unterstützend auf das immer stärkere Emporheben des Kopfes wirken die Bildung des Gesichtes und die brustwärts gerichtete Senkung des Herzwulstes. Dazu kommt eine Einsenkung zwischen Nacken- und Dorsalhöcker, die Nackengrube. Kaudal des Kopfes **entsteht eine Einschnürung, die sich in der Folgezeit mit der steten Streckung des Embryos und endgültigen Formung der Hals- und Brustorgane zu dem definitiven Hals umgestaltet.**

Die Anlage der inneren Organe zeigt sich äußerlich am Embryo in Form von Wulstbildungen. Dazu gehören der *Herz-* und *Leberwulst* sowie der *Urnierenwulst* (s. Abb. 26). Vor allem durch das Wachstum dieser Organe werden in Verbindung mit der endgültigen Herausbildung des *Leibesnabels* sowie der Ausbildung weiterer Organe (äußere Geschlechtsorgane) die Umbildungen am Rumpfabschnitt bewirkt. Diese Wachstumsvorgänge sind eng verbunden mit der Streckung des Embryos und führen zur **Bildung der prä- und postumbilikalen Leibeswand.**

4.5.3. Bildung des Schwanzes

Im kaudalen Gebiet des Körpers stehen die Umbildungen eng mit der **Anlage des Schwanzes** in Verbindung (Abb. 27). Dieser geht aus dem zur *Schwanzknospe* werdenden *Endwulst* oder *Kaudalwulst* hervor.

Der *Kaudalwulst* wird zur kegelförmigen *Schwanzknospe*. In diese werden neben dem dorsalen Mesoblasten (Urwirbel) auch das Neuralrohr, die Chorda dorsalis und das kaudale Darmende (Schwanzdarm) einbezogen.

Die *Schwanzknospe* verlängert sich unter ständigem Wachstum zu dem **embryonalen Schwanz.** Dieser liegt aber nicht horizontal, sondern krümmt sich ventral und schließlich nach vorn ein, wodurch die Einrollung des Embryos und somit die schon erwähnte typische Form des Embryos in dieser Zeit mit bewirkt wird. Am embryonalen Schwanz treten bald Rückbildungsprozesse auf. Dadurch wird die **embryonal hochentwickelte Schwanzanlage zu dem stark zurückgebildeten definitiven Schwanz.**

4.5.4. Bildung der Gliedmaßen

Die **Gliedmaßen** der Säugetiere lassen sich phylogenetisch von den paarigen echten Flossen, den *Pterygien*, der Fische ableiten. Ihre erste Anla-

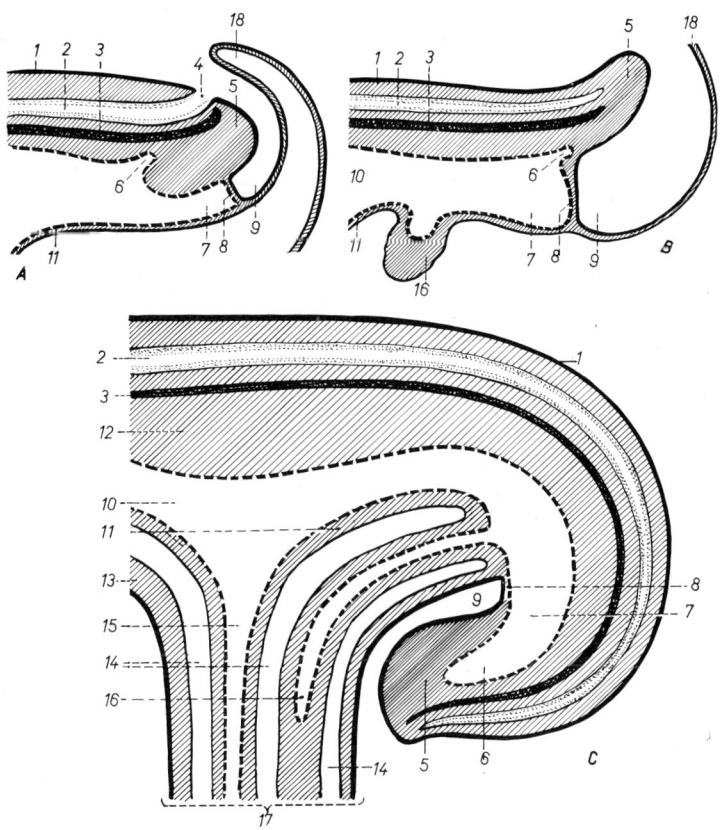

Abb. 27. 3 Schemata (A, B, C) von Längsschnitten zur Darstellung der Umbildungen im Bereich des kaudalen Körperabschnittes eines Embryos.
1 Epidermisblatt des Ektoblasten; 2 Neuralrohr; 3 Chorda dorsalis; 4 hinterer Neuroporus; 5 Kaudalwulst (in A), daraus in B Schwanzknospe und in C primitiver Schwanz; 6 Schwanzdarm (in A und B Anlage); 7 hintere Darmbucht, daraus in C Kloake; 8 Kloakenmembran; 9 Afterbucht; 10 Darmrohr; 11 Darmwand (in der Nähe des Überganges zum Dottersackstiel); 12 Gekröseplatte; 13 primitive Leibeswand; 14, 14 Zölöm (Grenzgebiet zwischen Endozöl und Exozöl); 15 Dottersackstiel; 16 Allantoisbucht (in B Allantoishöcker mit beginnender Ausbildung der Bucht); 17 Nabelstrang; 18 Amnionfalte.

ge ist eine im Gebiet der Seitenzone unmittelbar neben den Urwirbeln liegende, flache Leiste, die *Extremitätenleiste* oder *Wolffsche Leiste.* Deren mittlerer Teil verstreicht mit dem Wachstum der Körperwand. Kranial (5.–13. Segment) und kaudal (Gegend des Steißhöckers), d. h. über dem Herzwulst und nahe der Schwanzanlage, entstehen durch Wucherungen die *Extremitätenhöcker.* Dabei geht die Ausbildung und Differenzierung des kranialen dem des kaudalen stets ein wenig voraus. Die von einem Epidermisblatt überzogenen Mesenchymwucherungen werden zu den abgeflachten, flossenähnlich gestalteten *Extremitätenstummeln.* Sie liegen zunächst sagittal der seitlichen Körperwand an, wobei die Dorsalfläche lateral und die Volarfläche medial zeigt. Erst mit den Differenzierungen an der Gliedmaßenanlage **findet eine Drehung statt,** wodurch die Dorsalfläche schließlich kranial zeigt und zur Streckfläche wird, während die Volarfläche als Beugefläche von medial nach kaudal rückt. Diese Drehung führt gleichzeitig zu einer ventralen Verlagerung des Ansatzes der Gliedmaßenanlage.

Der Endteil des Extremitätenstummels verbreitert sich zur *Hand-* bzw. *Fußplatte.* Der freie Rand wird von dem zur Peterschen Randleiste verdickten Ektoblasten gebildet. Bald lassen sich an der Gliedmaßenanlage ein **proximaler, zylinderförmiger (Gliedmaßensäule)** und **ein distaler, schaufelförmiger Teil (Hand- oder Fußplatte)** unterscheiden. An letzterem treten (zuerst in der vorderen Anlage) durch Mesenchymverlagerungen die *Finger-* bzw. *Zehenstrahlen* auf. Dabei werden bei den Paarzehern zuerst die Hauptstrahlen (3. und 4.) und danach die Nebenstrahlen (2. und 5.) sichtbar. Auch am zylinderförmigen Abschnitt kommt es durch Differenzierungsprozesse zur Anlage der einzelnen Anteile, und es bilden sich, wenn auch zunächst sehr unterschiedlich, die typischen Knickungen heraus.

Die Strahlen der Hand- bzw. Fußplatte sind zunächst noch durch dünne Brücken, die *Interdigitalmembranen,* miteinander verbunden. Durch Auflösung der schwimmhautartigen Verbindungen werden die Strahlen an ihren Endabschnitten frei. Es erfolgt die **Umbildung zu den Fingern bzw. Zehen** und die Gliedmaßenspitze erhält ihre typische Form.

Die *Interdigitalmembranen* bleiben bei einigen Tieren bestehen und werden zu besonderen, durch die Lebensart der Tiere begründeten Strukturen umgestaltet, so z. B. bei manchen Wasservögeln, dem Fischotter und der Wasserratte zu Schwimmhautbildungen, bei den Fledermäusen zu Teilen der Flughaut.

Aus dem *mesenchymalen Stadium* differenziert sich in der weiteren Entwicklung (über das vom Skleroblastem gebildete vorknorplige Stadium) das *knorplige Stadium,* welches das Knorpelskelett bildet. Schließlich entsehen durch die Verknöcherungsvorgänge die einzelnen Knochen (*knöchernes Stadium*).

Die Gliedmaßenanlagen gehen jeweils aus mehreren Segmenten hervor. Dies wird dadurch bestätigt, daß mehrere Nerven (ventrale Äste der segmentalen Spinalnerven) in sie eindringen.

4.6. Altersbestimmung der Embryonen bzw. Feten

Durch alle diese teils nebeneinander, teils nacheinander ablaufenden Umbildungsprozesse ist aus dem **am Ende der Gastrulation drei-**

Tabelle 5. Auftreten verschiedener Stadien bzw. Organanlagen während der Entwicklung einiger Haussäugetiere (die Angaben sind Durchschnittswerte in Tagen nach der Ovulation bzw. Befruchtung und basieren weitgehend auf Zusammenstellungen von Latshaw 1984)

Stadium bzw. Organanlage	Pferd	Rind	Schwein	Hund
Morula	4–5	4–6	4	7
Blastula	6–7	7–8	5–6	11
volle Ausbildung Entoderm	12	12–13	7–8	15
Primitivstreifen	12–14	15	9–12	15
Mesoderm	12–14	15	9	15–16
Spaltung Mesoderm, Beginn Coelombildung	16	16–17	12–15	18
Beginn Bildung der Somite	16	20	14	16
Chorda dorsalis	14–15	18	12	15–16
Neuralplatte	16	19	13	13–14
Neuralfalten	18	19	14	14
erste Anlage Gehirn	24	21	16	16–17
Anlage Herzschlauch	20	20	15	17–18
Herzwulst	26	22–23	16	19
1.–4. Kiemenbogen	24–26	23–26	16–18	20–25
Extremitätenhöcker, Schultergliedmaße	23	24	17	22
Extremitätenhöcker, Beckengliedmaße	26	26	18	22–23
Anlage Darm	20	25	13	21
Ende der embryonalen Periode	35–40	30–40	30	30–35

schichtigen, abgeplatteten **Embryonalschild** im Verlaufe der **Blasto-genese** (Embryogenese) ein **Keimling** geworden, an dem die **Körper-teile weitgehend vorgebildet und die Organe angelegt sind**. Der Embryo hat das für die betreffende Tierart typische Aussehen bekommen. Der Keimling wird nach Anlage der Organe allgemein nicht mehr als *Embryo*, sondern als *Fetus* bezeichnet. In der Folgezeit (*Fetogenese*) findet am Keimling die **weitere Entwicklung und Differenzierung der Organe statt, die Organogenese**.

Die Entwicklung läuft nach einem in der DNA verschlüsselten Programm ab. Es bestimmt

– die **Geschwindigkeit und Art der Entwicklung**,

Tabelle 6. Pränatale äußere Entwicklungsmerkmale von Schweineembryonen (nach Angaben von Evans und Sack sowie von Habermehl)

Tag der Trächtigkeit	Entwicklungsmerkmale
12	Primitivstreifen vollständig ausgebildet
13	Neuralrohr noch offen
14–15	erste Somite
15–16	Augenbläschen, Ohrgrübchen, 1. und 2. Kiemenbogen
16	Neuralrohr geschlossen
15–17	3. und 4. Kiemenbogen, Amnion geschlossen, Torsion des Kaudalendes
16–17	Vordergliedmaßenknospe sichtbar
17–18	Embryo C-förmig, Ohrbläschen, Herzwulst, Beckengliedmaßenknospe, Allantois halbmondförmig
19	Linse und Augenbecher deutlich ausgebildet
20–21	Augen pigmentiert, Riechgrube angelegt, Geschlechtshöcker und Geschlechtsfalten, Darmschlingen im Nabelstrangzölom
22	Hand- und Fußplatte angelegt, Ursegmentbildung abgeschlossen, Milchleiste sichtbar
28	Follikel-Sinushaare am Kopf sichtbar, Bildung der Augenlider, Anlage der Milchdrüse, äußere Geschlechtsorgane
29–32	Beginn der Zehenentwicklung, 3. und 4. Zehe auffallend
34–35	Gaumenspalte geschlossen
36–44	Präputium, Hodensack, Schamlippen und Klitoris sichtbar, Augenlider beginnen das Auge zu überdecken
50	Augenlider verschmolzen, Darmschlingen in die Bauchhöhle zurückgezogen
90	Augenlider wieder getrennt
112–116	Geburt

– die **Größe und Leistungsfähigkeit der Organe**,
– die **Ausrüstung der Zellen mit Spezialproteinen (Enzymen, Antigenen) und damit deren Differenzierung**.

Dadurch ist es möglich, an Hand morphologischer Parameter das **Alter der Embryonen bzw. Feten** zu bestimmen. Neben der *Größe* dient dazu, vor allem während der Frühentwicklung, der *Entwicklungsgrad* des Keimes sowie seiner Organe (Tabellen 5 und 6). Anhaltspunkte stellen u. a. die Ausbildung der Urwirbel, der Schluß der Neuralrinne, der Grad der Einrollung und die Umformung der Keimblase zur Fruchtblase dar.

Tabelle 7. Angaben zur Länge der Diaphyse (in mm) einiger Gliedmaßenknochen von Rind und Schwein (nach Daten verschiedener Autoren sowie Tabellen von Habermehl)

Alter der Feten in Tagen	*Humerus*		*Os femoris*		*Radius*		*Tibia*	
	Rind	Schwein	Rind	Schwein	Rind	Schwein	Rind	Schwein
(Schwein 41–45)		3		3(?)		3(?)		–
(Schwein 46–50)		5–6		4–5		4–5		4–5
60 (Schwein 56–60)	3	10–13	3	10–12	2	7–10	2	8–12
70 (Schwein 66–70)	5	14–15	5	13–14	5	11–12	6	13–14
80 (Schwein 76–80)	8	19–21	8	19–22	8	13–16	10	18–21
90 (Schwein 86–90)	11	26–28	12	26–29	13	19–23	14	25–27
100 (Schwein 96–100)	14	30–35	16	29–38	16	20–25	18	28–34
110 (Schwein 106–110)	17	38	21	33–41	20	24–30	23	32–40
120 (Schwein 111–115)	22	41–43	26	42–44	24		27	38–39
130	26		31		29		33	
150	36		43		38		46	
170	47		56		50		61	
200	68		82		71		89	
230	94		110		95		118	
260	117		134		116		146	
280	130		146		126		159	

Tabelle 8. Vergleich des Embryonalwachstums und -alters (aus Zietzschmann und Krölling 1955)

Alter	Pferd cm	Rind cm	Schaf cm	Schwein cm	Hund cm
18 Tage	0,174	–	0,6	1,0–1,1	0,4
2–3 Wochen	0,325	0,5–0,6	1,0	1,5	0,7–1,0
4 Wochen	1,0	0,8–1,0	1,5	1,8–2,0	1,0–3,0
6 Wochen	4,0	2,70	2,2	4,4–4,7	4,4–4,7
7 Wochen	5,0	3,86	3,0	7,4	12,0–13,0
8 Wochen	6,5–7,5	6,5–7,0	5,0	9,0–10,0	16,0–21,0
9 Wochen	8,0	7,8	9,0	13,0–14,0	
10 Wochen	9,0	9,6–11,0	13,0	15,0	
12 Wochen	12,0	15,0	16,0	17,0	
15 Wochen	16,5–18,0	19,5–20,5	27,0	18,0	
17 Wochen	22,0	24,0	28,0	23,3	
20 Wochen	33,0–37,0	36,0	50,0		
24 Wochen	48,0	48,0			
28 Wochen	–	60,0			
34 Wochen	68,0	70,0			
40 Wochen	–	80,0			
48 Wochen	100,0				

Tabelle 9. Wachstum und Altersbestimmung beim Rinderfetus

Alter (Monatsende)	Masse der Frucht in kg	Scheitel-Steiß-Länge in cm	Auftreten der Behaarung
1. Monat	0,002	0,8–2,2	–
2. Monat	0,01–0,03	6–7	–
3. Monat	0,2–0,3	8–13	–
4. Monat	0,8–1,0	13–28	feine Härchen am Augenbogen
5. Monat	1–3	25–35	Augenbogen, Kinn, Lippen
6. Monat	3–8	25–50	Augenbogen, Kinn, Lippen, Augenlider, Ohrrand, Hornstellen, Schwanzspitze
7. Monat	8–15	42–60	Beine bis an Karpal- und Tarsalgelenke
8. Monat	15–25	60–80	vollständig, aber kurz behaart, Bauch- und Nabelhaar kurz und dünn
9. Monat	20–45	65–85	Behaarung wird länger und vollständiger, auch am Hautnabel und Bauch

Die weitere Entwicklung ist gekennzeichnet durch die mit einem raschen Wachstum verbundene Organogenese. Jetzt tritt für die Feststellung des Alters der Feten vor allem die **Bestimmung der Größe** und, wenn auch weniger häufig angewendet, des **Gewichts der Feten** in den Vordergrund. Daneben gibt aber auch der äußerlich sichtbare Entwicklungszustand einzelner Organe, z. B. das Auftreten der Haare und die Verknöcherung der Röhrenknochen (Länge der Diaphyse), sichere Anhaltspunkte (Tabelle 7). Hinweise lassen sich weiterhin aus dem Entwicklungsstand der Eihüllen und der Menge der Amnion- und Allantoisflüssigkeit erhalten.

Die **Größe der Feten** wird durch die Messung der Länge festgestellt. Am gebräuchlichsten ist, mit dem Zirkel (Zirkelmaß) die direkte Länge vom Scheitel- zum Steißhöcker zu messen, die **Scheitel-Steiß-Länge (Sch.-St.-Länge)**. Eine Messung der Länge des Embryos über die Profillinie des Rückens (Bandmaß) ist mit verschiedenen Nachteilen verbunden und daher weniger gebräuchlich. Liegt bei einer extremen Kopfbeugung der Nackenhöcker am weitesten vorn, ist der Abstand vom Nackenhöcker zum Steißhöcker als Nacken-Steiß-Länge (N.-St.-Länge)

(aus Richter und Götze 1978)

Organe	Plazenta	Menge des Fruchtwassers in kg
Kopf und Gliedmaßen erkennbar	Anlage vorhanden, ohne plazentare Verankerung	0,03–0,08
Klauenanlage erkennbar, Gaumenspalte und Brustbein schließen sich	Plazentation im Gange, linsengroße Kotyledonen	0,15–0,5
Hodensack, Euteranlage, Magenabteilungen erkennbar	plazentare Verankerung vollständig	bis 1,0
Klauen abgesetzt und gelb gefärbt	Plazentome 6,5 : 3,5 : 2,0 cm	1,0–3,5
Zitzen bilden sich aus, Hoden treten in den Hodensack	Plazentome 7,5 : 4 : 2,5 cm	4,0–8,0
	Plazentome 8,0 : 4,5 : 2,5 cm	4,0–8,5
alle Anlagen sind fertig, fortschreitendes Wachstum	Plazentome 11,0 : 5 : 2,8 cm	6,3–8,5
	Plazentome 11,0 : 6 : 3,5 cm	8,0–12,0
	Plazentome 14,0 : 6,5 : 4,5 cm	8,0 20,0

zu messen. Für die Feststellung des Alters aus der gemessenen Länge des Embryos bzw. Feten sind verschiedene Formeln entwickelt worden. Am gebräuchlichsten ist die von Keller:

$x(x + 2) = cm.$

Dabei ist x die Anzahl der Entwicklungsmonate. Die Formel ist vor allem für die großen Haussäugetiere (vom 2. Monat an) anwendbar, und ihre Ergebnisse stellen Mittelwerte dar.

Es ist daher auch bei den Großtieren zu empfehlen, die Meßergebnisse mit Angaben in den Übersichtstabellen zur Größenentwicklung der einzelnen Tiere zu vergleichen (Tabellen 8 und 9).

Tabellarische Übersichten sowie Literatur zur Altersbestimmung der Embryonen bzw. Feten u. a. in:

Evans, H. E., and W. O. Sack: Prenatal development of domestic and laboratory mammals. Growth curves and selected references. Zbl. Vet. med. R.L. 2 (1973).

Habermehl, K.-H.: Die Altersbestimmung bei Haus- und Labortieren. Parey, Berlin, Hamburg 1975.

Hamburger, V., and H. L. Hamilton: A series of normal stages in the development of the chick embryo. I. Morph. **88** (1951).

Keibel, F.: Normentafeln zur Entwicklungsgeschichte der Wirbeltiere. Gustav Fischer Verlag, Jena 1897/1906.

5. Fehlbildungen (Teratologie)

Die Kompliziertheit der Entwicklungsprozesse und ihrer Steuerung bedingt zahlreiche Möglichkeiten für Störungen. Sie werden durch Veränderungen der auf molekularer Ebene ablaufenden biochemischen Prozesse ausgelöst und führen zu einer anormalen Entwicklung. **Ausdruck dieser Fehlsteuerungen sind Fehlbildungen, die allgemein als Mißbildungen (Terata) bezeichnet werden (Teratologie).** Die **Mißbildungen** entstehen unter dem Einfluß von *teratogenen Faktoren* durch Störungen der Differenzierungsprozesse. Da diese in den einzelnen Abschnitten sehr verschieden ablaufen und unter unterschiedlichem Einfluß stehen, hängt die Auslösung der Mißbildungen weitgehend vom Zeitpunkt der Entwicklungsstörungen ab. Dabei sind die Mißbildungen um so größer, je früher sie in der Entwicklung auftreten. So bedingen Störungen während der Furchung und Gastrulation häufig Doppelbildungen (Zwillingsbildungen). Oftmals führen Entwicklungsstörungen in dieser Zeit zum Tod des Embryos (*embryonaler Fruchttod*). Auffallend anfällig für Entwicklungsstörungen ist der Embryo während der Anlage der Organe. Dies wird bedingt durch Störungen der Induktions- und Determinationsvorgänge. In der Organogenese nimmt dagegen die Empfindlichkeit gegenüber teratogenen Substanzen wieder ab.

Die **Teratologie** bildet die Grundlage für die *Pränataltoxikologie*. Zu unterscheiden sind bei der **Wirksamkeit eines teratogenen Faktors**

– die *teratogene Determinationsperiode* (besondere Wirkung eines Faktors in einer Entwicklungsperiode),
– die *Phasenspezifität* (Störungen in einer bestimmten Entwicklungsphase),
– die *Noxenspezifität* (spezifische Wirkung eines teratogenen Faktors).

Daraus läßt sich in Abhängigkeit vom Differenzierungsprozeß ein Muster des Auftretens von Mißbildungen (Fehlbildungskalender) aufstellen. Entsprechend den Entwicklungsphasen werden *Gametopathien, Blastopathien, Embryopathien* und *Fetopathien* unterschieden.

Die einzelnen Tierarten reagieren unterschiedlich auf die teratogenen

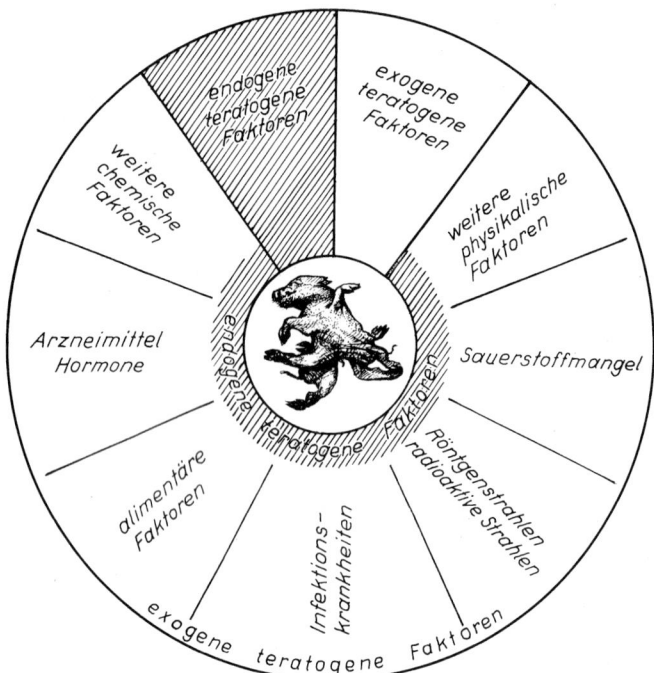

Abb. 28. Übersicht zur Wirkung endogener und exogener Faktoren auf die Entstehung von Mißbildungen.
In den oberen Feldern wird die reine Wirkung endogener (schraffiert) und exogener Faktoren verdeutlicht. Die übrigen Felder sollen die Wechselwirkung endogener und exogener Faktoren ausdrücken.

Faktoren (*Tierartspezifität*). Daher kann bei deren Wirkung nicht unbedingt von einer Tierart auf die andere geschlossen werden. Dies gilt auch für die Übertragung der Befunde tierexperimenteller Untersuchungen auf den Menschen. Für die Auslösung des Entstehens von Mißbildungen spielen *endogene* und *exogene teratogene Faktoren* (Abb. 28) eine Rolle. Ca. 10% aller Mißbildungen sollen endogen, d. h. genetisch und chromosomal, ca. 10% exogen bedingt sein, während ca. 80% durch eine Wechselwirkung endogener und exogener Faktoren ausgelöst werden.

Die **endogenen teratogenen Faktoren** beruhen auf *Chromosomenveränderungen*, die ihrerseits von exogenen mutagenen Faktoren ausge-

löst werden können. Diese werden unter dem Begriff *Chromosomenab-
berationen* zusammengefaßt und sind Erbfaktoren. Als Chromosomenveränderungen treten auf:

- *Störungen der Chromosomenanzahl* (Genmutationen in Form der
  Aneuploidie oder Polyploidie),
- *strukturelle Veränderungen im Chromosomenbau* bzw. im *molekularen
  Genbestand.* Mutationen führen zu Letal-, Semiletal- oder Subvitalfak-
  toren, die Mißbildungen auslösem können; ausschlaggebend dafür ist
  häufig erst die Verbindung mit der Wirkung exogener Faktoren.

Unter **exogenen teratogenen Faktoren** sind verschiedene Umweltein-
flüsse bzw. Umweltfaktoren zu verstehen. Sie wirken in jeweils spezifi-
scher Art und Weise auf die Steuerung bzw. den Ablauf der
Entwicklungsprozesse ein und erhalten damit ihre spezifische pränatalto-
xikologische Wirkung.

Zu den exogenen teratogenen Faktoren gehören:

- **physikalische Einflüsse** durch ionisierende Strahlen, wie Röntgen-
  strahlen, radioaktive Strahlen und kosmische Strahlen (die verheeren-
  den Wirkungen radioaktiver Strahlen zeigen die Atombomben-
  explosionen und Reaktorunfälle), akustische Einwirkungen (Lärm),
  mechanische Ursachen, wie Strangulation der Nabelschnur und ther-
  mische Ursachen, wie Erhöhung der Körpertemperatur.
- **Chemische Ursachen** durch die teratogene Wirkung von Arzneimit-
  teln (u. a. Zytostatika, Thalidomid, eine Reihe von Antibiotika) und
  Lebensmittelzusätzen sowie andere auf den Körper einwirkende chemische Verbindungen (die teratogenen Nebenwirkungen von Arznei-
  mitteln erfordern eine eingehende Prüfung auf Unschädlichkeit),
  Hormonen (Corticosteroide u. a.), Giften von Giftpflanzen (Colchicin
  der Herbstzeitlose, *Veratrum californicum* u. a.), Vitaminmangel (z. B.
  A-Hypovitaminose) und Mangel an Spurenelementen (u. a. Mangan,
  Selen, Zink).
- **Sauerstoffmangel** (kann durch Störungen der Plazentafunktion auf-
  treten).
- **Infektionskrankheiten** (Wirkung erstmals bei den Röteln des Men-
  schen erkannt, weiter u. a. Toxoplasmose, bei Tieren u. a. bei der
  Schweinepest und weiteren Virusinfektionen).

Die **Auslösung der Mißbildung** führt jeweils zu bestimmten Veränderungen. Nach der *formalen Teratogenese* lassen sich unterscheiden:

- **Defektmißbildungen** in Form des Fehlens einer Anlage (Agenesie) oder einer Entwicklungshemmung (Hemmungsmißbildung) durch fehlende oder unvollständige Vereinigung bzw. Trennung von Anlagen sowie durch fehlende oder unvollständige Kanalisierung bzw. fehlende oder unvollständige Rückbildung embryonal angelegter Körperteile.

- **Exzeßmißbildungen** durch abnorme Zunahme der Größe von Körperteilen oder Organen bzw. auch des gesamten Körpers oder durch zusätzliche Bildung von Organen (*akzessorische Organe*) oder auch Körperteilen (*Polydaktylie*).

- **Heterotopie** durch eine Verlagerung von Organen oder Geweben.

Aus diesen Möglichkeiten der formalen Teratogenese resultiert die Vielzahl der Mißbildungsformen.

Angeführt werden sollen als Mißbildungen
- bei der *Frühentwicklung des Embryos* die Zwillingsbildungen. Dazu gehören die Siamesischen Zwillinge (Diplopagus) in Form des Thoracopagus, Abdomopagus, Pygopagus oder Cephalopagus sowie die Verdoppelungen einzelner Teile des Körpers wie u. a. in Form des Dicephalus (2 Köpfe), Diprosopus (2 Gesichter), Dicaudatus (2 Schwänze), Tetrabrachius (2 Paar Vordergliedmaßen) und Tetrascelus (2 Paar Beckengliedmaßen).
- Der *Eihäute* u. a. der Hydroamnios bzw. Hydroallantois in Form einer anormalen Vergrößerung der Amnion- bzw. Allantoisblase.
- Bei der *Kopfentwicklung* u. a. die Anenzephalie (Fehlen des Gehirns), die Enzephalozele (Hernie von Gehirnteilen), die Cyclopia als Form der Holoprosenzephalie, die Prognathie, Dignathie, Brachygnathie inferior bzw. Brachygnathia superior und die Agnathie (Veränderungen des Unter- bzw. Oberkiefers), die Gesichtsspalten, Lippenspalten (Cheiloschisis) und Gaumenspalten (Palatoschisis), die choanale Atresie bzw. Stenosis, die Anodentia und heterotope Polydontie.
- Bei der *Gliedmaßenentwicklung* u. a. die Amelia (völliges Fehlen), Ectiomelia (teilweises Fehlen), Meromelia (Fehlen eines Teiles), Micromelia (Verkleinerung) und Phycomelia (Fehlen proximaler Segmente) sowie die Brachydaktylie (verkürzte Zehen), Syndaktylie (verschmolzene Zehen) und Polydaktylie (Vorkommen von zusätzlichen Zehen) sowie als Gelenkveränderung die Arthrogrypose.
- Bei der *Entwicklung des Verdauungssystems* im Bereich des Schlunddarmes u. a. die Kiemenfisteln bzw. -zysten und die thyreoglossale Zyste sowie Zysten der Gänge der Speicheldrüsen, bei der Zungenentwicklung die Aglossie bzw. Mikroglossie sowie die Makroglossie, bei der Magen- und Darmentwicklung die Stenose oder Atresie des Ösophagus sowie der Darmwand, die Atresia ani, die urorektale Fistel sowie der Sinus inversus in Form der Verlagerung aller Organe, die Achalasie von Ösophagus bzw. Kolon, die umbilikalen Hernien.
- Bei der *Entwicklung des Atmungssystems* und des Zwerchfells u. a. die Hypoplasie bzw. Stenose, die Atresie der Trachea, die Hypoplasie, die Agenesis

oder Aplasie der Lunge, die kongenitalen Lungenzysten und die verschiedenen Formen des Atemnotsyndroms (Unreife der Surfactant bildenden Zellen), bei der Zwerchfellbildung die pleuroperitonealen Hiatusdefekte und die pleuroperitoneale Kommunikation.

– Bei der *Entwicklung des Harnsystems* u. a. die Agenesis bzw. Hypoplasie der Nieren, die renale Dysplasie, die Persistenz der fetalen Lappung, die Hydronephrosis, die Hypoplasie der Ureterknospe, die Polyzystie der Nieren, akzessorische Nieren.

– Bei der *Entwicklung des Geschlechtssystems* u. a. die Hypoplasie der Gonaden, der Kryptorchismus, der persistierende Urnierengang bzw. die persistierenden Urnierenkanälchen, die Hypospadie (unvollständiger Schluß der Urethralfalte), die Epispadie (offener Penisteil der Urethra) sowie die verschiedenen Formen des Hermaphroditismus und Pseudohermaphroditismus.

– Bei der *Entwicklung des Herzens und Gefäßsystems* u. a. die verschiedenen Formen der Pulmonarstenose und Aortenstenose, die interventrikulären und interatrialen Septumdefekte, die Defekte der linken Atrioventrikularklappe, die Ectopia cordis, die Fallot-Tetralogie, Defekte der rechten Atrioventrikularklappe und der persistierende Truncus arteriosus bzw. Canalis atrioventricularis. Bei den Arterien u. a. der offene Ductus arteriosus, Anomalien des Arcus aorticus, bei den Venen u. a. der persistierende Ductus venosus, eine doppelte V. cava cranalis und verschiedene weitere Variationen, besonders auch in Form von Anomalien der V. portae.

– Bei der *Entwicklung des Bewegungssystems* u. a. als anormale Form der Wirbelsäule die Skoliose, Kyphose und Lordose sowie der Tortikollis, als Folge einer Veränderung des Wirbelkanals die Myelopathie und die Veränderung einzelner Wirbel in Form einer Hypoplasie sowie die Muskeldysplasie.

– Bei der *Entwicklung der Haut und der Milchdrüse* u. a. die Alopecia congenita und Perodermie der Haut sowie die Hypoplasie bzw. Aplasie, Polythelie bzw. Polymastie und die Gynäkomastie der Milchdrüse.

– Bei der *Entwicklung des Nervensystems* als Veränderung des Rückenmarks u. a. die Myelodysplasie in Verbindung mit einer Hypoplasie (reduzierte Entwicklung von 1 oder mehreren Segmenten des Rückenmarks), Hydromyelie (Erweiterung des Zentralkanals und Ansammlung von Liquor cerebrospinalis), Diplomyelia (Verdoppelung des Rückenmarks), im Zusammenhang mit der Spina bifida (fehlende dorsale Vereinigung des Wirbelbogens) die Myeloschisis (fehlender Schluß des Neuralrohres), die Meningozele (Bildung einer Zyste), die Hypoplasie der Spinalganglien, als Veränderungen des Gehirns u. a. der Hydrocephalus, die cerebellare und prosencephale Hypoplasie, die Hydrenzephalie (nach Zerstörung der neuroepithelialen Zellen).

– Bei der *Entwicklung des Auges* u. a. das Kolobom (unvollständiger Schluß der Augenbecherspalte), die retinale Dysplasie, die Anophthalmie, die Hypoplasie des N. opticus und die progressive Atrophie bzw. Dysplasie der Retina, das kongenitale Glaukom, die kongenitale Katarakt.

6. Plazentation

Die **Plazenta** dient bei den (viviparen) Säugetieren während der Entwicklung des an Nährstoffen armen Eies im Uterus der Verbindung des Embryos mit dem Muttertier. An der Plazenta sind zwei Anteile zu unterscheiden:

- die Placenta fetalis (Pars fetalis), welche, abgesehen von der Dottersackplazenta (mit dem Dottersackkreislauf), von dem **vom Allantoiskreislauf versorgten und mit Zotten besetzten Chorion** gebildet wird, und
- die Placenta materna (Pars uterina), welche das umgebildete **Endometrium des Uterus** darstellt.

Bei dem Großteil der Beuteltieren unterbleibt die Bildung der Zotten am Chorion. Das Chorion liegt als glatte Hülle mit einem hohen Epithel der Uterusschleimhaut an. Diese Beuteltiere werden daher auch als *Aplazentalier* (*Metatheria*) den übrigen Säugetieren, den *Plazentaliern* (*Eutheria*), gegenübergestellt.

Das *Endometrium* wird durch die mit dem Sexualzyklus einhergehenden Veränderungen auf die Plazentation vorbereitet. Der nach der Durchwanderung des Eileiters **im Uterus angelangte Keim nimmt Kontakt mit dem Endometrium auf. Über die Implantation erfolgt schließlich die Plazentation.**

An der *Implantation* (*Einbettung, Einpflanzung*) sind sowohl der Keim als auch das Endometrium aktiv beteiligt. Erst durch die enge Koppelung dieser Vorgänge wird die tierartspezifische Erkennung der Gravidität, die Kontaktaufnahme und damit die Implantation ermöglicht.

Bei den zu den Huf- und Raubtieren gehörenden Haussäugetieren findet eine *zentrale Implantation* und Entwicklung statt. Die Fruchtblase liegt zentral im Uteruslumen und steht durch die Zotten des Chorions mit der Uterusschleimhaut in Verbindung.

Bei Ratte und Maus erfolgt die *Implantation* und Entwicklung *exzentrisch.* Der Embryo bettet sich in einer tiefen Schleimhautfurche ein und entwickelt sich nach deren Überwucherung durch die benachbarten Schleimhautanteile in einer vom Hauptlumen isolierten Nebenhöhle, also exzentrisch.

Bei den Primaten und dem Menschen sowie u. a. auch beim Meerschweinchen findet eine *interstitielle Implantation* statt. Durch enzymati-

Tabelle 10. Einteilung der Plazenten

Bezeichnung nach Strahl und nach anatomischer Form		Grosser (histologische Einteilung)	Scheidewände zwischen mütterlichem und fetalem Blut							Typische Vertreter	Einteilung nach dem Verhalten der Uterusmukosa
			Placenta materna (Uterus)			Uteruslumen	Placenta fetalis (Chorion)				
			Endothel	Bindegewebe	Epithel		Epithel	Bindegewebe	Endothel		
Semiplacenta	diffusa completa	Placenta epitheliochorialis	+	+	+	+	+	+	+	Pferd	Placenta adeciduata
	diffusa incompleta	Placenta epitheliochorialis	+	+	+	+	+	+	+	Schwein	
	multiplex	Placenta epitheliochorialis	+	+	+	+	+	+	+	Wiederkäuer	
		Placenta syndesmochorialis	+	+	−	+	+	+	+		Übergangsform
Placenta vera	zonaria	Placenta endotheliochorialis	+	−	−	−	+	+	+	Hund, Katze	Placenta deciduata
	discoidalis	Placenta haemochorialis	−	−	−	−	+	+	+	Primaten, Insektenfresser	

sche Zerstörung des Epithels und des Bindegewebes senken sich die Keime in die Propria der Schleimhaut ein. Sie entwickeln sich nicht im Uterushohlraum selbst, sondern zwischen den Gefäßen und Drüsen der Propria, also interstitiell.

Die *Plazentation* läuft bei den einzelnen Tieren in einer sehr unterschiedlichen Weise ab. Dabei zeigen sich Unterschiede einmal in der Form der Plazenta, zum anderen in der Innigkeit der Verbindung, der Tiefe der Zerstörungsprozesse. Danach wurden verschiedene **Einteilungsprinzipien der Plazenten** aufgestellt. Kurz dargestellt werden sollen (Tabelle 10).

– die *Einteilung nach der äußeren Form*,
– die *Einteilung nach Strahl in Halb- und Vollplacenten*,
– die *histologische Einteilung*.

Für die **Einteilung nach der äußeren Form** der Plazenta ist die **Verteilung der Zotten auf dem Chorion** bestimmend. Diese bleibt nicht immer gleichmäßig, sondern es lassen sich zottenbesetzte Teile (*Chorion frondosum*) und zottenfreie Teile (*Chorion laeve*) unterscheiden.

So ist

– bei der *Placenta diffusa* das **gesamte** (*Semiplacenta diffusa completa*, Pferd) bzw. **nahezu gesamte** (*Semiplacenta diffusa incompleta*, Schwein) **Chorion mit Zotten gleichmäßig besetzt**,
– bei der *Semiplacenta multiplex* oder *cotyledonaria* (Wiederkäuer) auf dem im übrigen glatten Chorion die **Herausbildung von Zottenfeldern, den Kotyledonen, die sich mit den Karunkeln des Endometriums zu den Plazentomen verbinden, kennzeichnend,**
– bei der *Placenta zonaria* (Fleischfresser) nur ein **gürtelförmiger Bezirk**, bei der *Placenta discoidalis* (Primaten, Nagetiere) ein **scheibenförmiger Bezirk des Chorions mit Zotten besetzt**, wodurch die typische Form dieser Plazenten bedingt wird.

Nach der Ausdehnung der Verbindung zwischen Mutter und Frucht lassen sich die Plazenten in zwei Hauptformen unterteilen

– die *gedehnte Plazenta* und
– die *massige Plazenta*.

Bei der *gedehnten Plazenta*, die allgemein der Semiplacenta diffusa und multiplex entspricht, findet sich eine weite, flächenhafte Ausdehnung (Pferd, Schwein, Wiederkäuer), während die *massige Plazenta* durch eine räumliche Begrenzung auf einen bestimmten Bezirk der Fruchtblase gekennzeichnet ist (Primaten, Nagetiere).

Die Gürtelplazenta der Fleischfresser stellt eine Übergangsform zwischen beiden Hauptformen dar.

Für die **Einteilung in die Halb- und Vollplazenten (nach Strahl)** sind die Veränderungen des Endometriums bestimmend. So bleibt dieses

- bei der **Halbplazenta**, *Semiplacenta* erhalten (*Placenta adeciduata*). Bei der Geburt treten keine nennenswerten Gewebsverluste und Blutungen auf. Die fetalen Zotten stecken wie die Finger im Handschuh in der Uterusschleimhaut.
- Bei der **Vollplazenta**, *Placenta vera* (*Placenta deciduata*) dagegen kommt es zu einem ausgedehnten Abbau der Uterusschleimhaut und zu einer innigen Verbindung zwischen den Chorionzotten und der Uterusschleimhaut. Es entstehen daher bei der Ablösung zur Geburt weitgehende Wundflächen und Blutungen. Die durch die Plazentationsvorgänge veränderten oberen Schleimhautteile werden als sog. *Dezidua* abgestoßen. Die Regeneration der entstehenden Wundfläche erfolgt während des Puerperiums von den unversehrt bleibenden tieferen Schleimhautteilen aus.

Die **histologische Einteilung nach Grosser** basiert auf dem **Grad der Innigkeit der Verbindung bzw. dem Grad der Vollkommenheit, den die Einrichtungen für den Stoffaustausch zwischen Mutter und Frucht erreicht haben.** Zwischen dem mütterlichen und fetalen Blut liegen 6 gewebliche Scheidewände (Gefäßendothel, Bindegewebe und Epithel der Placenta materna sowie das Epithel, Bindegewebe und Gefäßendothel der Placenta fetalis) und das Uteruslumen. Diese Scheidewände werden in einem unterschiedlichen Grade abgebaut. Danach werden unterschieden (s. Tabelle 10 und Abb. 29):

- die *Placenta epitheliochorialis* (Schwein, Pferd, Rind, Schaf, Ziege). Sie weist keine Abbauprozesse auf und entspricht der Semiplazenta. **Das Uterusepithel liegt am Chorionepithel.**
- Die *Placenta syndesmochorialis*, sie ist lichtmikroskopisch durch die teilweise Zerstörung des Uterusepithel gekennzeichnet. Elektronenmikroskopisch zeigt sich aber, daß das Uterusepithel nicht abgebaut, sondern **weitgehend zu einem Synzytium umgebildet ist.** Sie bleibt daher nach der Funktion epitheliochorial.
- Die *Placenta endotheliochorialis* (Fleischfresser). Sie zeigt einen weitgehenden Schwund der oberen Teile der Uterusschleimhaut, indem diese bis auf das Endothel der Gefäße abgebaut werden und somit das **Endothel der mütterlichen Gefäße an das Chorionepithel** stößt. Diese Form gehört somit zu den Vollplazenten.

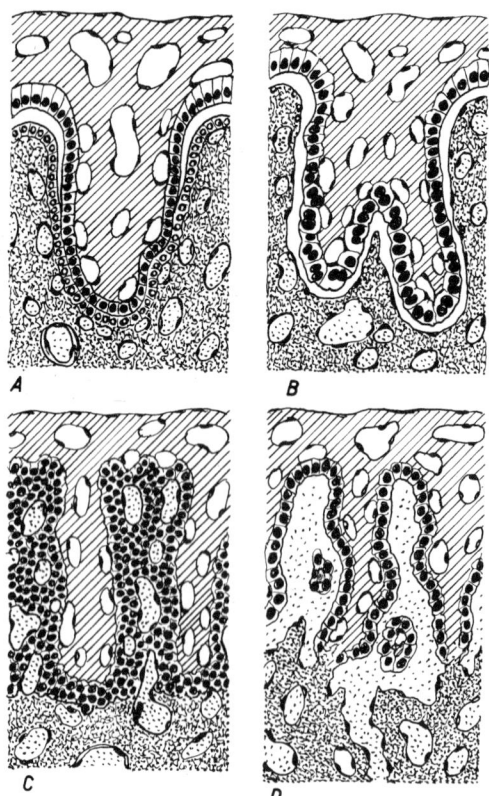

Abb. 29. Plazentaformen nach der Einteilung von Grosser.
Mütterliches mesenchymales Gewebe dicht punktiert, fetales mesenchymales
Gewebe schräg schraffiert, mütterliche Gefäße bzw. Bluträume locker punktiert,
fetale Gefäße hell.
A Placenta epitheliochorialis; B Placenta syndesmochorialis; C Placenta endothe-
liochorialis; D Placenta haemochorialis.

– Die *Placenta haemochorialis* (Nagetiere, Insektenfresser, Fleder-
mäuse, Primaten). Sie weist auch eine Zerstörung des mütterlichen
Gefäßendothels auf, so daß das **Chorionepithel unmittelbar vom
Blut umspült wird.**

Nach elektronenmikroskopischen Untersuchungen bleibt das choriale Gewebe um die fetalen Kapillaren, wenn auch in stark abgeänderter und tierartlich verschiedener Form, stets erhalten. Das Vorkommen der lichtmikroskopisch beschriebenen Placenta haemoendothelialis wurde somit elektronenmikroskopisch nicht bestätigt.

Der Stoffaustausch erfolgt stets durch eine Trennwand, die in ihrer Gesamtheit die **Plazentarschranke** bildet; **niemals kommt es zu einer direkten Mischung des mütterlichen und fetalen Blutes.** Die Plazentarschranke weist eine tierartlich unterschiedliche und auch vom Graviditätsalter abhängige elektive Durchlassigkeit auf und ist für die Austauschprozesse zwischen dem maternalen und fetalen Kreislauf von Bedeutung.

Die **Leistungsfähigkeit der Plazenta** hängt in einem gewissen Grade von ihrem Bau ab. Außer der Anzahl der geweblichen Scheidewände sind für den Stoffaustausch insbesondere auch die Größe der Zottenfläche, der Entwicklungsgrad des fetalen und maternalen Gefäßsystems (Ausbildung und Anordnung der Kapillaren), die Anzahl der Chorionzellschichten, die Ultrastruktur und Histochemie der Scheidewände und die Tätigkeit der Fruchthüllen von Bedeutung. Dazu kommt, daß für die Leistungsfähigkeit der einzelnen Plazenten aber auch physikochemische, hormonale und enzymatische Faktoren eine Rolle spielen. Die Plazenten der einzelnen Tierarten sind sehr unterschiedlich gestaltet. Es können daher die bei einer Tierart gewonnenen experimentellen Befunde nicht ohne weiteres auf andere übertragen werden.

Nach ihrer **Funktion** ist die Plazenta für den Embryo

– **Ernährungsorgan.** Die Versorgung des Fetus mit Bausteinen für die Eiweißsynthese erfolgt vor allem durch die Aufnahme von Aminosäuren, während die Versorgung mit Kohlenhydraten über die Glukose, die mit Fetten über Fettsäuren geschieht. Von den Mineralstoffen werden nur die vom Fetus benötigten aufgenommen. Der Stoffaustausch in der Plazenta erfolgt im wesentlichen durch Diffusionsvorgänge, jedoch besitzt die Plazenta auch, wie histochemische und autoradiographische Untersuchungen zeigen, die Fähigkeit zur Speicherung und Synthese und kann sich somit aktiv an den Stoffwechselvorgängen beteiligen.

– **Atmungsorgan.** Der Gasaustausch erfolgt gleichfalls durch Diffusion. Das fetale Blut weist allgemein eine höhere Sauerstoffbindungsfähigkeit als das mütterliche auf. Daher ist bei einer geringen Sauerstoffspannung in der fetalen Plazenta eine Sauerstoffsättigung möglich.

– **Schutzorgan.** Die Plazentarschranke bildet einen Schutz gegen das Eindringen von Bakterien und Viren. Dabei können aber bestimmte

Infektionen (u. a. *Brucellose* bei Rind, Schaf, Ziege und Schwein, *Virusabort* bei Stute und Schaf) tierartspezifisch diaplazentar übertragen werden.

Von besonderer Bedeutung ist der Aufbau der Plazenta für die Übertragung der mütterlichen Antikörper auf den Embryo. Während bei den Tieren mit einer Placenta epitheliochorialis eine intrauterine Übertragung von Antikörpern nicht erfolgt, sondern das Jungtier diese erst mit der Kolostralmilch erhält, findet bei den Raubtieren über die Placenta endotheliochorialis in geringem Umfang und beim Menschen sowie bei den Nagetieren über die Placenta haemochorialis in stärkerem Maße eine intrauterine Übertragung von Antikörpern auf diaplazentarem Wege von der Mutter auf die Frucht statt.

- **Bildungsstätte von Hormonen.** Schon sehr frühzeitig werden von den Zellen des Trophoblasten *Choriongonadotropine* (z. B. HCG „Human Chorionie Gonadotropin" und PMSG „Placenta Mare Serum Gonadotropin") gebildet. Bei fortgeschrittenerer Trächtigkeit ist die Plazenta auch an der Bildung von *Progesteron* beteiligt (intensiv beim Schaf, gering beim Rind), und es findet eine tierartlich sehr unterschiedliche Synthese von *Östrogenen* statt (intensiv bei der Stute sowie beim Schwein). Von Bedeutung für den Geburtsablauf werden, neben der Steigerung der Östrogensynthese und der Abnahme der Progesteronsynthese, die *Prostaglandine* (vor allem PGF_{2a}) angesehen. Sie werden im Fruchtwasser und Endometrium angetroffen. Ihr genauer Bildungsort ist aber noch unklar. Das Vorkommen der in der Plazenta gebildeten Hormone im Blut (Choriongonadotropine) bzw. bei vermehrter Ausscheidung im Harn (Östrogene bei der Stute) ermöglicht die Durchführung von Tests zur Feststellung der Trächtigkeit (Nachweis der Choriongonadotropine durch den Test nach Aschheim-Zondek, der Östrogene nach dem Allen-Doisy-Test). Hingewiesen werden soll nur kurz auf die Bildung des *Laktogen*, ein die Entwicklung der Milchdrüse förderndes Protein, in der Plazenta.

Die von der Plazenta aufgenommenen Nährstoffe werden in ihrer Gesamtheit als **Embryotrophe** bezeichnet und dabei unterschieden

- die *Histiotrophe* und
- die *Hämotrophe*.

Die *Histiotrophe* wird von dem Sekret der Uterindrüsen (Uterinmilch) sowie von den beim Abbau der Uterusschleimhaut zugrunde gehenden Gewebsbestandteilen und Blutextravasaten gebildet. Bei diesen Zelldegenerationsvorgängen können Synzytien, Plasmodien und das Symplasma auftreten. Die *Synzytien* entstehen durch Vereinigung mehrerer

Zellen, wobei die Zellgrenzen verschwinden. Die *Plasmodien* werden durch fortgesetzte Kernteilung ohne nachfolgende Zellteilung gebildet. Als *Symplasma* werden die vor der Auflösung zusammenfließenden Gewebsteile bezeichnet, bei denen die Grenzen der einzelnen Teile völlig verschwinden. Es können epitheliale und bindegewebige Symplasmamassen sowie ein Symplasma fetale und ein Symplasma maternum unterschieden werden.

Die *Hämotrophe* entstammt dem mütterlichen Blut. Sie umfaßt die vom mütterlichen in das fetale Blut überführten Nährstoffe.

Zunächst geschieht die Ernährung der Keimblase vorwiegend über die vom Trophoblasten aufgenommene Histiotrophe („histiotrophe Phase"); mit der zunehmenden Vaskularisierung der Eihüllen und der Ausbildung der Plazenta kommt die Ernährung durch Hämotrophe hinzu, die Histiotrophe verliert zunehmend an Bedeutung („hämotrophe Phase").

Die **Dauer der Trächtigkeit** ist bei den einzelnen Tierarten unterschiedlich (Tabellen 2 und 11). Dabei dürften u. a. neben der Größe und dem Entwicklungsgrad des Neugeborenen auch die Plazentaform (Leistungsfähigkeit) von Bedeutung sein. Bei Wildtieren (u. a. Reh, Bär) kann es zu sog. Ruheperioden in der Entwicklung kommen.

Die **Geburt** wird ausgelöst u. a. durch die Steigerung der Bildung von Corticoliberin im Hypothalamus, die Erhöhung der Sekretion von ACTH in der Hypophyse und davon abhängig von Glucocorticosteroiden in der Nebennierenrinde (volle Ausreifung der Nebennierenrinde), den Abfall des Gehalts an Progesteron bei einer gleichzeitigen Zunahme der Östrogene, den Einfluß der Prostaglandine und die Abnahme der Schwellendosis von Oxytocin in der Uterusmuskulatur.

Beim **Ablauf der Geburt** lassen sich 3 ineinander übergehende Stadien unterscheiden:

– das *Eröffnungsstadium*,
– das *Austreibungsstadium*,
– das *Nachgeburtsstadium*.

Nach dem Austritt der Frucht reißt der Nabelstrang bzw. er wird vom Muttertier durchgebissen (Fleischfresser). Auf Grund der schwindenden Blutzufuhr kommt es zur Entleerung der Zottengefäße und damit zu einer Lockerung der Verbindung der Chorionzotten mit der Uterusschleimhaut. Unterstützt durch die allgemeine Verkleinerung der Gebärmutter, wird schließlich durch die Kontraktion der Uterusmuskulatur die Placenta fetalis von der Placenta materna getrennt und gemeinsam mit den Eihüllen und dem Rest des Nabelstranges sowie bei den Deziduaten mit

Tabelle 11. Trächtigkeitsdauer einiger Zoo- und Wildtiere
(alle Angaben in Tagen) [1])

Tierart	Trächtigkeitsdauer	Tierart	Trächtigkeitsdauer
Känguruh	30–40 (danach 135–240 im Beutel)	Wolf	63–64
		Dingo	63–64
Igel	31–35	Schakal	57–70
Feldspitzmaus	31–33	Rotfuchs	51–52
Indischer Flughund	180–210	Luchs	67–74
Fledermäuse	35–77	Löwe	100–116
		Tiger	95–114
Meerkatze	180–213 (195)	Leopard	90–105
Mantelpavian	170	Puma	92–96
Rhesusaffe	146–180 (164)	Gepard	91–95
Gibbon	210–215	Seelöwe	345
Schimpanse	216–261 (225)		
Gorilla	251–289 (257)	Elefant	630–660
Orang-Utan	255–275 (265)	Przewalskipferd	330
Neunbindengürteltier	120	Wildesel	ca. 360 (365)
Zweifingerfaultier	170	Steppenzebra	361–370 (365)
Großer Ameisenbär	190	Tapir	390–405 (395)
Feldhase	42	Panzernashorn	462–489 (480)
Wildkaninchen	28–31	Spitzmaulnashorn	419–476 (454)
Alpenmurmeltier	35–38	Wildschwein	114–140
Streifenhörnchen	35–40	Warzenschwein	125–175
Eichhörnchen	38	Flußpferd	225–257
Biber	105–107	Zwergflußpferd	190–210
Feldhamster	18–20	Trampeltier	385–406
Ratten	20–24	Dromedar	315–360
Feldmaus	20–21	Guanako, Lama, Alpaka	ca. 330
Siebenschläfer	28	Damhirsch	230–250
Sumpfbiber	128–132	Rothirsch	235
Bisamratte	28–30	Reh	285 [2])
Wale	270–360	Elch	235 (bis 286)
Delphin	276	Rentier	192–246 (240)
Nerz	48–51	Giraffe	455
Iltis, Frettchen	40–45	Okapi	440
Baummarder	260–268 [2])	Anoa	275–315 (290)
Zobel	250–200 [2])	Wisent, Bison	270–285
Dachs	60–70 (210–240 [2]))	Yak	258
Streifenskunk	51–64	Wasserbüffel	315
Waschbär	63–64	Antilopen	140–280
Braunbär	210–240 [2])	z. B. Rappenantilope	260–280
Baribal	210–225 [2])	Saigaantilope	140–150
Eisbär	240 [2])	Mufflon	150–160
Tüpfelhyäne	90–110	Gemse	160–190
Streifenhyäne	90–92	Steinböcke	145–175

[1]) Daten nach verschiedenen Autoren sowie nach persönlichen Hinweisen von
Prof. Dr. K. Elze, Leipzig.
[2]) Mit verzögerter Implantation bzw. Embryonalruhe.

dem bei der Plazentation zugrunde gegangenen Teil der Uterusschleimhaut (Dezidua) als **Nachgeburt** (*Secundinae*) ausgestoßen. Bei Störungen des Lösungsvorganges kann es zu einem Zurückbleiben der Nachgeburt, einer *Retentio secundinarum*, kommen.

Als Besonderheit sei die Nachgeburt beim Maulwurf angeführt. Diese wird nicht ausgestoßen, sondern im Uterus resorbiert (kontradezidualer Typ).

6.1. Frühentwicklung und Plazentation bei den Haussäugetieren

6.1.1. Pferd

Die **Frühentwicklung des Pferdes** ist gekennzeichnet durch die Dottersackplazenta und das Auftreten der Schleimhautkrater. Sie bilden die Grundlage für die Einteilung in 4 aufeinanderfolgende, sich dabei aber stark überlappende Stadien. Im Anschluß an die **5–6– (8–10) Tage dauernde Passage des Keimes durch den Eileiter** werden unterschieden:

– das *Stadium der frei im Uteruslumen liegenden Blastozyste* (6.–15. Tag),
– das *Stadium der Dottersackplazenta* (10. Tag bis 14. Woche),
– das *Stadium der Endometriumkrater* (36.–120. Tag),
– die *Plazentation* (ab 40. Tag).

Im **Stadium der frei im Uteruslumen liegenden Blastozyste** weisen die Keime keinen Kontakt zur Uteruswand auf. Nach dem Erreichen des Uterus (meist als Morula) am 8. Tag der Trächtigkeit wird die Zona pellucida abgestoßen. Um den Keimling bleibt jedoch bis zum 21. Tag eine aus Glykoproteinen bestehende Kapsel erhalten. Die Blastozyste läßt im Uteruslumen bis zum 15. Tag eine Migration erkennen. Dabei kann es zu einer intrauterinen Überwanderung des Keimes von einem Horn in das andere kommen. Am 15. und 16. Tag erfolgt die erste Kontaktaufnahme mit der Uteruswand und damit die Erkennung der Gravidität durch das Muttertier. In dieser Zeit beginnt die *Implantation*, die sich beim Pferd über einen längeren Zeitraum erstreckt und am 40. Tag vollendet wird. Das Stadium der frei im Uteruslumen liegenden Blastozyste geht somit kontinuierlich in die Implantation über. Die Form der Keimblase ist mit 15–16 Tagen kugelig (Kröllings Embryo) und wird mit 17–18 Tagen eiförmig (Martins Embryo).

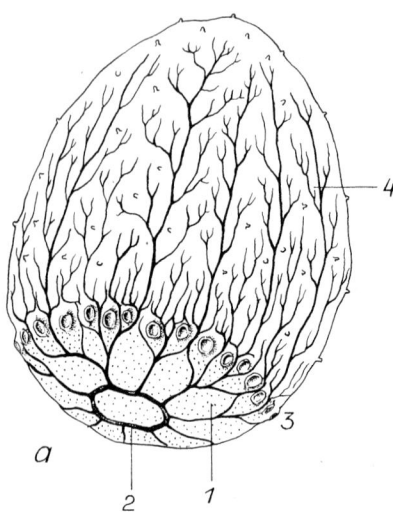

Abb. 30. Fruchtblase des Pferdes.

a Schematische Darstellung einer Fruchtblase (5. Woche) des Pferdes.

1 Dottersack; 2 Nabelblasenfeld (mit Sinus terminalis und davon ausgehenden Gefäßen des Dottersackkreislaufes); 3 Choriongürtel (mit Schleimhautkrater); 4 Allantochorion.

b Schematische Darstellung eines Schnittes durch eine Fruchtblase (ca. 5. Woche) des Pferdes.

1 Dottersack; 2 Nabelblasenfeld (mit Sinus terminalis); 3 Choriongürtel; 4 Amnionhöhle; 5 Allantoishöhle; 6 Allantochorion.

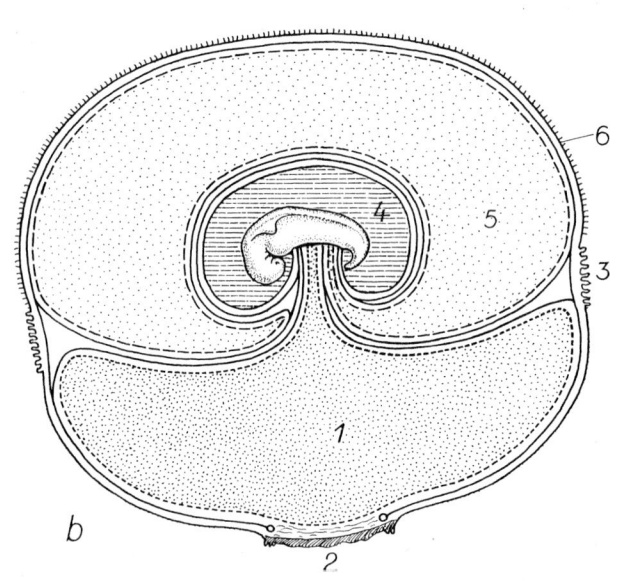

Das **Stadium der Dottersackplazenta** wird durch die Ausbildung der *Dottersackplazenta* bestimmt. Beim Pferd erreicht die Spaltung des Mesoblasten der Seitenzone nicht den Gegenpol der Keimblase. Der ungespaltene Teil bildet das Nabelblasenfeld, aus dem nach Vaskularisierung und Auftreten feiner Zottenvorstufen die **Dottersack-** oder **Omphaloplazenta** wird. Die Dottersackgefäße *Aa.* und *Vv. omphalomesentericae* treten mit ihrem nach dem spitzen Pol gerichteten Randgefäß, Sinus terminalis, erstmals während der Birnenform des Embryos (21 Tage) auf. Mit völliger Ausbildung der Dottersackplazenta bildet sich die re. Dottersackarterie und die li. Dottersackvene zurück, so daß jeweils nur eine Arterie (*A. omphalomesenterica sinistra*) und Vene (*V. omphalomesenterica dextra*) die Versorgung übernimmt. An der Fruchtblase sind bald der kuppelartig vorragende, vom Embryo bedingte embryonale Pol und der Gegenpol mit dem vom *Sinus terminalis* umgebenen *Nabelblasenfeld* zu unterscheiden (Abb. 30).

Als Proteine bildet der Dottersack vor allem *Transferrin* und *Fetoprotein.* Das Pferd besitzt somit **einen voll funktionstüchtigen Dottersackkreislauf, der für die Ernährung des Embryos in der Frühentwicklung (bis 14. Woche) von Bedeutung ist.**

Der sich zurückbildende Dottersack wird stark in die Länge gezogen. Er bleibt jedoch mit dem Nabelblasenfeld in Verbindung, welches allmählich zu einer sich verkleinernden Narbe wird. Mit dem Verhalten des Dottersackes steht die Ausbildung des Amnions, der Allantois und des Nabelstranges in Verbindung.

Das **Amnion** (Abb. 31) ist schon mit 21 Tagen (Birnenform) über dem Embryo geschlossen. Bald erweitert sich die Amnionhöhle und wird unter rascher Zunahme des Inhaltes geräumiger. Die Menge der Amnionflüssigkeit entspricht während der Mitte der Trächtigkeit annähernd der der Allantoisflüssigkeit, während danach wieder die Menge der Allantoisflüssigkeit überwiegt. Durch Wucherungen des Ektoblasten bilden sich auf der Innenfläche des Amnions ab der 10. Woche stecknadelkopf- bis linsengroße käsige Auflagerungen. Die **Allantois** (s. Abb. 31) stellt mit 21 Tagen einen knospenartigen Fortsatz dar, in den sich eine buchtenartige Aussackung des Enddarmes erstreckt. Durch rasches Wachstum umgibt die Allantois mit 28 Tagen vollkommen die Amnionhöhle. Sie dehnt sich aus und bedingt schließlich die typische zweizipfelige Form der Fruchtblase. Durch das vollständige Umgeben des Amnions liegt der Embryo beim Pferd innerhalb von 2 Hohlräumen.

Der **Nabelstrang** ist 2–3 cm dick und besitzt eine Länge bis 1 m, d.h. reichlich 1/2 der Körperlänge des Fetus. Bedingt durch die Ausbildung des Dottersackes sowie das Verhalten der Allantois und des Amni-

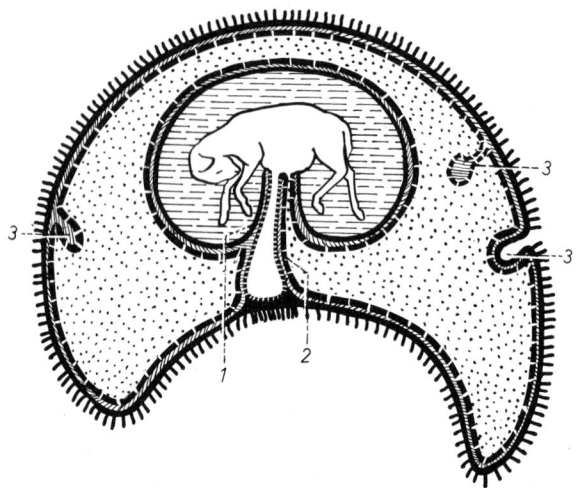

Abb. 31. Fruchtsack des Pferdes (schematisch), nach Rückbildung des Dottersackkreislaufes.
Amnion: ausgezogen, Dottersack: kurz gestrichelt, Allantois: lang gestrichelt,
Dottersackhöhle: weiß, Amnionhöhle: quer schraffiert, Allantoishöhle: punktiert.
1 Amnionscheide; 2 Allantoisscheide des Nabelstranges; 3,3,3, Hippomanes in
verschiedenen Ausbildungsstufen.

ons, kommt es zur typischen **Zweiteilung in den von der Amnionscheide überzogenen Amnionteil und den von der Allantoisscheide
umgebenen Allantoisteil** (s. Abb. 31). Dabei umfaßt der Amnionteil etwa 3/5 bis 2/3 der Gesamtlänge des Nabelstranges.

Die präformierte *„natale Rißstelle"* des Nabelstranges des Pferdes findet sich 1–
2 cm distal des relativ schroffen Überganges der sich noch eine kurze Strecke auf
den Nabelstrang trichterartig vorbuchtenden, haartragenden äußeren Haut in die
beim Pferd glatte Amnionscheide des Nabelstranges. Fetuswärts der Rißstelle haben alle Nabelgefäße eine verstärkte Muskulatur und eine feste Verbindung zur
Amnionscheide durch ein dichtes Bindegewebe. Dadurch wird bei der Durchtren-
nung eine mögliche stärkere Blutung sowie ein Zurückziehen in den Fetus verhindert.

Während des **Stadiums der Endometriumkrater** treten an der Oberfläche des Chorions neben den Zottenanlagen die *Schleimhautkrater* oder
Endometriumkrater (*„endometrial cups"*) auf. Die Bildung der Schleimhautkrater geht aus von dem *Choriongürtel*, einer ringförmigen gefäß-

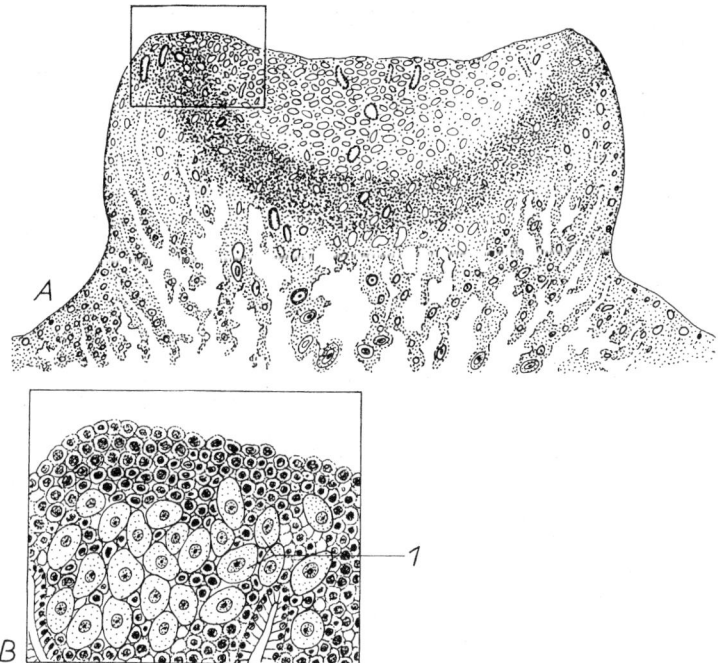

Abb. 32. Schematische Darstellung eines Schleimhautkraters (A) des Pferdes (ca. 6 Wochen trächtig), B stark vergrößerter Ausschnitt.
1 Gürtelzellen.

freien Zone zwischen Allantois und Dottersack. Die Trophoblastzellen des Chorions hypertrophieren. Verbunden mit einer laufenden Proliferation dringen Zellen in das Endometrium ein. Durch Zerstörung des mütterlichen Epithels entstehen kraterähnliche Vertiefungen (Abb. 32). Sie sind durch Dezidua-ähnliche Zellen (Gürtelzellen) gekennzeichnet. Die Bildung der Schleimhautkrater erfolgt ab dem 36. Tag der Trächtigkeit. Ihre maximale Ausbildung erreichen sie mit dem 60. Tag. Anzutreffen sind die Endometrienkrater unter zunehmender Rückbildung bis zum 120. Tag. Die **Zellen der Schleimhautkrater bilden das PMSG**, welches in dieser Zeit im Blut nachzuweisen ist. Zum anderen dürften die Schleimhautkrater durch die verstärkte Embryotrophebildung während der Degenerationsprozesse zur Ernährung der Keime während der Frühentwicklung beitragen.

Die **Plazentation** beginnt beim Pferd mit 5–9 Wochen in Form des Auftretens der ersten Zottenanlagen auf dem Chorion. Der Abschluß der Plazentation wird mit 14 Wochen erreicht. Die Zottenanlagen stellen leistenartige Erhöhungen auf dem Chorion dar. Zunächst sind sie vorwiegend im mittleren Bereich des Fruchtsackes anzutreffen. Sie dehnen sich aus, so daß schließlich die Zottenanlagen auch auf den Fruchtsackenden zu sehen sind. Im mittleren Bereich des Fruchtsackes entstehen jetzt aus den Leisten die eigentlichen Zotten.

Die zunächst *primitiven (primären) Zotten* erhalten sekundäre Zweige und werden schließlich (mit ca. 100 Tagen) durch tertiäre Zweige zu kleinen *Zottenbüscheln*, den *Mikrokotyledonen* (Abb. 33). Sie weisen eine Höhe und Breite von annähernd 2 mm auf und dringen in kryptenförmige Vertiefungen der Uterusschleimhaut ein. Die **Zotten** sind beim Pferd auf dem gesamten Chorion gleichmäßig verteilt (*Semiplacenta diffusa completa*). Das stets höhere Chorionepithel grenzt an das Uterusepithel. Es findet (bis auf die vorübergehend ausgebildeten Schleimhautkrater) keine Zerstörung von Gewebeteilen statt (*Placenta epitheliochorialis*). Am Chorionepithel ist das Epithel an den Zottenspitzen niedriger, mehr kubisch, während es an der Zottenbasis hochprismatisch ist. Die Zottenspitzen ragen in die Tiefe der Uterusschleimhaut ein. Über diesen Bereich erfolgen **vor allem die Aufnahme von Hämotrophe und der Gasaustausch** (auch als eigentlicher plazentarer Bereich bezeichnet). Darauf weisen auch Blutkapillaren hin, die zwischen den Epithelzellen eindringen. Das hochprismatische Epithel an der Zottenbasis dient dagegen **mehr der Aufnahme von Histiotrophe** (paraplazentarer Bereich). Diese wird vorwiegend von den Uterindrüsen gebildet und über die Ausführungsgänge in die zwischen den Zottenbasen gelegenen Räume abgeführt.

Elektronenmikroskopisch ist das Chorionepithel wie auch das Uterusepithel im Gebiet der *feto-maternen Verbindung* durch Mikrovilli an der Oberfläche gekennzeichnet. Dabei zeigt sich aber auch auf ultrastruktureller Ebene, daß die feto-materne Verbindung beim Pferd lockerer als bei den Paarzehern ist. Das Vorkommen zahlreicher Pinozytosebläschen (vor allem im Chorionepithel) weist auf die Rolle der Pinozytose beim Stoffaustausch hin.

Während der Plazentation kommt es beim Pferd zum Auftreten der **Hippomanes.** Sie werden landläufig auch als Füllenmilz, Roßbrunst oder Fohlenbrot bezeichnet und stellen flache Gebilde von bräunlicher bis olivgrüner Farbe dar. Diese schwimmen in der Allantoisflüssigkeit und sind **teils frei, teils stielartig mit dem Allantochorion verbunden.** Die Form, Größe (bis handtellergroß) und Anzahl dieser Bildungen sind individuell sehr unterschiedlich. Die Hippomanes entstehen als Vorstül-

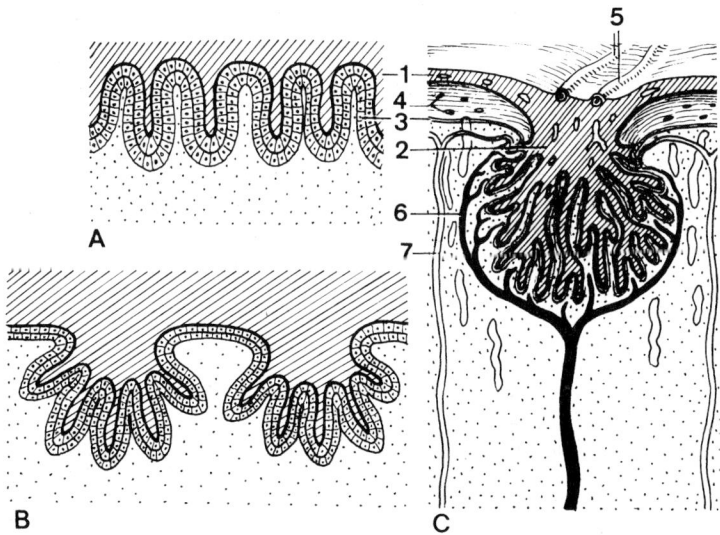

Abb. 33. 3 Schemata zur Bildung der Plazenta des Pferdes (in Anlehnung an Steven).
A 60. Tag; B 100. Tag; C Schema eines Zottenbüschels (Mikrokotyledo).
1 Chorion mit 2 Zottenbüschel (Mikrokotyledo); 3 Uterusepithel; 4 Mündungen der Uterindrüsen; 5 fetale Gefäße; 6 Uterusvene; 7 Uterusarterie.

pung bzw. Umstülpung des Allantochorions. Bei der Bildung der Hippomanes dürfte auch die Rückbildung der Schleimhautkrater eine Rolle spielen. Die Hippomanes sind durch einen reichen Gehalt an Follikelhormonen gekennzeichnet, worauf die frühere Verwendung als Aphrodisiakum und die landläufigen Namen (Fohlenbrot u. a.) begründet sind.

Der *zweizipfelige Fruchtsack* des Pferdes liegt vor allem **im Uteruskörper und reicht mit dem einen Zipfel in das eine, mit dem anderen in das andere Uterushorn.** Er paßt sich der Form des Uterus bicornis non subseptus an. Die Außenfläche des Allantochorions zeigt nach der Trennung von der Placenta materna der Uterusschleimhaut ein durch den Zottenbesatz bedingtes samtähnliches Aussehen und eine graurote bis dunkelrote Farbe, welche unter der Einwirkung des Luftsauerstoffs hellpurpurrot wird. Die Innenfläche des Allantochorions dagegen ist bis auf die durch die Gefäße hervorgerufenen Unregelmäßigkeiten glatt und von grauweißer bis graubläulicher Farbe. Die Länge des

Fruchtsackes beträgt zur Zeit der Geburt etwa 1,20 m, die Breite etwa 0,40–0,50 m, die Menge der gelblich-bräunlichen, dünnschleimigen Amnionflüssigkeit 3–7 l und die der wäßrigen, aber trüben, bräunlichen Allantoisflüssigkeit 4–10 l.

Bei *Zwillingsfruchtblasen* entwickelt sich die eine in dem einen, die andere in dem anderen Uterushorn. Mit der zunehmenden Vergrößerung erfolgt eine gegenseitige Beeinflussung, indem der Zipfel der einen Fruchtblase die andere entweder einstülpt oder sich an der anderen Fruchtblase vorbeischiebt und es so zu einem Aneinanderliegen der beiden Zipfel kommt. An den Berührungsstellen fehlt die Zottenbildung, die beiden Fruchtsäcke lassen sich leicht voneinander trennen. Gefäßanastomosen sind nur äußerst selten ausgebildet.

Kurz zusammengefaßt, ist die Plazentation des Pferdes eine primitive. Der Dottersack bildet den **relativ lange ausgebildeten Dottersackkreislauf** mit der Omphaloplazenta. Die **Allantois umgibt das gesamte Amnion**, so daß **der Embryo innerhalb von zwei Hohlräumen** liegt. Durch die relativ späte Bildung der Zotten auf dem Allantochorion wird eine späte Verbindung mit der Uterusschleimhaut und Aufnahme der Tätigkeit der Plazenta bewirkt. Die Plazenta ist auf Grund der diffusen Verteilung der Zotten über das gesamte Chorion eine **Semiplacenta diffusa completa**, nach der histologischen Einteilung, da alle Schichten erhalten bleiben, eine **Placenta epitheliochorialis**. Als besondere Bildung der Plazenta treten die **Schleimhautkrater** und die **Hippomanes** auf.

6.1.2. Schwein

Die **Frühentwicklung des Schweines** ist durch eine relativ schnelle Passage der Keime durch den Eileiter sowie eine zeitige Implantation und Plazentation gekennzeichnet. Die **Passage des Eileiters** dauert beim Schwein 3–4 Tage. Die Keime durchlaufen schnell die erste Hälfte des Eileiters, danach bleiben sie längere Zeit in Höhe des Überganges zum unteren Drittel liegen (mitotisches Raststadium), bis sie wiederum schnell das untere Drittel passieren. Im Uterus wird durch die **Migration der Keime bis zum 14. Tag eine gleichmäßige Verteilung** erreicht. Dabei kann es auch zu einer Überwanderung in das gegenseitige Horn kommen. Die Migration unterliegt der neurohormalen Beeinflussung und ist Voraussetzung für die optimale Ausnutzung des Uterusraumes durch eine hohe Anzahl von Keimen.

Die Keime kommen verschieden weit gefurcht im Uterus an. Nach ca. 5 Tagen wird das Stadium der Morula, nach 6–8 Tagen das der Blastula erreicht.

Die **Implantation** erfolgt zwischen 11. und 14. Tag der Entwicklung. Notwendig sind mindestens 5 Keime. Bei einer geringeren Anzahl von Keimen reicht die Östrogensynthese nicht aus. Die zunehmende Bildung von Prostaglandin $F_{2\alpha}$ führt zur Rückbildung der Gelbkörper und damit zur Unterbrechung der Trächtigkeit. Nach der Kontaktaufnahme der Keime kommt es zu einer starken Verlängerung der zunächst runden Keimblase zu einem schlauchartigen Gebilde. Sie erreicht bis zum 17. Tag bei einer Weite von 2–5 mm eine Länge bis zu 1,5 m. Die in diesem Zeitraum fadenförmigen Keimblasen liegen knäuelartig aufgewunden hintereinander im Lumen der Uterushörner. Bald (am 20. Tag) wird durch eine Weitenzunahme die langgestreckte, zweizipflige Form der Keimblase des Schweines erreicht.

Störungen im Einfluß endogener und exogener Faktoren führen zu Entwicklungsstörungen, deren Ausdruck ein Absterben der Früchte (*frühembryonaler Fruchttod*) ist. Als Ursache werden vor allem Disharmonien in der neurohormonalen Steuerung, insbesondere durch ungenügende Progesteronsekretion, daneben u. a. auch Fütterungsmängel (z. B. Vitamin-A-Mangel), Infektionen sowie als endogene Faktoren Chromosomenaberrationen der Keime angesehen.

Der **Dottersack** (Abb. 34) wird infolge der völligen Abtrennung vom Chorion durch die sich ausdehnende Allantois zur Seite gedrängt. Er stellt bald nur noch einen zipfelförmigen Anhang dar.

Das **Amnion** (s. Abb. 34) ist am 16.–17. Tag schon geschlossen. Die Menge der Amnionflüssigkeit nimmt zu, so daß das Amnion sich ausweitet und die zentralen Teile der Allantois nach der Wand des Fruchtsackes verdrängt. Am Ende der Gravidität beträgt die Menge der gelblichen, dünnschleimigen Amnionflüssigkeit 40–150 ml. Durch Epithelwucherungen entstehende Auflagerungen fehlen beim Amnion des Schweines.

Die **Allantois** (s. Abb. 34) weitet sich vor allem nach den Fruchtsackenden zu aus. An der Amnionhöhle reicht die Allantois nur bis zur halben Höhe. Über dem Rücken des Embryos befindet sich somit nur ein Hohlraum. Das Chorion liegt in diesem Bereich dem Amnion unmittelbar an und ist mit diesem durch eine lockere, gefäßhaltige Mesenchymmasse, die von der Allantois aus einwächst, verbunden. Die Allantois reicht nicht bis zu den Zipfelenden des Fruchtsackes. Diese werden nicht vaskularisiert und atrophieren. Die trübe Allantoisflüssigkeit stellt vor allem das Exkret der Urnieren, später der Nachnieren, dar. Jedoch zeigt auch das Allantoisepithel beim Schwein deutliche Merkmale einer sekretorischen Aktivität. Die Menge der Allantoisflüssigkeit nimmt nach dem Ende der Trächtigkeit zu stetig ab.

Der **Nabelstrang** des Schweines weist nur einen Amnionteil auf. Die

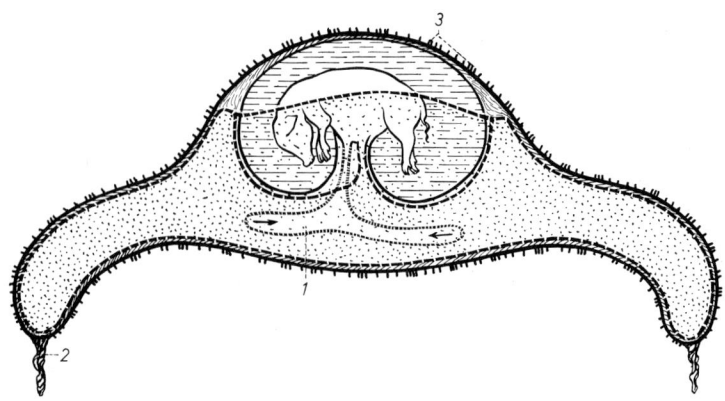

Abb. 34. Fruchtsack des Schweines (schematisch). Ausführung wie Abb. 31.
1 Dottersack (in zunehmender Rückbildung); 2 degenerierende Chorionzipfel;
3 Areola.

rechte Nabelvene bildet sich zurück. Die Länge des Nabelstranges beträgt bis zu 25 cm (nahezu die Körperlänge des Fetus), seine Dicke etwa 0,75 cm.

Die **Plazentation** beginnt am Ende der 3. Woche mit dem Auftreten der ersten Vorstufen der Zotten in Form feiner epithelialer Fältchen am Chorion. Sie erhalten mit 4 Wochen einen mesenchymalen Grundstock. Ab der 5. Woche treten an den Zottenvorstufen sekundäre Bildungen auf, wodurch die eigentlichen, sich in die Uterusschleimhaut einsenkenden *Zotten* entstehen. Diese sind auch beim Schwein gleichmäßig über das Chorion verteilt, fehlen aber an den nicht vaskularisierten Zipfelenden (*Semiplacenta diffusa incompleta*). Die Zotten sind relativ wenig verästelt und verbinden sich nur oberflächlich mit der Placenta materna. An dieser kommt es durch Faltenbildungen zu einer starken Vergrößerung der Oberfläche und damit zu einer relativ festen Verankerung. Am Epithel der Chorionzotten sowie an der Uterusschleimhaut treten keine Abbauprozesse auf (*Placenta epitheliochorialis*). Auch beim Schwein läßt sich ein höheres Epithel an den Zottenbasen (für die Aufnahme der histiotrophen Nährstoffe) und ein niedrigeres Epithel an den Seitenflächen und der Spitze der Zotten unterscheiden. Hier sind mit der Dauer der Trächtigkeit in zunehmendem Maße intraepithelial sowohl mütterliche als auch fetale Kapillaren anzutreffen (Abb. 35). Dabei beträgt **die Dicke der Plazentarbarriere in diesem Bereich, wel-**

cher insbesondere der Aufnahme von Hämotrophe und dem Gasaustausch dient, nur ca. 2 µm. Die zahlreichen ineinandergreifenden Mikrovilli an der Oberfläche des fetalen und mütterlichen Epithels bewirken einen innigen Kontakt und somit eine große Austauschfläche (s. Abb. 35).

Ab 2. Monat treten auf dem Chorion die *Areolae* auf. Sie stellen beetartige Verdickungen dar, welche von radiär angeordneten Zotten umgeben sind. Die Areolae liegen in Form von gefäßarmen, flachen Vertiefungen gegenüber den Mündungen der Uterindrüsen. Durch Anhäufung von Sekret können größere Sammelräume, die *Chorionblasen*, entstehen, deren Durchmesser mehr als 0,5 cm betragen kann (Abb. 36).

Die *Areolae* dienen der Verteilung und Absorption des Sekretes der Uterindrüsen (Uterinmilch). Es enthält verschiedene Proteine, von denen das *Uteroferrin* als spezifisches Glycoprotein dem Eisentransport vom Muttertier zum Fetus dient.

Die **Feten liegen in Längsrichtung im Uterus.** Zwischen je zwei Feten befinden sich die Beugungsstellen der langen Uterushörner. Meist kommt es nur zu einer oberflächlichen Verklebung der Zipfel der Fruchtsäcke. Diese kann bei der Lösung der Zotten aus der Uterusschleimhaut erhalten bleiben und bedingen, daß mehrere Nachgeburten zusammen abgehen. Unter Wasser lassen sich diese aber meist leicht voneinander lösen. Selten findet sich eine mit der Ausbildung von Gefäßanastomosen einhergehende feste Verwachsung der Fruchtsäcke, wobei es sich offenbar um einige Früchte handelt.

Nicht selten kann infolge der relativ lockeren Verbindung mit der Uterusschleimhaut die Trennung des Fruchtsackes schon vor der Geburt, während der intrauterinen Entwicklung, erfolgen. Die Feten sterben ab, degenerieren (Steinfrüchte, Mumien) und können Anlaß zu Geburtsstörungen sein.

Kurz zusammengefaßt, spielt der Dottersack beim Schwein keine Rolle und bildet sich bald zurück. Die **Allantois** findet sich mehr nach den Eisackenden zu und **umgibt die Amnionhöhle nicht vollständig.** Über dem Rücken des Embryos des Schweines befindet sich demnach **nur ein Hohlraum.** Die Zotten sind bis auf die frei bleibenden Zipfelenden über das gesamte Chorion verteilt, so daß das Schwein eine **Semiplacenta diffusa incompleta** besitzt. Auf Grund der nur lockeren Verbindung und des Fehlens von Abbauvorgängen ist diese nach der histologischen Einteilung eine **Placenta epitheliochorialis.** Als besondere Bildungen sind auf dem Chorion ab 2. Monat die **Areolae** ausgebildet.

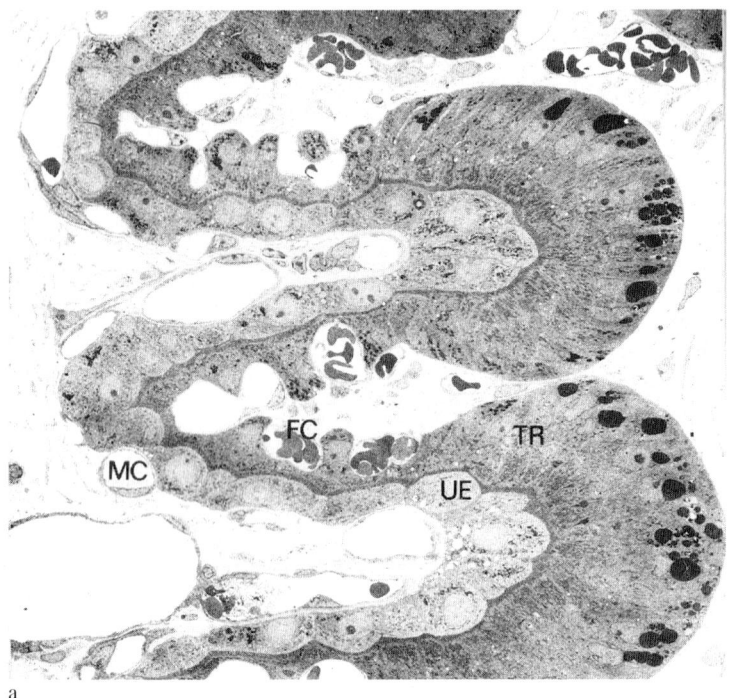

a

Abb. 35. Plazenta des Schweines (Aufnahmen: Prof. Dr. Frieß).
a Schnitt durch die Plazenta des Schweines (58. Tag der Trächtigkeit). Etwa 1 100fache Vergr.
b Schnitt durch die Plazenta des Schweines (110. Tag der Trächtigkeit) im Bereich der Seitenflächen einer Chorionzotte. Etwa 1 200fache Vergr.
c Schnitt durch die Plazentarbarriere des Schweines
(110. Tag der Trächtigkeit). Etwa 32 400fache Vergr. (Die Gesamtdicke dieser Trennwand zwischen mütterlichem und fetalem Blutstrom beträgt ca. 2 μm.)
UE Uterusepithel; TR Chorionepithel; MV Mikrovilli; MC materne Kapillaren; ME maternes Endothel; FC fetale Kapillaren; FE fetales Endothel.

6.1.3. Wiederkäuer

Die **Frühentwicklung der Wiederkäuer** zeichnet sich durch eine relativ schnelle Eileiterpassage, eine frühzeitige Implantation und der bald folgenden Plazentation aus.

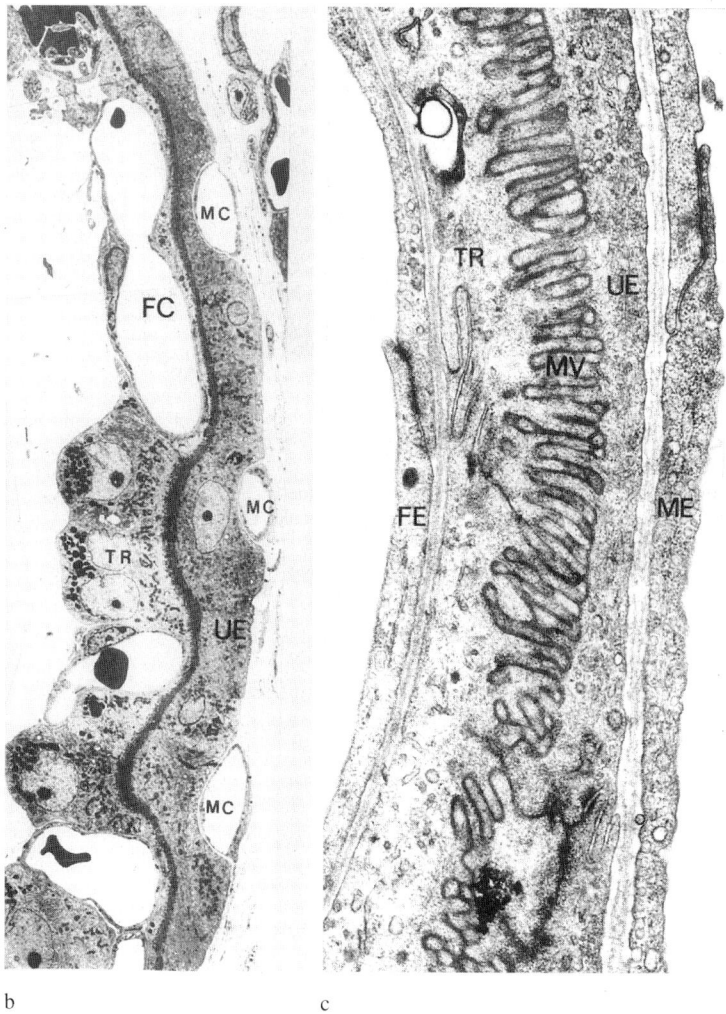

b   c

Die **Passage der Keime** durch den Eileiter beträgt bei den Wiederkäuern 3–4 Tage.

Zur Zeit des beginnenden Stadiums der Blastula (ca. 7 Tage) kommt
es zum Abtoßen der Zona pellucida und Corona radiata („Schlupf des
Keimes").

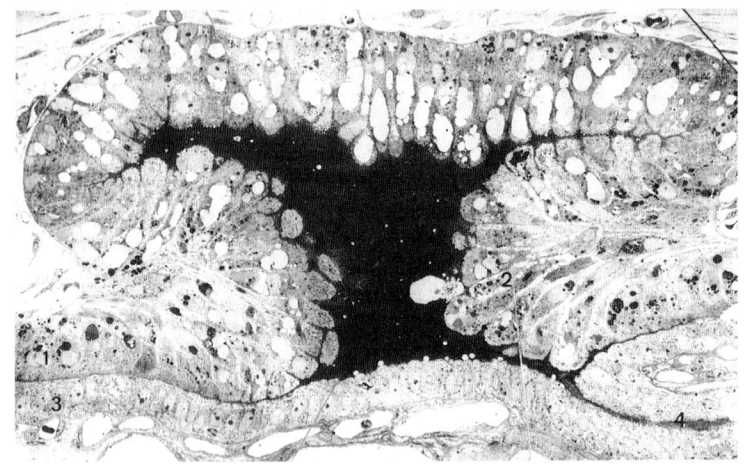

Abb. 36. Schnitt durch die Plazenta des Schweines.
(30. Tag der Trächtigkeit) im Bereich einer Areola. Etwa 700fache Vergr. (Aufnahme: Prof. Dr. Frieß).
1 Chorionepithel; 2 Chorionepithel im Bereich der Areola (Zottenbildung); 3 Uterusepithel; 4 Mündung einer Uterindrüse.

Die **Implantation** beginnt beim Rind mit dem **16. Tag**, beim Schaf einige Tage früher. Es läßt sich deutlich eine *Vorkontakt-, Appositions-* und *Adhäsionsphase* erkennen. Bis zum Beginn der Implantation (16. Tag) ist der Embryotransfer noch möglich. Die Implantation erfolgt zunächst im embryonalen Bereich der Keimblase (Implantationsstelle) und breitet sich nach den Zipfelenden zu aus (Abb. 37). Sowohl bei der Einlings- als auch der Mehrlingsträchtigkeit (Schaf) wird das mittlere Drittel des Uterushorns als Implantationsstelle bevorzugt.

Auch bei den Wiederkäuern kann es zum Absterben von Früchten während der Frühentwicklung kommen (*frühembryonaler Fruchttod*). Die Ursachen entsprechen weitgehend denen beim Schwein.

Die zunächst kugelige Keimblase wächst ab 15.–16. Tag ähnlich wie beim Schwein zu einem langen, dünnen Schlauch aus (Abb. 38). Dieser liegt in einem mehr gestreckten Zustand im Uterus und erreicht eine Länge bis zu 1,25 m. Bald kommt es aber zu einer Weitenausdehnung der Keimblase, und sie erhält ihre typische Form **eines gebogenen zweihörnigen Sackes.**

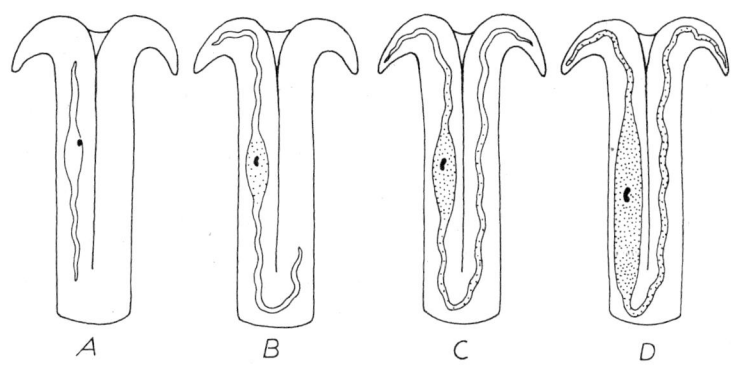

Abb. 37. Wachstum der Blastozyste des Rindes in Beziehung zum Ablauf der Plazentation (nach Leiser).
A 16./17. Tag, freie Blastozyste im Vorkontaktstadium, Beginn der Implantation,
B 18./19. Tag, Apposition im Bereich des Embryos, peripher Vorkontaktstadium,
C 22. Tag, Adhäsionsstadium im Bereich des Embryos, Blastozystenenden noch im Appositions- bzw. Vorkontaktstadium.
D 27. Tag, Adhäsion nahezu im gesamten Bereich der Blastozyste, Implantation abgeschlossen.

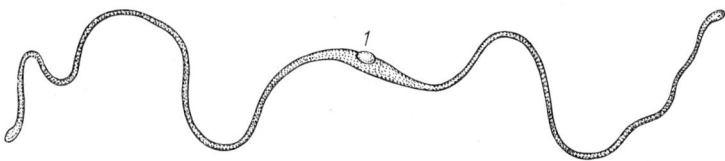

Abb. 38. Fadenförmige Keimblase des Schafes
(12 Tage und 2 1/2 Stunden post coitum). Etwa 2/3 natürl. Größe. (Nach Bonnet.)
1 Embryonalschild.

Der **Dottersack** bildet sich bei den Wiederkäuern ähnlich wie beim Schwein bald zurück.

Das **Amnion** (Abb. 39) schließt sich zeitig (beim Schaf am 15. bis 18. Tag). Die Amnionhöhle, deren weißlichgraue, durchscheinende Wand gefäßarm ist, weist in den ersten Monaten der Trächtigkeit eine pralle Füllung mit Flüssigkeit auf. Mit dem Wachstum des Fetus dehnt sich das Amnion nach den Hörnern des Fruchtsackes zu aus und gewinnt eine längsovale Form. Der Großteil der Hörner bleibt frei vom

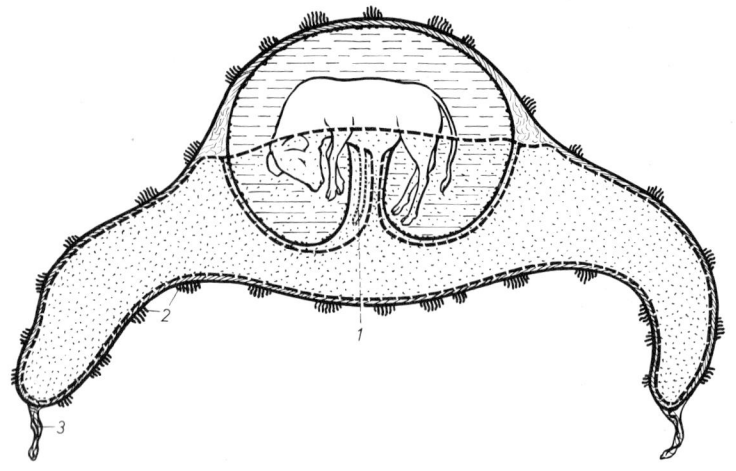

Abb. 39. Fruchtsack des Rindes (schematisch). Ausführung wie Abb. 31.
1 Rest des Dottersackes; 2 Kotyledonen; 3 degenerierter Chorionzipfel.

Amnion und enthält nur die Allantois. Die Menge der hellgrauen bis hellgelben Amnionflüssigkeit beträgt zur Zeit der Geburt 3–5 l.

Auf der Amnionoberfläche treten Epithelwucherungen in Form von weißlichgrauen Auflagerungen unterschiedlicher Größe auf. Sie bilden im Bereich der Amnionscheide des Nabelstranges zähnchenförmige Fortsätze und werden als Reserveepithel für das rasch wachsende Amnion angesehen, sollen aber auch den Fetus vor Verwachsungen mit dem Amnion schützen.

Die **Allantois** (s. Abb. 39) füllt schon am 23.–24. Tag (beim Schaf) das Exozöl voll aus und ist am 30. Tag mit dem Chorion verbunden. Der Allantoissack dehnt sich nach den Zipfeln des Fruchtsackes zu aus. Zwischen dem über dem Embryo gelegenen Teil des Amnions und Chorions wächst der gefäßhaltige Mesoblast ein. Das Amnion wird über dem Rükken des Embryos nicht völlig von der Allantois umgeben, so daß der **Embryo wie beim Schwein nur innerhalb eines Hohlraumes** liegt. An den Zipfeln der Fruchtsackenden kann es auch bei den Wiederkäuern zu Degenerationsvorgängen kommen.

In der hellbernsteingelben oder etwas dunkleren, wäßrigen, klaren Allantoisflüssigkeit, deren Menge während der Entwicklung und auch individuell in weiten Grenzen schwankt und am Ende der Gravidität 8–15 l beträgt, können sich beim

Rind graugelblich-grünliche, beim Schaf bräunliche Körper finden. Sie entsprechen den Hippomanesbildungen (Bovimanes).

Der **Nabelstrang** der Wiederkäuer ist relativ kurz (Rind und Schaf 1/4, Ziege 1/6 der Körperlänge des Fetus) und besitzt nur einen Amnionteil. Im Nabelstrang verlaufen die Nabelarterien und Nabelvenen, sowie der Allantoisstiel. Eine präformierte Rißstelle ist am Nabelstrang der Wiederkäuer nicht ausgebildet.

Die **Plazentation** beginnt mit der Zottenbildung. Zunächst bedecken kleine Epithelwucherungen (primäre Zotten) diffus verteilt das gesamte Chorion. Diese Semiplacenta diffusa bleibt bei den Tylopoden erhalten. Bei den einheimischen Wiederkäuern sowie u. a. bei der Giraffe werden Gruppen von Zotten zu Zottenbüscheln (Zottenfeldern), den *Kotyledonen*, während an den dazwischen liegenden Bezirken des Chorions die Zotten verschwinden. **Die Kotyledonen verbinden sich während des 2. Monats mit drüsenfreien, beim Rind kissenförmigen, beim Schaf napfförmigen und bei der Ziege mehr scheibenförmigen Bezirken der Uterusschleimhaut, den Karunkeln.** Durch diese Vereinigung entsteht jeweils ein **Plazentom** (Abb. 40). In der Gesamtheit bilden die Plazentome die *Semiplacenta multiplex* s. *cotyledonaria*. Die Anordnung der Plazentome entspricht der der Karunkeln (beim Rind in jedem Uterushorn 4 Reihen von je 10–15).

Die Anzahl der Plazentome beträgt beim **Rind 80–120**, beim **Schaf etwa 100**, bei der **Ziege bis zu 160** und z. B. bei der Giraffe **etwa 180**. Diese Tiere werden als *Polykotyledontophoren* den *Oligokotyledontophoren* mit nur wenigen Plazentomen (Reh 3–5, Hirsch 10–12) gegenübergestellt.

Die Größe der Plazentome ist unterschiedlich, die größten liegen im mittleren Bereich, während sie nach den Fruchtsackenden zu (besonders im nichtträchtigen Horn) kleiner sind.

Durch die reich verzweigte Form der *Zotten* in den Kotyledonen erhält das Plazentom ein wirr zerklüftetes Aussehen. Zwischen den dendritisch verästelten Zottenbüscheln liegt das mütterliche Gewebe in Form von Septen, die von einer basalen schalenförmigen Gewebsschicht ausgehen. Dadurch entsteht eine große Oberfläche für den Stoffaustausch.

Beim Rind finden keine Abbauprozesse statt (*Placenta epitheliochorialis*). An der Berührungsfläche kommt es zu **einer innigen Verbindung des mütterlichen und fetalen Epithels durch Vergrößerung der Zelloberfläche in Form von gegenseitig ineinandergreifenden Mikrovilli** (Abb. 41).

Im Zottenbereich der Plazentome erfolgt vor allem der Austausch der hämotrophen Nährstoffe (eigentlicher Plazentarbereich), während die Aufnahme der Hi-

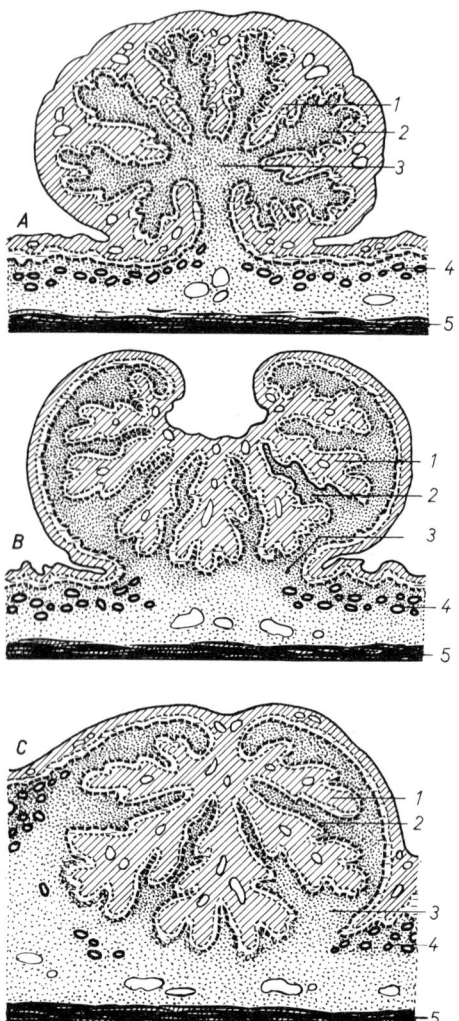

Abb. 40. Schnitt durch ein Plazentom des Rindes (A), des Schafes (B), der Ziege (C) (halbschematisch).
1 Zottenbüschel des Chorions (Nebenzotten nur angedeutet); 2 mütterliche Septen; 3 Gebiet der Zwischenschicht nach Andresen; 4 Uterindrüsen; 5 Myometrium.

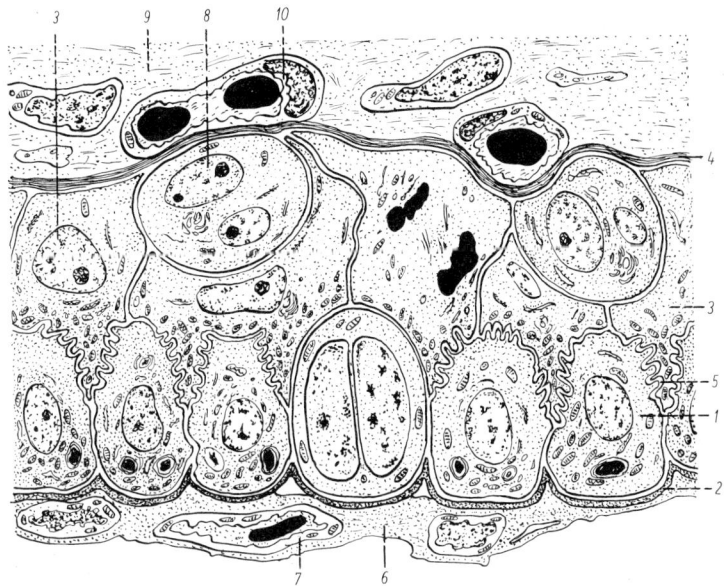

Abb. 41. Schema der feto-maternalen Verbindung beim Rind (nach elektronenmikroskopischen Befunden).
1 maternales Epithel, 2 dessen Basalmembran; 3 fetales Epithel, 4 dessen Basalmembran; 5 Mikrovilli im Bereich der feto-maternalen Verbindung; 6 maternales Bindegewebe mit 7 Kapillare; 8 Diplokaryozyt; 9 fetales Mesenchym mit 10 fetaler Kapillare.

stiotrophe (mit der auch beim Wiederkäuer in relativ großer Menge gebildeten Uterinmilch) mehr am Chorion laeve zwischen den Plazentomen (Paraplazentarbereich) stattfindet.

Auffallend ist das Vorkommen der *Diplokaryozyten.* Sie haben im Chorion ihren Ursprung, besitzen aber die Fähigkeit der Migration und sind daher auch im Uterusepithel anzutreffen. Ihr zum Teil dichter Granulagehalt deutet auf Transportprozesse (z. B. plazentares Laktogen) hin. Beim Schaf sind sie an der Bildung der maternalen synzytialen Lage beteiligt. Zu unterscheiden von den Diplokaryozyten sind die gleichfalls im Uterusepithel anzutreffenden vielkernigen Riesenzellen.

Während der Frühgravidität wandelt sich bei Schaf und Ziege sowie den einheimischen Wildwiederkäuern das Epithel der Uterusschleimhaut unter Beteiligung der aus dem Chorion stammenden Diplokaryozyten in ein **Synzytium** um, während interkarunkulär das Epithel hochprisma-tisch bleibt. Das Synzytium trägt an der Oberfläche deutliche Mikrovilli, die zwischen die Mikrovilli des Chorionepithels eingreifen. Somit ist die Plazenta des Schafes gleichfalls als **epitheliochorial** gekennzeichnet. Nach dem 2. Monat erfolgt eine weitgehende Regeneration zum typi-schen Uterusepithel.

Der **Fruchtsack** des Rindes weist eine gebogene, zweihornige Form auf und liegt mit einem Zipfel sowie dem die Amnionhöhle mit dem Fe-tus umfassenden Mittelteil in dem stark erweiterten einen Uterushorn (als trächtiges Horn bezeichnet), während der andere Zipfel sich in dem an Größe bedeutend zurückbleibenden anderen Horn (nichtträchtiges Horn) befindet. Dadurch wird eine deutliche Asymmetrie der beiden Uterushörner bewirkt. Es konnten im Durchschnitt 40% Links- und 60% Rechtsträchtigkeiten ermittelt werden. Mit der Vergrößerung des Fetus macht die Gebärmutter Lageveränderungen durch. Im 5.–6. Monat senkt sie sich tief in die Bauchhöhle ein.

Die Ausdehnung der Uteruswand beruht wie bei anderen Tieren vor allem auf einer Hypertrophie der Muskelfasern.

Stark vergrößert sich während der Trächtigkeit auch die zum trächti-gen Horn führende *A. uterina* (von der Stärke eines Strohhalmes zu Be-ginn der Trächtigkeit bis zur Stärke des Zeigefingers), in geringerem Maße die der anderen Seite. Die *A. uterina* zeigt ab der 12. Woche beim Betasten während der rektalen Untersuchung das sog. Uterinschwirren.

Bei der Geburt kann entweder die gelbbräunlich aussehende, dünne **Allantoisblase** (Wasserblase) oder die festere, blauweißlich gefärbte **Amnionblase** (Fußblase) zuerst erscheinen. Der erstere Fall ist weitaus der häufigere (80–90%), bei der anderen Möglichkeit kann es leicht zu Störungen des normalen Ablaufes der Geburt kommen.

Bei der **Zwillingsträchtigkeit** des Rindes (Abb. 42) erfolgt meist eine Implantation der Keime in je einem Horn. Die Zipfel der Fruchtsäcke treffen sich im Uteruskörper und verschmelzen miteinander. Dadurch entsteht ein gemeinsamer Sack in Form einer Doppelsichel. An diesem sind die Verwachsungsstellen als Einschnürung und die Lage der Feten in der Amnionhöhle als ampullenförmige Erweiterungen wahrzuneh-men. Gelegentlich kann es zu einer Kommunikation der beiden Allanto-ishöhlen kommen. Im Bereich der Verschmelzung der Fruchtsäcke treten beim Rind fast stets **Anastomosen zwischen den Gefäßen der beiden Fruchtsäcke** auf. Diese führen über die Beeinflussung durch das Histo-kompatibilitätsantigen Y bei verschiedengeschlechtlichen Zwillingen nahezu regelmäßig zu Veränderungen des Geschlechtsapparates des weiblichen Feten und somit zur Zwitterbildung.

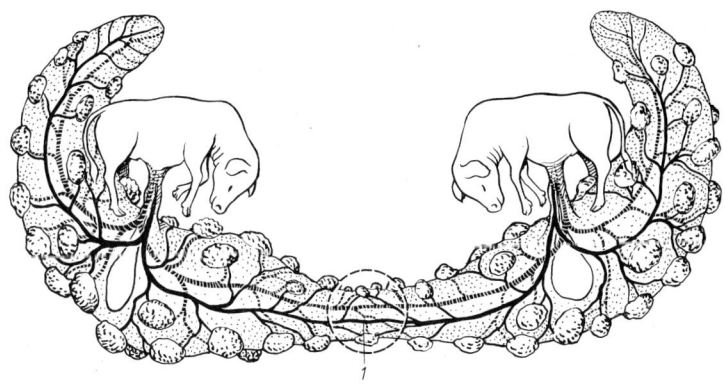

Abb. 42. Schematische Darstellung einer Zwillingsfruchtblase des Rindes (mit deutlichen Anastomosen der Plazentargefäße). 1 Anastomosen.

Seltener ist die Lage der beiden Fruchtsäcke in einem Horn. Dabei kann die Verschmelzung häufig so weit gehen, daß die beiden Amnionhöhlen aneinanderstoßen und den zentralen Teil der einheitlichen Fruchtblase einnehmen. Gelegentlich ist auch nur eine gemeinsame Amnionhöhle für beide Embryonen vorhanden, was auf eine Eineiigkeit der Zwillinge hinweist, aber auch durch Verschmelzung von ursprünglich zwei Höhlen entstanden sein kann.

Bei Schaf und Ziege tritt in der Regel eine Zwillings- und Drillingsträchtigkeit auf. Die Verschmelzung der Fruchtsäcke ist meist allein am Chorion ausgebildet, nur in seltenen Fällen vereinigen sich auch die Allantoishöhlen zu einer gemeinsamen Höhle, oder die Embryonen liegen innerhalb einer gemeinsamen Amnionhöhle. Äußerst selten kommt es zur Bildung größerer Anastomosen und damit zur gegenseitigen Beeinflussung.

Kurz zusammengefaßt, spielt auch bei den Wiederkäuern der Dottersack keine Rolle und bildet sich bald zurück. Da die **Allantoishöhle die Amnionhöhle nicht völlig umgibt**, wird der Fetus über dem Rücken **nur von einem Hohlraum umgeben**. Am Chorion entstehen durch Weiterentwicklung der Zotten an örtlich begrenzten Stellen die Kotyledonen. Sie vereinigen sich mit den Karunkeln der Uterusschleimhaut zu den **Plazentomen**, die in ihrer Gesamtheit die **Semiplacenta multiplex** bilden. Da das Epithel, wenn auch beim Schaf zeitweise synzytial umgebildet, erhalten bleibt, besitzen die Wiederkäuer eine **Placenta epitheliochorialis**. Bei der Zwillingsträchtigkeit des Rindes, äußerst selten bei Schaf und Ziege, treten **Gefäßanastomosen zwischen den verschmolzenen Fruchtsäcken** auf, die als eine Ursache der Zwitterbildung der weiblichen Feten anzusehen sind.

6.1.4. Hund und Katze

Die **Frühentwicklung von Hund und Katze** ist gekennzeichnet durch eine längere Dauer der Passage der Keime durch den Eileiter, eine relativ späte Implantation, die geringgradige Ausbildung eines Dottersackkreislaufes (Stadium der Dottersackplazenta) sowie einen kontinuierlichen Übergang der Implantation in die Plazentation.

Die **Passage der Keime** durch den Eileiter dauert bei Hund und Katze 6–8 Tage. Die Keime gelangen weitgehend im Stadium der Morula bzw. der beginnenden Formung der Blastula in den Uterus und verteilen sich annähernd gleichmäßig auf beide Uterushörner.

Die **Implantation** beginnt bei der Katze ab 13. Tag, beim Hund ab 17.–18. Tag. Dabei werden ein *Appositions*-, ein *Adhäsions*- und ein *Intrusionsstadium* unterschieden. Letzteres geht kontinuierlich in die Plazentation über.

Bei Hund und Katze kommt es zur Ausbildung eines **Dottersackes** und, nach der Vaskularisierung, zur **Dottersackplazenta.** Diese weist aber **keinen Sinus terminalis auf und besitzt eine wesentlich geringere funktionelle Bedeutung als beim Pferd.** Mit der Differenzierung der Allantois und somit des Allantochorions bildet sich der Dottersack bald zurück.

Das **Amnion** (Abb. 44) stellt eine wenig geräumige Höhle um den Embryo dar. Die Menge der hellen, weißlich getrübten, dünnschleimigen Amnionflüssigkeit beträgt zur Zeit der Geburt beim Hund und bei der Katze 8–30 ml.

Die **Allantois** (Abb. 44) entsteht zu Beginn der 3. Woche. Sie umgibt die Amnionhöhle mit dem Embryo und kleidet schließlich die gesamte Keimblase aus. Der Keimling wird somit von 2 konzentrisch zueinander liegenden Höhlen umgeben. Die Menge der bräunlich-gelben, wäßrigen, klaren Allantoisflüssigkeit beträgt gegen Ende der Trächtigkeit beim Hund und bei der Katze 7–30 ml.

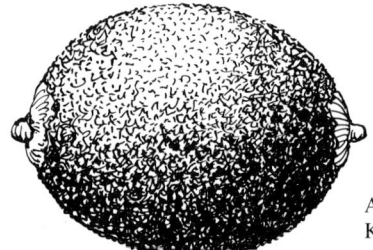

Abb. 43. Fruchtblase des 3 Wochen alten Katzenembryos (Zitronenform). Schwach vergr.

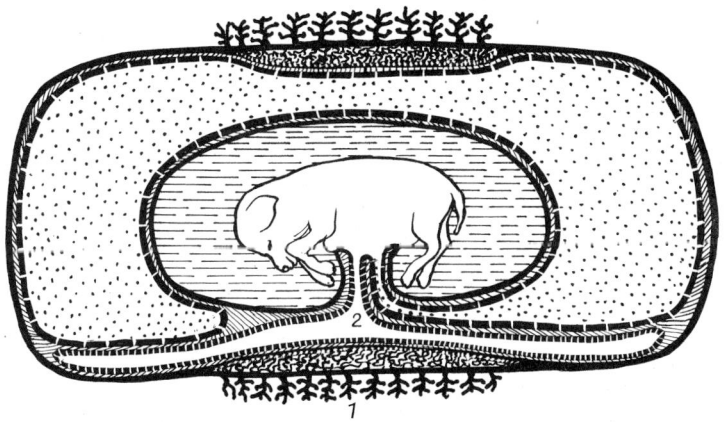

Abb. 44. Längsschnitt durch den Fruchtsack eines Hundes (schematisch). Ausführung wie Abb. 31.
1 Plazentagürtel; 2 Dottersack (in Rückbildung).

Die Länge des **Nabelstranges** beträgt 1/2 (Hund) bzw. 1/3 (Katze) der Körperlänge des Fetus. Er besteht, wie beim Pferd, aus dem von der Amnionscheide überzogenen Amnionteil und dem Allantoisteil. Eine „natale Rißstelle" fehlt.

Die **Plazentation** setzt mit der Bildung der Zotten ein. Unterschieden werden am Fruchtsack der mit Zotten besetzte *Plazentargürtel* und die zottenfreie *Paraplazenta*. Der Plazentargürtel wird durch das *Randhämatom* begrenzt, welches als Extravasatzone der Paraplazenta zuzuordnen ist. Die Paraplazenta läßt sich weiter in die freie Polarzone und die interfetale Polarzone untergliedern (Abb. 45).

Die Keimblase ist zunächst eiförmig. Über die **Zitronenform** (s. Abb. 43) mit dem breiten Plazentargürtel und den spitzen zottenfreien Endteilen erhält sie schließlich die definitive **Tonnenform** mit dem charakteristischen Plazentargürtel und der Paraplazenta (**Gürtelplazenta,** *Placenta zonaria*).

Die Breite des Plazentargürtels umfaßt in der Mitte der Trächtigkeit ca. 1/4, zur Zeit der Geburt ca. 1/5 der Oberfläche des Fruchtsackes. Während der Plazentation (Abb. 46) kommt es bei Hund und Katze zum Abbau der Uterusschleimhaut bis auf das Endothel der Blutgefäße (*Placenta endotheliochorialis*).

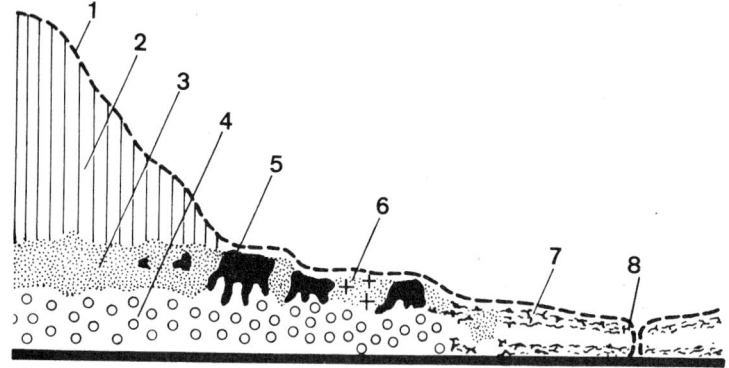

Abb. 45. Schematische Darstellung des Grenzbereiches zwischen Plazenta (Plazentargürtel) und Paraplazenta bei der Katze (nach Leiser).
1 Allantochorion; 2 Labyrinthzone; 3 Verbindungszone; 4 Drüsenzone; 5 Randhämatom; 6 Verbindungsareal (teils degeneriert); 7 Freipolarzone; 8 interfetale Polarzone der Paraplazenta.

Die **Implantation** und **Plazentation** sind im Bereich des Plazentargürtels durch kontinuierliche Prozesse gekennzeichnet. Dem Eindringen der Chorionzotten und damit der Bildung des Plazentarlabyrinthes (Labyrinthplazenta) gehen Umbildungen der Uterusschleimhaut voraus. Diese Prozesse lassen sich deskriptiv in 5 Stadien unterteilen.

So erfolgt:

– im 1. Stadium die Hypertrophie des Oberflächen- und Drüsenepithels sowie eine zunehmende Proliferation und Sekretion der Uterusdrüsen,
– im 2. Stadium (ca. 15. Tag) die Auflösung des Uterusepithels und die mit der Bildung der Drüsendeckschicht einhergehenden Differenzierung in die oberflächliche (Drüsenkammern) und tiefe Drüsenschicht,

---

Abb. 46. Plazentation des Hundes (schematisch).
A 1. Stadium; B 2. Stadium; C 5. Stadium der Plazentation (mit Randhämatom).
1 Epithel des Chorions; 2 Uterusepithel; 3 subepitheliale Bindegewebsschicht; 4 Uterinkrypten; 5 oberflächliche Drüsenschicht; 6 beginnende Bildung der Drüsenkammern; 7 Drüsendeckschicht; 8 tiefe Drüsenschicht; 9 Myometrium; 10 Plazentarlabyrinth; 11 Drüsenkammer; 12 Randhämatom; 13 in das Randhämatom ragende Chorionzotten.

- im 3. Stadium das Eindringen der Chorionzotten in das umgebildete Endometrium,
- im 4. Stadium die Ausdehnung der inzwischen entstandenen Labyrinthzone,
- im 5. Stadium (gegen Ende der 4. Woche) die volle Herausdifferenzierung des Plazentarlabyrinthes.

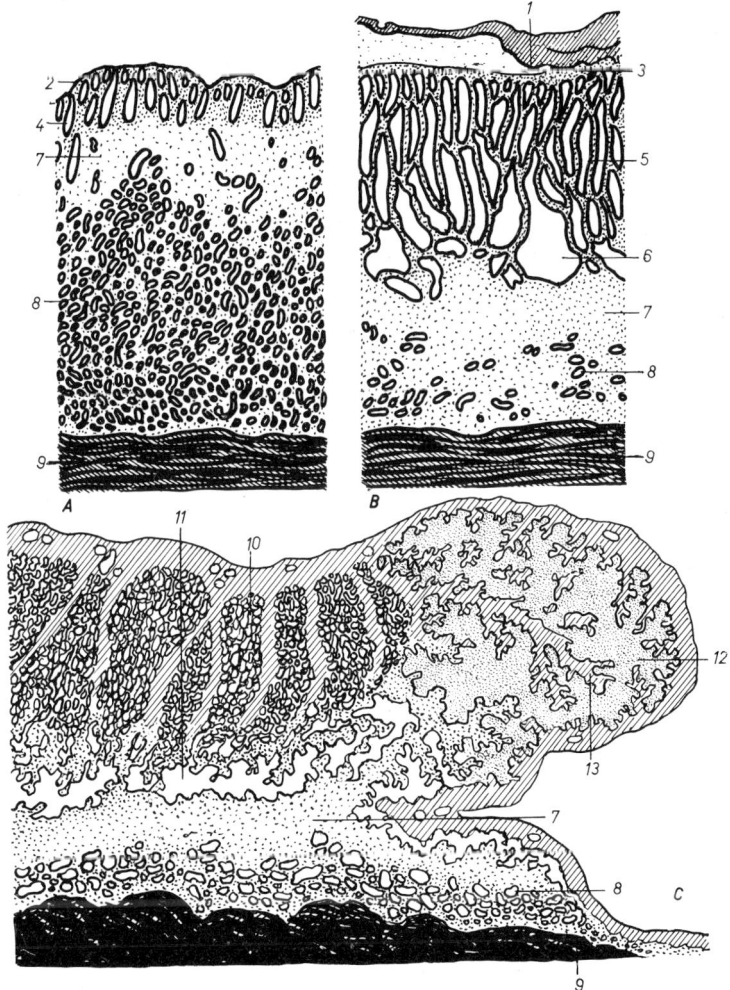

An der **Plazenta** des Hundes lassen sich schließlich unterscheiden:

- die oberhalb der Drüsendeckschicht bzw. der tiefen Drüsenzone **liegende Plazenta im engeren Sinne, das Plazentarlabyrinth,** und
- die von der Drüsendeckschicht und der an den Umbildungsvorgängen nicht beteiligten **tiefen Drüsenschicht** gebildete **subplazentare Lage** (Abb. 46).

Beim Hund sind die *Chorionzotten* charakterisiert durch weniger gestreckt verlaufende und mehr, dabei aber kürzere Nebenblätter. Sie durchdringen als Grundlage des Plazentarlabyrinthes den gesamten oberen Teil des Endometriums. Die Drüsenkammern bilden nach Zerstörung der labyrinthseitigen Wände einen mehr oder weniger einheitlichen, ringförmigen Spaltraum, der das Labyrinth in der Tiefe begrenzt. Von der angrenzenden Drüsendeckschicht dringen unregelmäßige Scheidewände in das Plazentarlabyrinth ein. Das mütterliche Gewebe der Schleimhaut oberhalb der Drüsendeckschicht wird bis auf das Endothel der Gefäße völlig zerstört. Es kommt zu **einer Verbindung des Endothels der mütterlichen Kapillaren mit den blattartigen Aufzweigungen der fetalen Zotten zu gemeinsamen Lamellen** (*Placenta endotheliochorialis*).

Die bei den Abbauprozessen entstehenden Symplasmamassen dienen als Histiotrophe der Ernährung des Embryos.

Während der Plazentation des Hundes (geringer bei der Katze) treten **vor allem am Rande des Plazentargürtels hämatomähnliche Blutungen auf.** Das Blut häuft sich zwischen Chorion und den Resten des Endometriums an. Beim Abbau des Blutes tritt das Hämochlorin auf. Dadurch erhalten die Blutansammlungen eine dunkelgrüne Farbe und bilden den **grünen Saum, das Randhämatom.** Örtlich begrenzt können dazu im zentralen Bereich des Plazentargürtels kleinere Hämatome in Form der **grünen Inseln** (Labyrinthhämatome nach Bonnet) kommen.

Nach der Geburt werden die Reste der Uterusschleimheit oberhalb der Drüsendeckschicht als **Dezidua** abgestoßen. Dabei treten Blutungen auf, wodurch die Lochien rot gefärbt sind. Die Regeneration der Uterusschleimhaut erfolgt von der tiefen Drüsenschicht aus. Reste von Blutungen können eine schwärzliche Pigmentation bedingen.

Im Bereich der **Paraplazenta** treten während der Plazentation, wenn auch in wesentlich geringerer Stärke, gleichfalls Veränderungen an der Uterusschleimhaut auf. Das Vorhandensein von Mikrovilli an der Oberfläche des Chorionepithels deutet insbesondere im Bereich der freien Polarzone auf eine zusätzliche Aufnahme von Embryotrophe hin.

Die ab 15. Tag in Form kleiner Anschwellungen sichtbar werdenden *Fruchtblasen* vergrößern sich mit zunehmendem Alter und bilden **blasige**

Auftreibungen des Uterus, die durch zunächst relativ lange, enge (von Keimblasen freie) Zwischenstrecken (*Internodien*) in Verbindung stehen. Mit der Vergrößerung der Fruchtblasen verkleinern sich die Internodien, so daß der Uterus ab 40. Tag zu einem annähernd gleichweiten Rohr wird. An diesem ist von außen der Sitz der Feten durch die dunklere Färbung der Plazentargürtel sichtbar. Die Fruchtsäcke sind auf beide Hörner verteilt. Die einzelnen Fruchtsäcke stehen untereinander in Berührung und können sich auch einstülpen. Es kommt jedoch zu keiner Verschmelzung und zu keiner Ausbildung von Gefäßanastomosen. Bei der Geburt springt stets zuerst die Allantoisblase, dann die Amnionblase. Die Nachgeburten der Feten gehen getrennt voneinander ab.

Die **Plazentation der Katze** gleicht der des Hundes. Auch bei der Katze findet sich eine intensive Symplasmabildung und somit eine ausgeprägte *Placenta endotheliochorialis*.

Als Unterschiede gegenüber der Plazenta des Hundes gelten

- die **Drüsendeckschicht ist weniger gut ausgebildet**,
- die **Zotten des Chorions besitzen weniger Nebenblätter.** Die lamellenförmigen Aufzweigungen der Zotten weisen annähernd die gleiche Dicke auf und **verlaufen mehr gestreckt.** Sie lassen dünne, in vertikaler Richtung angeordnete Labyrinthlamellen entstehen, welche wie beim Hund in unmittelbaren Kontakt mit dem Endothel der mütterlichen Gefäße treten.
- das zweischichtige Chorionepithel setzt sich aus dem **embryoseitigen Zytotrophoblasten** und dem **uterusseitigen Synzytiotrophoblasten** zusammen.
- es **fehlt ein geschlossenes Randhämatom**. In geringem Ausmaß finden sich unregelmäßig verteilte Blutextravasate, die mehr braunrot gefärbt sind und peripher als Extravasatzone zu einem lockeren Gürtel zusammentreten können.

Kurz zusammengefaßt, kommt es bei Hund und Katze auch zur **Ausbildung einer Dottersackplazenta**, sie weist aber eine wesentlich geringere Bedeutung auf. Die Allantois umgibt, wie beim Pferd, das sich zeitig anlegende, aber nur eine geringe Ausdehnung erreichende Amnion, so daß **der Keimling innerhalb von zwei Hohlräumen liegt.** Auf Grund der gürtelförmigen Anordnung der Zotten stellt die Plazenta der Form nach eine **Placenta zonaria** dar. Bei der Herausbildung der Plazenta entsteht das beim Hund (undeutlich bei der Katze) seitlich **vom Randhämatom begrenzte Plazentarlabyrinth.** Das Chorionepithel stößt unmittelbar an das Endothel der mütterlichen Gefäße, die Plazenta ist somit eine **Placenta endotheliochorialis.**

6.2. Plazentation bei den Versuchsnagetieren und beim Menschen

Die Versuchsnagetiere (Ratte, Maus, Goldhamster), die Kaninchen und auch die Primaten weisen nach der Form eine *Placenta discoidalis*, histologisch eine *Placenta haemochorialis* auf.

6.2.1. Versuchsnagetiere

Die *Placenta discoidalis* der Nagetiere ist eine **Labyrinthplacenta.** Das mütterliche Blut fließt in engen Kanälen in den Maschen eines von den Chorionzotten gebildeten Netzwerkes. Dabei gilt die Mossmannsche Regel, nach der der Blutstrom in gegensinniger Richtung in den mütterlichen und fetalen Gefäßen erfolgt. Dadurch wird eine wesentliche Erhöhung der Effektivität der Austauschprozesse erreicht.

Die Regeneration der Uterusschleimhaut beginnt schon gegen Ende der Trächtigkeit. Zur Zeit der Geburt weist die Placenta fetalis mit der Placenta materna nur noch eine umgrenzte bzw. stielartige Verbindung auf. Dadurch ist nach der Loslösung der Plazenta die Wundfläche nur klein und damit eine erneute Befruchtung und Implantation kurz nach der Geburt möglich.

Elektronenmikroskopisch konnte bestätigt werden, daß **die Plazenta bei allen Versuchsnagetieren und Lagomorphen hämochorial** ist. Die Anzahl der Trophoblastzellschichten der Labyrinthbälkchen, über die der Austausch mit dem in den mütterlichen Bluträumen sich befindenden Blut erfolgt, ist tierartlich unterschiedlich (bei Ratte, Maus und Goldhamster drei, beim Kaninchen zwei und beim Meerschweinchen eine Schicht).

Trotz eines grundsätzlich ähnlichen Aufbaus bestehen in der Plazentation bei Lagomorphen und Nagetieren tierartliche Unterschiede.

– Das Kaninchen weist eine **zentrale Implantation** und eine Bildung des Amnions als **Faltamnion** auf. Die Plazenta zeigt einen durch zwei Längswülste der Uterusschleimhaut vorgebildeten typischen **Aufbau aus zwei Lappen.**
– Bei Ratte, Maus und Goldhamster erfolgt eine **exzentrische Implantation** und die Bildung des Amnions als **Spaltamnion.** Es kommt an der sich weitgehend zurückbildenden Wand der Keimblase zu einer lokalisierten starken Wucherung des Trophoblasten, dem **Träger** oder **Ektoplazentarkonus** (Abb. 47). Dieser stellt die Anlage der Plazenta

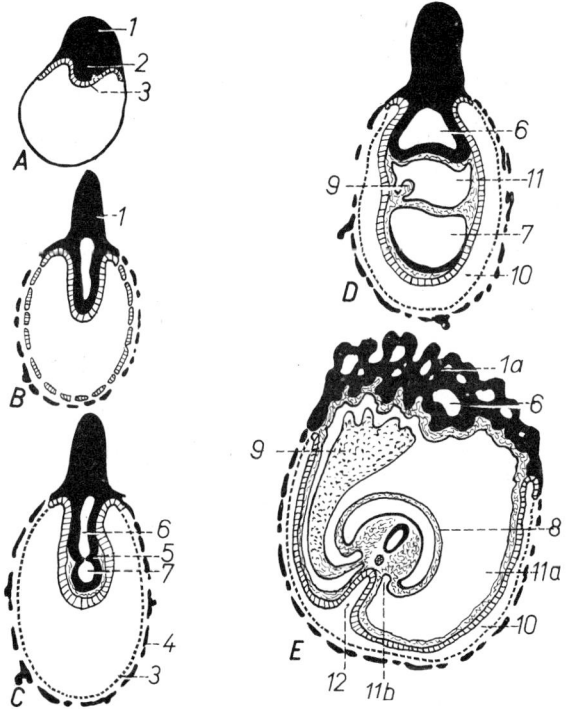

Abb. 47. Schemata (A–E) zur Primitiventwicklung und frühen Entwicklung der Eihäute bei Ratte und Maus (in Anlehnung an Starck).
1 Träger, 1 a Plazenta; 2 Embryonalknoten; 3 Entoblast; 4 Reste der ektodermalen Blastozystenwand; 5 Amnionfalte; 6 Ektoplazentarhöhle; 7 Amnionhöhle; 8 Amnion; 9 Allantois; 10 Dottersack; 11 Zölom; 11 a Exozöl; 11 b Endozöl; 12 Darmrinne.

dar und senkt den Embryonalschild tief in den Dottersack ein. Die diskoidale Plazenta von Ratte, Maus und Goldhamster ist, im Gegensatz zu der des Kaninchens, **einlappig**.

– Beim Meerschweinchen erfolgt die Implantation **interstitiell**, der Dottersackentoblast umgibt nach dem Schwinden der Keimblasenwand als ektoplazentarer Entoblast den äußerst stark ausgebildeten Träger, so daß bei diesem Tier eine extreme Form der „Umkehr der Keimblätter" vorliegt. Als besondere Bildung tritt die **Subplazenta** auf. Kennzeichnend für die Plazenta des Meerschweinchens ist ein **Lappenbau**, der durch die unregelmäßige Mesenchym- und Gefäßwucherung bedingt ist.

6.2.2. Mensch

Beim Menschen erfolgt nach der **interstitiellen Implantation** eine Umbildung des Trophoblasten in den inneren zelligen *Zytotrophoblast* und den äußeren *Synzytiotrophoblast*.

Der **Dottersack** entsteht aus den Entoblastzellen. Diese breiten sich gewölbartig aus und grenzen nach ihrer ventralen Vereinigung den klein bleibenden Dottersack von dem übrigen, als Exozöl zu bezeichnenden Hohlraum der Keimblase ab. Das **Amnion** entsteht als **Spaltamnion** aus dem Hohlraum der Embryozyste. Es verbindet sich von innen mit dem Chorion und stellt, da die **Allantois nur als Haft- oder Bauchstiel** ausgebildet ist, die einzige mit Flüssigkeit gefüllte Blase um den Embryo dar. Der Haftstiel enthält in seinem Mesenchym Gefäße, welche, wie bei den Haussäugetieren, das aus dem Trophoblast hervorgegangene Chorion vaskularisieren. Auf dem Chorion bilden sich zunächst die primitiven Zotten aus. Diese werden nach der Verbindung des Chorions mit dem Haftstiel zu den sekundären Zotten. Der lumenseitige Teil der Uterusschleimhaut wird zur **Dezidua.** An ihr werden unterschieden:

– die unter der Keimblase sich befindende *Decidua basalis,*
– die um die Keimblase kapselartig ausgebildete *Decidua capsularis,* welche über die *Decidua marginalis* in die *Decidua basalis* übergeht,
– die an der übrigen, nicht in Verbindung mit der Keimblase tretenden Uterusschleimhaut vorhandene *Decidua parietalis.*

Die zunächst an der gesamten Keimblase angelegten **Chorionzotten** und intervillösen Räume werden in der Decidua capsularis bald wieder zurückgebildet. In der Decidua basalis vergrößern sich dagegen die Zotten stark. Sie werden zur Grundlage der **Placenta discoidalis.** Diese stellt nach ihrem Aufbau eine **Zotten-** oder **Topfplazenta** dar. Die **von der Chorionplatte ausgehenden, reich verzweigten Zotten ragen in die mit Blut gefüllten intervillösen Räume.** Nach Einschmelzung der mütterlichen Kapillaren werden die Zotten von dem in den intervillösen Räumen zirkulierenden Blut unmittelbar umgeben (*Placenta haemochorialis*).

Nach der Geburt wird die gesamte *Dezidua* mit den Eihäuten abgestoßen, und es erfolgt von den unteren Lagen der Schleimhaut (mit den Drüsenenden) aus die Erneuerung der Uterusschleimhaut.

6.3. Eihüllen des Vogels

In dem Ei des Vogels kommt es gleichfalls **zur Bildung von Eihüllen und zur Anlage eines Dottersack- und Allantoiskreislaufs.** Diese erhalten aber auf Grund der Entwicklung innerhalb des Eies und dessen Dotterreichtum andere, im wesentlichen aber denen bei den Säugetieren entsprechenden Funktionen.

Der nach der Gastrulation dreiblättrig gewordene Embryonalschild **umwächst vom Randsynzytium aus die Dottermassen.** Der dabei entstehende „Umwachsungsgrad" schiebt sich stetig weiter vor und bedingt schließlich gegenüber dem Embryo (Gegenpol) die vollständige Abtrennung des Dottersackes. Von diesem faltet sich bei den Umformungen des Embryos, ähnlich wie bei den Säugetieren, der Darm ab.

Die Wand des **Dottersackes** besteht auch beim Vogel aus dem viszeralen Mesoblasten und dem Entoblasten, während sich der durch das Exozöl getrennte parietale Mesoblast mit dem Ektoblasten als Chorion der Eiweißhülle anlegt. In der Dottersackwand treten schon frühzeitig (2 1/2 Tage) Blutgefäße auf. Von dem Sinus terminalis gehen die Dottersackgefäße aus. Sie bilden das typische, in den einzelnen Entwicklungsstufen jedoch sich änderndes Gefäßbild des **Dottersackkreislaufs.** Dieser dient zur Ernährung des Embryos, indem über die Wand des Dottersackes ständig Teile der in ihm angesammelten Dottermassen aufgenommen werden. Die letzten Dotterreste werden erst nach dem Schlüpfen (1–2 Tage) aufgebraucht.

Das **Amnion** stellt ein **Faltamnion** dar. Es entsteht schon zeitig. Die Amnionhöhle ist relativ geräumig. Unter dem geschichteten Amnionepithel findet sich eine Schicht von Muskelfasern. Diese läßt eine typische, sich im Laufe der Entwicklung entsprechend der Bewegungsvorgänge ändernde Anordnung der einzelnen Faserzüge erkennen. Die Bewegungsvorgänge des Amnion sind u. a. für den Flüssigkeitskreislauf im Fruchthüllensystem des sich entwicklenden Eies von Bedeutung.

Die **Allantois** vergrößert sich rasch und füllt schließlich das gesamte Exozöl sowohl zwischen Dottersack und Chorion als auch zwischen Amnion und Chorion aus. Dadurch wird außer dem Dottersack auch die Amnionhöhle von der Allantois umgeben. Der Embryo des Vogels liegt **innerhalb von zwei konzentrisch zueinander gelegenen Hohlräumen.** Durch die Verschmelzung der Allantois mit dem Chorion erfolgt dessen Vaskularisation. Die Gefäße des **Allantoiskreislaufs** werden ab 5. Tag der Entwicklung sichtbar. Auf dem Allantochorion treten zottenähnliche Fortsätze auf, die der Aufnahme der Eiweißmassen dienen (Ernährungsfunktion).

Ab 13.–18. bzw. 19. Tag der Bebrütung erfolgt die Eiweißaufnahme zusätzlich über einen **aktiven Eiweißschluckprozeß.** Dazu dient der *Eiweißkanal*, eine offene Chorion–Amnion-Verbindung. Auf seine Funktion weist u.a. auch die Differenzierung der Magendrüsen während dieser Zeit hin.

Außer **der Ernährungsfunktion hat das Allantochorion die Atmungsfunktion.** Der Gasaustausch erfolgt vorwiegend an dem nach der *Luftkammer* zu gelegenen Abschnitt.

Mit zunehmender Entwicklungsdauer verdrängt die sich vergrößernde Amnionhöhle über dem Embryo den Hohlraum der Allantois und kommt an der Wand der Luftkammern zu liegen. Dies ermöglicht den direkten Übertritt der durch die poröse Kalkschale eindringenden Luft in die Amnionhöhle und damit das **Einsetzen der Lungenatmung schon vor dem Schlüpfen.**

7. Entwicklung der Organe (Organogenese)

Die **Anlage der Organe** erfolgt während der *Primitiventwicklung*, ihre volle Herausbildung erhalten sie während der *Organogenese*. Stets sind mehrere Gewebe und somit oft auch mehrere Keimblätter an der Bildung eines Organs beteiligt. Zunächst entstehen die für das betreffende Organ typischen Gewebebestandteile (*Parenchym*). Stammen diese aus dem Entoblasten oder Ektoblasten, kommen die Bildungen des Mesenchyms (*Interstitialgerüst* mit Blut- und Lymphgefäßen) hinzu, denn erst **durch die Verbindung der parenchymatösen Bestandteile mit den im Interstitium verankerten Blutgefäßen entsteht das funktionsfähige Organ.** Bei den aus dem Mesoblasten sich entwickelnden Organen kommt es in diesem zur Differenzierung des Parenchyms und des Interstitiums.

7.1. Entwicklung des Verdauungsapparates

Der *Verdauungsapparat* hat gemeinsam mit dem *Atmungsapparat* seinen Ursprung im **primitiven Darm** (*gastropulmonales System*).

Dabei entstehen:

- aus der Mundbucht (*Stomatodeum*) die primitive (primäre) Mundhöhle,
- aus dem Vorderdarm (*Preenteron*) der Pharynx (einschl. seiner Derivate), die Speiseröhre, der Magen und das Duodenum bis zur Mündung des Gallenganges (einschließlich der Leber und des Pankreas) sowie der ventrale Teil des Atmungsapparates,
- aus dem Mitteldarm (*Mesenteron*) das Duodenum (ab Mündung des Ductus choledochus), Jejunum, Ileum, Caecum und Colon (bis zur Mitte des Colon transversum),
- aus dem Hinterdarm (*Metenteron*) das Colon (ab linker Teil des Colon transversum) und das durch die Umbildung der Kloake entstehende Rectum sowie die Harnblase,
- aus der Afterbucht (*Proctodeum*) Teile des Analkanals.

Aus didaktischen Gründen wird bei der folgenden Darstellung der Entwicklung des Verdauungssystems, obwohl diese von der embryologischen Unterteilung abweicht, die anatomische Einteilung benutzt.

7.1.1. Entwicklung des Kopfdarmes

Der **Kopfdarm** stellt den Anfangsteil des Verdauungsschlauches dar. Er entwickelt sich **aus der ektodermalen Mundbucht und dem durch die Rachenmembran getrennten vorderen Teil des Preenteron.** Am Kopfdarm lassen sich zunächst die mit der primitiven Nasenhöhle in breiter Verbindung (*primitive Choanen*) stehende *primitive Mundhöhle* (Munddarm) und die kaudale, aus der vorderen Darmbucht hervorgegangene *primitive Pharynxhöhle* (Schlunddarm) unterscheiden.

• Gaumen und sekundäre Mundhöhle

An der Innenfläche des Oberkieferwulstes kommt es zur Ausbildung der *Gaumenleisten*, welche zu den *Gaumenplatten* oder *Gaumenfortsätzen*, *Processus palatini* werden (Abb. 48). Sie reichen vom Vorderrand der primitiven Choanen bis zur Kehlkopfanlage. Zunächst wachsen die Gaumenleisten in medialer Richtung, werden aber durch die zu dieser Zeit stark vergrößerte Zunge veranlaßt, ventral abzubiegen. Sie liegen vorübergehend seitlich der Zungenanlage mit ventral gerichtetem, freien Rand. Nach Streckung der Zungenanlage kommt es mit der Aufrichtung der Gaumenleisten zu ihrer medianen Vereinigung und **somit zur Bildung einer horizontalen Scheidewand, dem sekundären Gaumen** (Abb. 48). Dadurch wird die **Mundhöhle von der Nasenhöhle getrennt.** Es entstehen ventral die *sekundäre Mundhöhle* sowie der *Schlingrachen* und dorsal die *sekundäre Nasenhöhle* sowie der *Atmungsrachen*. Über die *sekundären Choanen* steht die sekundäre Nasenhöhle mit der Pharynxhöhle in Verbindung.

Mit der Bildung des Gaumens geht die der *Nasenscheidewand* einher. Sie wächst vom mittleren Nasenwulst aus ventral und bewirkt die **Trennung der beiden Nasenhöhlen.**

Bei der Verschmelzung der Gaumenleisten bleibt im apikalen Bereich ein röhrenförmiger Spalt. Er wird zum *Ductus nasopalatinus.*

Der vordere Teil des sekundären Gaumens gewinnt Anschluß an den vom medialen Nasenfortsatz und vom Oberkieferwulst gebildeten Zwischenkiefer und verknöchert. Im hinteren Teil erfolgt die Bildung von quergestreifter Muskulatur. Dadurch wird die Trennung des vorderen

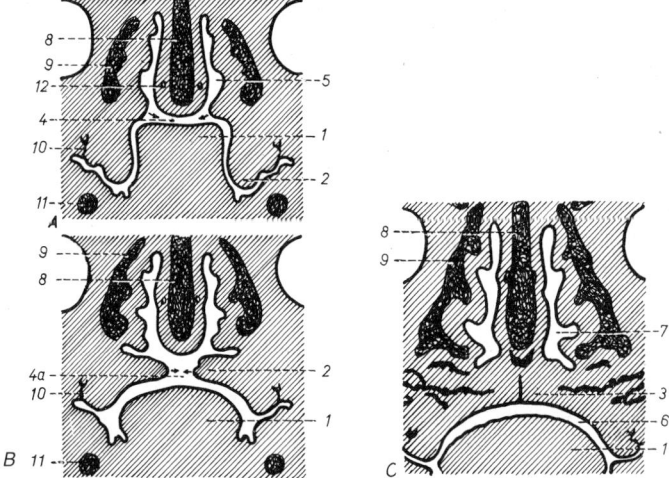

Abb. 48. Schematische Darstellung der Bildung des Gaumes und der sekundären Nasenhöhle an Frontalschnitten durch den vorderen Teil des embryonalen Kopfes. A Zungenwulst in der noch offenen Gaumenspalte zwischen den beiden vertikal stehenden Gaumenfortsätzen; B beginnender Verschluß der Gaumenspalte; C völliger Verschluß der Gaumenspalte durch Bildung des sekundären Gaumens. 1 Zunge; 2 Gaumenfortsatz; 3 sekundärer Gaumen; 4 primäre Mundhöhle; 4 a noch offene Gaumenspalte; 5 primäre Nasenhöhle; 6 sekundäre Mundhöhle; 7 sekundäre Nasenhöhle; 8 Septum nasi; 9 Nasenknorpel; 10 Zahnanlage; 11 Meckelscher Knorpel; 12 Jacobsonsches Organ.

knöchernen *harten Gaumens* von dem hinteren, beweglichen *Gaumensegel* eingeleitet.

● **Lippen und Backen**

An der seitlichen und vorderen Begrenzung der Mundhöhle sind neben dem Unterkieferbogen der Oberkieferfortsatz und die Nasenwülste beteiligt.

Vor bzw. seitlich der Anlage der Zahnleiste entsteht oben bzw. unten in Form einer bogenförmigen Epitheleinsenkung die *Bukkolabiallamelle.* Sie dringt in das Mesenchym ein und **trennt einen vorderen bzw. seitlichen Abschnitt als Lippen- bzw. Backenanlage von dem übrigen Teil, aus dem der eigentliche Kiefer mit den Zahnanlagen hervor-**

geht. Durch Spaltbildung wird die zunächst lamellenförmige Epithel-
leiste zur *Backen-Lippen-Furche*, der Anlage des *Vestibulum oris.* Bald
einsetzende histogenetische Differenzierungsprozesse (u. a. Bildung der
Drüsen und Muskeln) führen zur endgültigen Form der Lippen und Bak-
ken.

Die **Mundspalte** ist zunächst sehr breit und reicht relativ weit kaudal.
Mit zunehmender Vergrößerung (Streckung) des Unter- und Oberkiefers
(mit den Nasenwülsten) sowie mit der Differenzierung der Lippen und
Backen wird die Mundspalte stark verkleinert und bekommt ihre tierartlich typische Ausbildung.

• Speicheldrüsen

Die kleinen und großen **Kopfspeicheldrüsen** entstehen aus *Epithelsprossen.* In diesen tritt durch Zelldehiszenz eine Kanalbildung auf. Sie
wird zum Ausführungsorgan, welcher mit der Stelle des Entstehens in
Verbindung bleibt. Durch stete Teilungsvorgänge an den Enden der Epithelsprosse werden Seitensprosse und somit ständig neue Drüsenteile gebildet. Es entsteht schließlich die typische Struktur der Drüse **mit dem
Ausführungsgangsystem und den Drüsenendstücken.** Das Epithel der
Endstücke ist zunächst zweischichtig. Aus den basal liegenden Zellen
gehen die Korbzellen, aus den lumenseitigen die Drüsenzellen hervor.
Bei der Drüsenbildung wird das Mesenchym zum formbestimmenden
Interstitialgewebe mit den Kapillarnetzen um die Endstücke. Die endgül-
tige histologische Differenzierung der Speicheldrüsen erfolgt nach der
Geburt.

Von den großen Kopfspeicheldrüsen wird zunächst die Gl. mandibularis angelegt, bald darauf folgen die Gl. parotis und die Gl. sublingualis
major, relativ spät erst kommt es zur Anlage der Gll. sublingualis mino-
res und der kleinen Mundspeicheldrüsen.

Die *Gl. parotis* entwickelt sich im Winkel der Mundspalte und wächst als solider
Strang kaudal. Ventral der Anlage der Ohrmuschel erfolgt die Bildung des Drü-
senkörpers. Durch die Verkleinerung der Mundspalte wird die Mündung des Ausführungsganges der Gl. parotis in den Bereich der Backe verlagert. Die *Gl.
mandibularis* stellt in ihrer Anlage zunächst seitlich der Zunge eine leistenartige
Epithelverdickung am Mundhöhlenboden dar. Diese schnürt sich von kaudal nach
oral vom Epithel ab. Nur das vordere Ende bleibt in Verbindung mit dem Mundhöhlenepithel und wird zur Mündungsstelle des Ausführungsganges. Lateral von
der Anlage der Gl. mandibularis werden, zeitlich unterschiedlich, weitere Leisten
angelegt, aus denen die *Gll. sublinguales* hervorgehen. Zunächst bildet sich die
am weitesten nach vorn reichende Anlage der *Gl. sublingualis major* aus, deren

Mündungsstelle eine Verbindung zum Mündungsteil der Gl. mandibularis bekommen kann. Die *kleinen Unterzungendrüsen* entstehen kaudal von den Mündungen der Gl. mandibularis und Gl. sublingualis major.

• Zunge

Die **Zunge** (Abb. 49) hat ihren Ursprung am Boden der primitiven Mundhöhle aus Teilen der Kiemenbogen

- die **Zungenspitze** und der **Zungenkörper** aus dem *mittleren Zungenwulst, Tuberculum linguale medium (impar)* und den *paarigen seitlichen Zungenwülsten*, Tubercula lingualia lateralia
- der **Zungengrund** aus der *Kopula*, Tuberculum linguale proximale.

Der *mittlere Zungenwulst* geht aus dem Mandibularbogen hervor. Die *Kopula* stellt das unpaare Verbindungsstück vor allem des 2., aber auch des 3. und 4. Kiemenbogens dar. Die seitlichen Zungenwülste entstammen gleichfalls dem Mandibularbogen.

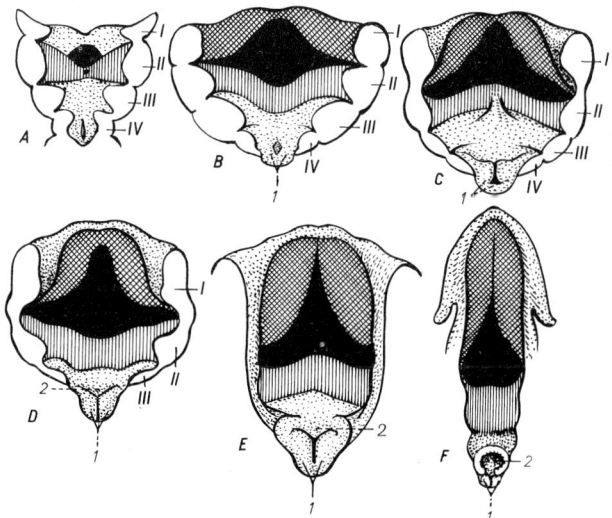

Abb. 49. Umrißzeichnungen des Mundhöhlenbodens mit der Zungenanlage nach Rekonstruktionen an unterschiedlich alten Schweineembryonen (A–E) und vom erwachsenen Schwein (F).
Die Kiemenbogen sind mit römischen Ziffern versehen; das Tuberculum linguale medium ist schwarz, die lateralen Zungenwülste gekreuzt schraffiert und der Kopulaanteil des Hyoidbogens längs gestreift dargestellt.
1 Arytänoldwülste; 2 Epiglottis (in A–E Anlage).

Die einzelnen Teile der Zungenanlage **verschmelzen bald miteinander zum einheitlichen Organ.** Zunächst ist die Zunge ein dickes, wulstförmiges Gebiet, das den Raum der primitiven Mundhöhle weitgehend erfüllt. Bald beginnt ein starkes Längenwachstum der Zunge. Da der Unterkiefer in dieser Zeit im Wachstum zurückbleibt, ragt die Zunge vorübergehend aus der Mundhöhle hervor. Mit der völligen Ausbildung des Unterkiefers sowie des Gesichtes gelangt die Zunge wieder in die Mundhöhle zurück und erhält ihre typische Lage.

Entsprechend der Abstammung der Teile der Zunge aus mehreren Kiemenbogen sind an der **Innervation** Äste verschiedener Nerven beteiligt. Die **Muskulatur** der Zunge geht aus einem eigenen, mit dem *N. hypoglossus* in Verbindung tretenden Vormuskelblastem hervor. An ihm tritt mit der histogenetischen Differenzierung der Fasern eine Schichtenbildung und somit die Bildung der Zungenmuskeln auf. In der Medianebene bleibt eine Zone Mesenchymgewebe als Septum linguae zunächst erhalten. In Verbindung mit einer Rückbildung entstehen die Achsengebilde der Zunge (Lyssa des Hundes, Zungenrückenknorpel des Pferdes).

Von den **Zungenpapillen** treten zuerst die *Geschmackspapillen* und erst relativ spät die *mechanischen Papillen* auf.

Dabei

- werden die *Papillae fungiformes* als erste angelegt. Durch Mesenchymwucherung kommt es zur typischen pilzförmigen Erhebung über die Oberfläche.
- erhalten die *Papillae vallatae* ihren Wallgraben durch eine sich in das Mesenchym einsenkende, ringförmige Epithellamelle. Von den sowohl dorsal als auch seitlich angelegten Geschmacksknospen bleiben nur die seitlich im Epithel nahe des Wallgrabens gelegenen Geschmacksknospen erhalten.
- kommt es bei den *Papillae foliatae* durch Epithellamellen zur Bildung der Querfurchung.

Die *Ebnerschen Drüsen* entstehen aus Epithelsprossen, die von den formbildenden Epithellamellen der Drüsen ausgehen.

Die *Papillae filiformes* als Hauptform der mechanischen Papillen entstehen relativ spät aus Mesenchymwucherungen, welche mit Veränderungen am Epithel einhergehen.

Am **Zungengrund** treten in der bekannten Weise aus Epithelsprossen Drüsenanlagen auf. In deren Nähe entstehen durch Einwanderungen von Lymphozyten in das ungeformte Bindegewebe Schleimhautbälge (Zungenmandel). Die Zunge hat für den Fetus schon eine Sinnesfunktion. Reflektorische Reaktionen sind Ausdruck der Wahrnehmung von Geschmacksreizen.

• **Zähne**

Die **Zähne** stammen vom ektodermalen Mundhöhlenepithel (Schmelz) und vom Mesenchym (Dentin, Zementsubstanz, Pulpa) ab. Sie entsprechen somit in der Anlage den intraepithel bleibenden Hautzähnen der Haie und Rochen.

Die ektodermale Anlage ist in Form der *Zahn-* oder *Schmelzleiste* gemeinsam für das gesamte Milchgebiß. Diese besitzt eine der Kieferform angepaßte Gestalt und wächst medial bzw. kaudal der Bukkolabiallamelle in die Tiefe. Für kurze Zeit kann die Schmelzleiste als flacher Zahnwall mit einer undeutlichen Zahnfurche außen sichtbar sein. An der glatten und gleichmäßigen Zahnleiste treten die **Zahnknospen**, *Gemmae dentes*, auf. Ihre Anzahl entspricht der der **Milchzähne**. Die Zahnknospen stellen zunächst einfache Epithelverdickungen dar. Sie werden von der Tiefe her vom Mesenchym der *Zahnpapille* eingestülpt (Abb. 50). Das entstehende *Schmelzorgan* erhält dadurch eine Glockenform (*Schmelzglocken*).

Zwischen dem Schmelzorgan und der Zahnleiste bleibt ein dünner epithelialer Strang, der Stiel des Schmelzorgans, bestehen. Die zwischen den einzelnen Schmelzorganen liegenden Teile der Zahnleiste bilden sich zurück. Schließlich

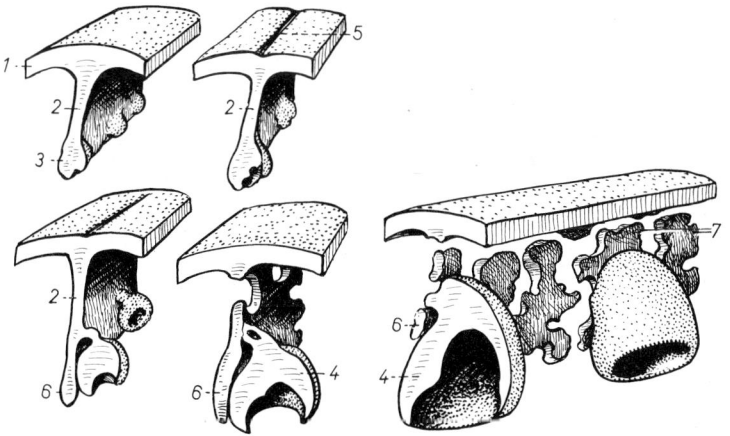

Abb. 50. Schematische Darstellungen zur Entwicklung des Schmelzorgans aus der Zahnleiste.
1 Epithel des Kiefers; 2 Zahnleiste; 3 Schmelzkolben; 4 Schmelzglocke eines Milchzahnes; 5 Zahnfurche; 6 Anlage des bleibenden Zahnes („Ersatzleiste"); 7 Reste der Zahnleiste.

reißt der Stiel ein und verschwindet. Aus ihm geht aber noch die Anlage für den Ersatzzahn hervor („Ersatzleiste").

Am **Schmelzorgan** wird eine entlang der Oberfläche liegende Schicht zylindrischer Zellen zu den *äußeren* und *inneren Schmelzzellen* (Abb. 51). Zwischen diesen liegt die *Schmelzpulpa*. Sie besteht aus synzytial durch Fortsätze untereinander in Verbindung stehende Zellen, welche eine gallertartige Flüssigkeit ausscheiden.

In der **Zahnpapille** werden schon zeitig Blutgefäße und Nervenfasern sichtbar. Das Mesenchym bildet die Dentinsubstanz.

Zahnpapille und Schmelzorgan stellen die gemeinsame Zahnanlage dar. Diese wird von einer gleichfalls aus Mesenchym bestehenden

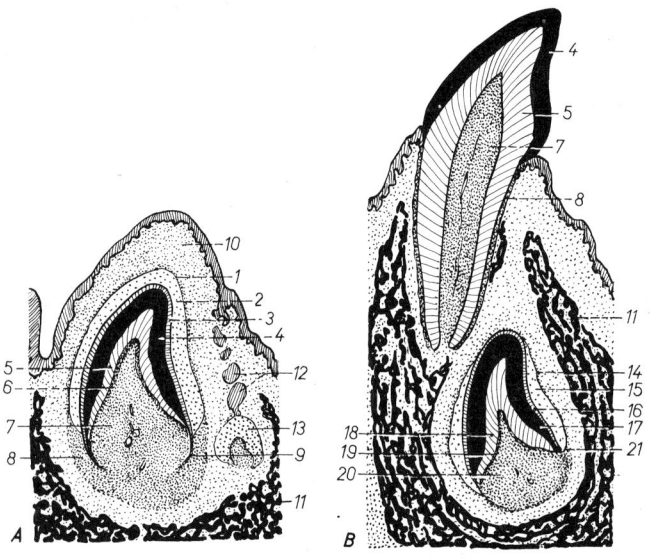

Abb. 51. Zwei unterschiedliche Entwicklungsstadien (A früheres, B späteres Stadium) der Anlage des Milchzahnes und des bleibenden Zahnes (schematisch). 1 äußeres Schmelzepithel, 2 Schmelzpulpa, 3 inneres Schmelzepithel, 4 Schmelzsubstanz, 5 Dentinsubstanz, 6 Odontoblasten, 7 Zahnpapille (daraus in B Zahnpulpa), 8 Zahnsäckchen (daraus in B Zementsubstanz), 9 in die Tiefe wachsende Epithelscheide (Wurzelbildung) des Milchzahnes, 10 Kieferwall, 11 Kieferknochen, 12 Reste der Zahnleiste, 13 Anlage des bleibenden Zahnes; 14 äußere Schmelzzellen, 15 Schmelzpulpa, 16 innere Schmelzzellen, 17 Schmelzsubstanz, 18 Dentinsubstanz, 19 Odontoblasten, 20 Zahnpapille, 21 in die Tiefe wachsende Epithelscheide (Wurzelbildung) des bleibenden Zahnes.

Hülle, dem *Zahnsäckchen*, umgeben. Aus ihm entsteht die Zementsubstanz. Zum anderen stellt es die Verbindung zu dem benachbarten Mesenchym her. In diesem beginnen bald die Verknöcherungsvorgänge zur Bildung der Alveolen. Erst relativ spät wird der Rest des Zahnsäckchens zur Wurzelhaut.

Die **Schmelzbildung** (s. Abb. 51) setzt unmittelbar nach der Dentinbildung ein. Sie erfolgt **von den inneren Schmelzzellen aus.** Diese strecken sich und formen nach dem Dentin zu die immer länger werdenden *Schmelzprismen.* Sie stellen zunächst eine homogene, weiche, kolloidale Masse dar, verkalken später und werden untereinander fest zum *Schmelzscherbchen* verbunden. Nach dem Entstehen des Zahnschmelzes ist die Schmelzpulpa verschwunden. Sie dient anscheinend als Platzhalter für den sich stark vergrößernden Zahn. Aus den inneren Schmelzzellen wird noch das mit der Kittmasse zwischen den Schmelzprismen zusammenhängende *Schmelzoberhäutchen.* Die Differenzierung der Schmelzsubstanz beginnt an der zur Krone werdenden „Spitze" des Zahnes und schreitet wurzelwärts fort. Die **Dentinbildung** beginnt ein wenig früher als die Schmelzbildung. Aus dem Mesenchym der Zahnpapille differenziert sich eine Schicht hochprismatischer Zellen, die *Odontoblasten.* Sie bilden nach außen hin eine fibrilläre Struktur, das *Prädentin,* welches sich **in Verbindung mit Verkalkungsvorgängen zum Dentin umwandelt.** Es stellt in der Gesamtheit das *Dentinscherbchen* dar. Die Dentinbildung beginnt ähnlich der Schmelzbildung zunächst an der Spitze der Papille und setzt sich wurzelwärts fort. Bei mehrhöckerigen Zähnen ist die Oberfläche der Papille nicht einheitlich. Auf jeder Erhebung entsteht ein Dentinscherbchen. Diese vereinigen sich basal zur gemeinsamen Krone.

Die **Wurzelbildung** des Zahnes geschieht erst kurz vor dem Durchbruch, indem der Umschlagrand der beiden Schmelzzellagen als *Epithelscheide, Vagina radicis,* röhrenförmig in die Tiefe wächst. Durch die **Form dieser Scheide wird die Ausbildung der Wurzel bestimmt.** Bei den mehrwurzeligen Zähnen ist sie gespalten und bildet mehrere in die Tiefe wachsende Röhren.

Die **Zementbildung** erfolgt allgemein mit der Wurzelbildung, d. h. zum großen Teil erst nach der Geburt, **von der Innenschicht des Zahnsäckchens aus.** Die Zellen werden zu Osteoblasten (Zementoblasten). Diese durchbrechen die Epithelscheide und bilden die auf dem Dentin der Wurzel sich ablagernde *Zementsubstanz.* Die Reste der Epithelscheide lassen sich vorübergehend nachweisen, schwinden aber immer mehr. Die Zementsubstanz ist auf Grund ihrer Entstehung eine Knochensubstanz.

Das Längenwachstum der Wurzel führt zu einem Emporschieben der Zahnkrone und schließlich zum Durchbruch des Zahnes durch die druckatrophisch gewordene Schleimhaut.

Das nicht zur Bildung der Odontoblasten benötigte Mesenchym der Papille wandelt sich in die **Zahnpulpa** um. Die zunehmende Einengung der Wurzelscheide führt zur Bildung des Wurzelloches. Durch dieses gelangen die Blutgefäße und Nerven in die Zahnpulpa.

Die **Ersatzzähne** sind schon zeitig wahrzunehmen. Sie entstehen lingual des Schmelzorgans des Milchzahns aus der Zahnleiste bzw. dem Stiel des Milchzahnschmelzorgans. Die Anlage wandelt sich zu einem zweiten Schmelzorgan um, aus dem **nach dem Durchbruch des Milchzahnes der Ersatzzahn in der Art und Weise wie der Milchzahn entsteht** (s. Abb. 51). Durch Osteoklasten wird die knöcherne Scheidewand der Alveole zwischen Milchzahn und Ersatzzahn aufgelöst. Der Ersatzzahn schiebt den Milchzahn vor sich her, und es kommt schließlich zum Ausfall desselben, zum **Zahnwechsel.**

Eine besondere Entstehung zeigen die **Molaren,** denen Milchzähne als Vorläufer fehlen. Sie gehen aus dem erhalten gebliebenen pharyngealen Ende der Zahnleiste hervor. Aus diesem wächst nach hinten ein Epithelstrang, verdickt sich und bildet das Schmelzorgan des 1. Molaren. Aus dessen Halsteil sproßt ein weiterer, sich bald zum Schmelzorgan des 2. Molaren verdickender Strang, und aus dessen Hals entsteht in gleicher Weise das Schmelzorgan des 3. Molaren. Die Molaren entstehen somit **nacheinander durch jeweilige Verlängerung der Zahnleiste.**

Auf die Besonderheiten der Entwicklung und endgültigen Formung bestimmter Zähne, wie die „wurzellosen" Zähne (Schneidezähne der Nagetiere, Eckzahn des Schweines, Stoßzahn des Elefanten) sowie vor allem die schmelzfaltigen hypselodonten (prismatischen) Backenzähne des Pferdes und ähnlich auch der Wiederkäuer, bei deren Entwicklung, die vor allem postfetal abläuft, 5 Phasen (Kronenbildung, Sockel- oder Halsbildung, Wurzelbildung, Stabilisierung, Verödung) unterschieden werden, soll nur hingewiesen werden.

• **Branchiogene Organe**

Im Bereich des **Schlunddarmes** treten im Laufe der Entwicklung die *Kiemenbogen* mit den *Schlundtaschen* und *Kiemenfurchen* auf (s. S. 87). Dieser Abschnitt des Kopfdarmes ist somit dem Kiemendarm der Fische homolog. An den Schlundtaschen wird ein Dorsal- und ein Ventraldivertikel unterschieden. Diese bilden verschiedene Organanlagen, die als **branchiogene Organe** bezeichnet werden (Abb. 52).

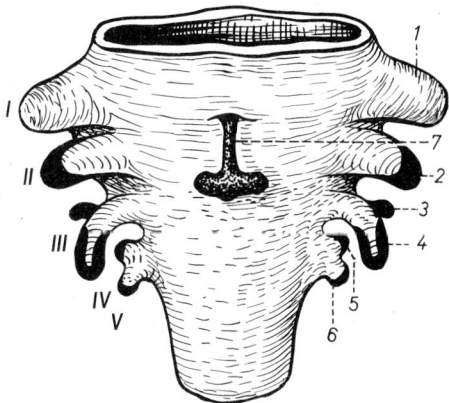

Abb. 52. Kopfdarm mit Schlundtaschen (I–V) und ihren Derivaten (schematisch). Ventrale Ansicht (5. Schlundtasche nur angedeutet). 1 Mittelohr; 2 Tonsille; 3 Parathyreoidea III; 4 Thymus; 5 Parathyreoidea IV; 6 ultimobranchialer Körper; 7 Schilddrüse

- **Tonsillen**

Die **Tonsillen** entstehen an verschiedenen Stellen. Sie bilden diffuse Ansammlungen von Lymphozyten in dem primitiven mesenchymalen Gewebe (Retikulum). Einwachsende Epithelsprosse, die zunächst solid sind, später aber hohl werden, führen zur Bildung der Balggruben. Je nach der Anlage dieser Epithelsprosse werden verschiedene Formen von *Mandeln* unterschieden. Bei Wiederkäuern und Fleischfressern bleibt ein Teil der 2. Schlundtasche erhalten und wird zum *Sinus tonsillaris* der Gaumenmandel. In der Nähe der Mandeln kommt es während ihrer Entwicklung durch besondere Sprosse, oder in Verbindung mit den zu den Balggruben werdenden Sprossen, zur Anlage von Drüsen und so zur Ausbildung des „lymphoglandulären Komplexes".

- **Epithelkörperchen**

Die **Epithelkörperchen** (Abb. 52) haben ihren Ursprung in soliden Wucherungen des Entoblasten des Dorsaldivertikels der 3. und 4. Schlundtasche. Das *laterale Epithelkörperchen* (*Gl. parathyreoidea III*) wächst nahe der Thymusanlage aus dem Dorsaldivertikel der 3. Schlundtasche hervor. Es wandert mit der Thymusanlage kaudal und kommt als **äußeres Epithelkörperchen** bei den einzelnen Tieren in unterschiedlicher Höhe, außerhalb (lateral) der Schilddrüse zu liegen.

Das *mediale Epithelkörperchen* (*Gl. parathyreoidea IV*) entsteht aus dem Dorsaldivertikel der 4. Schlundtasche. Es wird von den Seitenlappen der Schilddrüse umschlossen und liegt als **inneres Epithelkörperchen** innerhalb der Schilddrüse.

Für die histogenetische Differenzierung der Epithelkörperchen ist die Verbindung mit dem Mesenchym, das reiche Kapillarnetze ausbildet, von Bedeutung. Dabei bleibt aber die unregelmäßige, diffuse oder strangförmige Anordnung der Zellen erhalten.

Ausgehend vor allem von der Anlage des lateralen, können akzessorische Epithelkörperchen auftreten. Sie finden sich vorwiegend im Bereich des Hals- und Brustteiles des Thymus.

• Thymus

Der **Thymus** (s. Abb. 52) geht vorwiegend aus einer Wucherung des Ventraldivertikels der 3. Schlundtasche, nur in geringem Maße der 4., hervor. Die Anlage ist bei der Mehrzahl der bisher untersuchten Säugetiere rein entodermal, beim Schwein ist neben dem Entoblasten auch der Ektoblast beteiligt, während die Thymusanlage beim Maulwurf rein ektodermal sein soll.

Die Epithelstränge wachsen in kaudaler Richtung und verdicken sich an ihrem Ende. An der Thymusanlage ist bald ein schlanker *Halsteil* und ein keulenförmig verdickter *Brustteil* zu unterscheiden. In der Folgezeit verliert die langgestreckte Thymusanlage ihre Verbindung mit dem Entstehungsort und vergrößert sich durch fortwährende Zellwucherungen. Dabei erreicht der Thymus seine tierartlich unterschiedliche Ausbildung.

Zunächst stellt der Thymus ein rein strangartiges epitheliales Gebilde dar. Bald tritt eine Auflockerung der Epithelzellen auf. Sie wandeln sich in die Retikulumzellen des Thymusgewebes um. Schon zeitig **wandern in die Thymusanlage lymphoide Stammzellen ein.** Bald ist durch die unterschiedlich dichte Lage der Zellen die Abgrenzung einer Rinden- und Markschicht an dem durch die epitheliale Sproßbildung unvollständig in Läppchen untergliederten Organ zu erkennen.

In der Markschicht treten die *Hassallschen Körperchen* auf. Sie gehen aus epithelialen Retikulumzellen hervor, die eine konzentrische Lage zueinander einnehmen und im Inneren der entstehenden Körperchen deutliche Degenerationserscheinungen (bis zur Verkalkung) zeigen.

Die im Thymus aus den lymphoiden Stammzellen differenzierten *T-Lymphozyten* werden schon ab Mitte der fetalen Entwicklung in die Blutbahn abgegeben und **besiedeln die T-Lymphozyten abhängigen Gebiete der peripheren lymphatischen Organe.** Der Thymus bleibt nach der Geburt bis zur Geschlechtsreife auf einer gewissen Höhe seiner

Entwicklung. Danach setzt die allgemein als *Involution* bezeichnete Rückbildung ein.

• Schilddrüse

Die **Schilddrüse** (s. Abb. 52) senkt sich vom Entoblasten aus zwischen Tuberculum linguale impar und Kopula sproßartig ein. Die epitheliale Wucherung wächst in die Tiefe, biegt kaudal um und wird zu dem strangförmigen *Ductus thyreoglossus.* Nach Gabelung und ständiger Bildung von Seitensprossen entsteht eine im Ductus thyreoglossus hängende bilaterale Endwucherung in der Form eines Hufeisens. Am Ductus thyreoglossus tritt bald ein Epithelzerfall auf. Nach **Rückbildung des Ganges erhält die zunächst exokrine Anlage der Schilddrüse ihre typische Form als endokrine Drüse.** Der Mittelteil wird zu einem tierartlich unterschiedlich ausgebildeten Isthmus. Aus den Seitenteilen (Schenkeln) der hufeisenförmigen Anlage gehen die beiden Lappen der Schilddrüse hervor.

Im Epithel lagern sich die Zellen zu Zellgruppen zusammen. Diese umschließen jeweils einen Hohlraum und werden zu den Anlagen der *Schilddrüsenfollikel.* Dies geht mit Umbildungen am Mesenchym einher, die zur Ausbildung der dichten Kapillarnetze führen. Die Absonderung des Kolloids und damit die Sekretion der Schilddrüse beginnt schon lange vor der Geburt.

Relativ häufig sind akzessorische Schilddrüsen anzutreffen. Sie entstehen aus Resten des Ductus thyreoglossus und abgesprengten Teilen der Seitenlappen.

7.1.2. Entwicklung des Vorderdarmes

• Speiseröhre

Die **Speiseröhre** erstreckt sich zwischen Schlunddarm und der schon zeitig sichtbaren, spindelförmigen Erweiterung der Magenanlage. Mit zunehmender Formung des Hals- und Brustgebietes, einschließlich der dort liegenden Organe, kommt es zu ihrer steten Verlängerung.

Die histologische Abgrenzung der Speiseröhre vom Magen ist zunächst undeutlich. Das entodermale Epithel wird bald mehrschichtig. Die Anzahl der Schichten kann sich so stark vermehren, daß das Lumen der Speiseröhre völlig von Epithel ausgefüllt ist. Das vorübergehend auch Flimmerhaare aufweisende Epithel wandelt sich schließlich in das verhornte mehrschichtige Plattenepithel um. Über Drüsenknospen entstehen aus dem Epithel in tierartlich unterschiedlicher Ausdehnung die Drüsen. In der Wand der Speiseröhre differenziert sich aus dem Mesenchym zuerst die Kreis- und danach die Längsmuskelschicht sowie relativ spät die Lamina muscularis mucosae.

• **Magen einschließlich seiner Gekröse**

Der **Magen** wird als spindelförmige Erweiterung des Vorderdarmes mit einem dorsalen, konvexen Rand, der *Curvatura major,* und einem ventralen flachkonkaven Rand, der *Curvatura minor,* angelegt (Abb. 53). Befestigt ist die Magenanlage an einem dorsalen und ventralen Gekröse, *Mesogastrium dorsale* und *ventrale.*

In der weiteren Entwicklung macht der Magen eine Lageveränderung **in Form von 2 Drehungen** durch:

– eine **um die Längsachse** und
– eine **um die senkrechte Achse**.

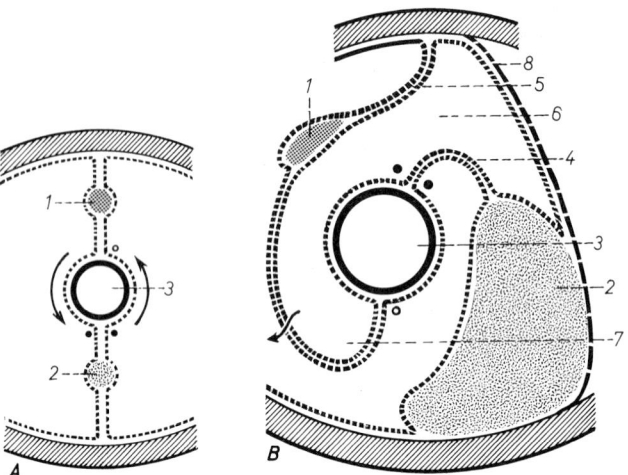

Abb. 53. Zwei schematische Darstellungen zur Drehung des Magens und zu der damit in Verbindung stehenden Ausbildung des großen Netzes. A Anlage des Magens, der Leber und der Milz im noch senkrechten System des Mesogastrien; B Drehung des Magens um 180°. Der Pfeil zeigt die Richtung der Ausdehnung des Netzbeutels an.

1 Milz (im Mesogastrium dorsale); 2 Leber (im Mesogastrium ventrale); 3 Magen; 4 kleines Netz; 5 großes Netz; 6 Vestibulum bursae omentalis; 7 Bursa omentalis; 8 Zwerchfell.

Mit diesen Drehungen **gehen Umbildungen des Gekröses einher**, wodurch gleichzeitig die Bildung des großen und kleinen Netzes erfolgt. Zunächst legt sich die dorsal gerichtete große Kurvatur in Form einer Linksdrehung um die Längsachse in eine ventrale Stellung um. Gleichzeitig verlagert sich durch eine Drehung um die senkrechte Achse das kaudale Ende der Magenlage nach rechts und das kraniale nach links, **wodurch der Magen seine typische sekundäre Stellung mit der kraniodorsal gerichteten kleinen und der ventrokaudal zeigenden großen Kurvatur erhält.**

Am *Mesogastrium dorsale* ist eine starke Verlängerung notwendig. In Form einer Ausbuchtung (*Bursa omentalis*) entsteht das **große Netz**, *Omentum majus*. Mit den Drehungen des Magens erreicht es seine endgültige Ausbildung. Der ursprüngliche weite Zugang zum Netzbeutel wird zu einer engen Öffnung zwischen Leber und Duodenum, dem Netzbeutelloch, *Foramen epiploicum*. Der Netzbeutel wird unvollständig in den zwischen Leber und kranialer Magenfläche gelegenen *Netzbeutelvorhof*, *Vestibulum bursae omentalis*, und die kaudal der kaudalen Magenfläche gelegene eigentliche *Bursa omentalis* getrennt.

Im *Mesogastrium dorsale* entwickeln sich die Milz und die dorsale Pankreasanlage. Mit der Umbildung des Gekröses erreichen sie ihre typische Lage.

Im *Mesogastrium ventrale* breitet sich die Leber aus. Gemeinsam mit der kleinen Kurvatur des Magens wird bei den Drehungen das ventrale Gekröse über rechts und vorn emporgehoben. Die zunächst flächenhafte Verbindung mit der ventralen Bauchwand und ventralen Zwerchfellanlage löst sich in der Folgezeit wieder. Dadurch entstehen das *Lig. falciforme*, das *Lig. coronarium* und die *Ligg. triangularia*. Sie verbinden die Leber mit dem Zwerchfell (distaler Teil des ventralen Gekröses). Der proximale Teil des von der Leber unterteilten ventralen Gekröse wird zum **kleinen Netz**. Durch die Ausdehnung der Leber und die Drehung des Magens gelangt das kleine Netz in seine typische Lage.

Ein Teil des vom kleinen Netz umschlossenen Peritonäalraumes wird beim Schließen des Zwerchfells vom Netzbeutelvorhof abgeschnürt und liegt in tierartlich unterschiedlicher Ausdehnung, als *Sußdorfscher Raum*, *Cavum mediastini serosum*, seitlich des Ösophagus im kaudalen Mediastinum.

Die **histogenetische Differenzierung** der Wand des Magens entspricht, abgesehen von der Ausbildung der spezifischen Schleimhaut- bzw. Drüsenzonen, der Darmwand.

Eine besondere Entwicklung zeigt der **Magen der Wiederkäuer** (Abb. 54). Seine Anlage stellt gleichfalls eine einfache spindelförmige

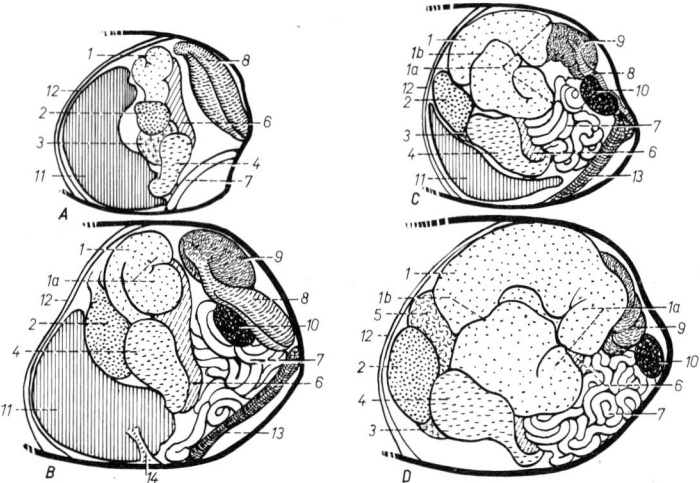

Abb. 54.   Schematische Darstellung der Umbildungs- und Verlagerungsvorgänge der Abteilungen des sich entwickelnden Wiederkäuermagens an unterschiedlich alten Schaf- bzw. Rinderfeten (in Anlehnung an Spamer).
A Embryo des Schafes (Sch.-St.-Länge 2,3 cm); B Embryo des Schafes (Sch.-St.-Länge 5 cm); C Embryo des Rindes (Sch.-St.-Länge 14 cm); D Embryo des Rindes (Sch.-St.-Länge 18 cm).
1 Pansen; 1 a dorsaler und ventraler Pansenblindsack; 1 b linke Längsfurche des Pansen; 2 Haube; 3 Psalter; 4 Labmagen; 5 gemeinsamer Magenvorhof; 6 Netz; 7 Darm (in A Teil der primitiven Darmschleife); 8 Urniere; 9 Nachniere; 10 Keimdrüse; 11 Leber; 12 Zwerchfell; 13 Urachus; 14 V. umbilicalis.

Erweiterung des Darmrohres mit einer konvexen dorsalen großen sowie einer flach konkaven ventralen kleinen Kurvatur dar und macht die gleiche Drehung um die Längsachse wie bei den anderen Tieren durch. Bald kommt es aber zur Aussackung der links dorsal und kranial gerichteten *Hauben-Pansen-Anlage.* Durch eine dorsale und ventrale Längsleiste setzt sich deren Lumen von dem mehr kanalartigen, durchgehenden, rechten Teil der Anlage, der Schlundrinne, ab. Kurze Zeit danach wird nach rechts die wulstige Anlage des Psalters sichtbar.

In der Folgezeit tritt eine weitere Sonderung der Magenabteilungen ein, bis alle vier voneinander abgegrenzt sind. Sie liegen bei gerader Magenachse hintereinander und **nehmen kaudal der Leber in der Seitenansicht eine schräge, steil absteigende Lage ein.**

Dabei zeigt

- die *Hauben-Pansen-Anlage* nach links und dorsal,
- der *Psalter* nach rechts und ventral, und
- der *Labmagen* ist ventral mehr nach links verschoben.

Der **Pansen** liegt in dieser Zeit zwischen Zwerchfell und Urniere. An ihm erfolgt eine starke Vergrößerung, die mit der Ausbildung der Blindsäcke einhergeht. Bedingt durch die zunehmende Rückbildung des kranialen Teiles der Urniere, legt sich der Pansen kaudal um (**Pansendrehung**). Die Pansenfurchen werden deutlicher und es wird die typische Lage und Form dieser Magenabteilung erreicht. Gleichzeitig gelangt die Haube nach kranial und kommt, bedingt durch eine Verlagerung der Leber nach der rechten Seite, unmittelbar am Zwerchfell zu liegen.

Die Drehung der Magenanlage um die Längsachse zeigt sich vor allem am *Labmagen*, wo sie auch mit einer schwachen Drehung um die Querachse verbunden ist. Durch alle diese Verlagerungsvorgänge erlangt der Wiederkäuermagen seine typische Hufeisenform mit

- der **Haube als Scheitel**,
- dem **Pansen als einem** und
- dem **Psalter und Labmagen als anderem Schenkel**.

Gleichzeitig kommt es dabei auch zur Ausbildung der *Omenta*, von denen vor allem das **große Netz** sein besonderes, für die Wiederkäuer typisches Gepräge erhält.

Mit diesen allgemeinen Umbildungen geht im Inneren die Differenzierung der typischen Oberflächenbildungen einher.

Zuerst werden angelegt

- die *Psalterblätter* (Rind ca. 3,5 cm Sch.-St.-Länge), dann
- die *Labmagenfalten* (Rind ca. 5,5 cm Sch.-St.-Länge),
- die *Haubenleisten* (Rind 8,5 cm Sch.-St.-Länge) und schließlich
- die *Pansenzotten* (Rind ca. 13,5 cm Sch.-St.-Länge)

Die ersten Anlagen sind Mesenchymwucherungen, die in das Epithel hineinragen, sich ständig vergrößern und zu den bindegewebigen Grundstöcken werden. Erst danach kommt es **mit den Differenzierungen am Epithel zur eigentlichen Oberflächenbildung.** Dies erfolgt am spätesten bei den Pansenzotten, die ihre volle Ausbildung erst mit der Rauhfutteraufnahme erreichen. Das Pansenepithel wandelt sich dabei um zur Grundlage der Resorptionsschranke.

Stark wechseln im Laufe der Entwicklung die Größenverhältnisse der einzelnen Magenabteilungen. Zunächst sind alle 4 Abteilungen gleichgroß. Zum Zeitpunkt der Pansendrehung kommt es zu einem Überwiegen des Pansens. In der Spätentwicklung erfolgt eine starke Vergrößerung des Labmagens, so daß dieser den Pansen zur Zeit der Geburt und auch in der ersten Zeit nach der Geburt an Größe übertrifft. Erst mit dem Beginn der Rauhfutteraufnahme erfolgt eine erneute starke Vergrößerung des Pansens, und die 3 Vormägen und der Labmagen erlangen die für das erwachsene Tier typischen Größenverhältnisse.

7.1.3. Entwicklung des Mittel- und Enddarmes

Der **Mittel**- und **Enddarm** stellt zunächst ein gestrecktes Darmrohr dar. Es steht über den Darmnabel bzw. später den Dottersackstiel mit dem Dottersack in Verbindung. Die Darmanlage ist an einem **durchgehenden dorsalen Gekröse befestigt, während das ventrale Gekröse nur bis zum Duodenum (Höhe der Leberanlage) reicht.**

Bald setzt am Darmrohr ein starkes Längenwachstum ein. Es ist mit einer Verlängerung des Gekröses verbunden und führt zur Bildung der **primitiven Darmschleife** (Abb. 55). An dieser lassen sich unterscheiden

- ein im Anschluß an den Pylorus folgender, horizontaler Teil (*Duodenum*),
- der absteigende Schenkel (*Jejunum*),
- der Scheitel mit dem Dottersackstiel (*Jejunum* und *Ileum*),
- der aufsteigende Schenkel (*Colon* mit der Anlage des *Caecum*) und
- ein kurzer, nach der Umbildung wieder horizontal verlaufender Teil (*Endteil des Colons, Kloake*).

Im *Gekröse* tritt während dieser Zeit die *A. mesenterica cranialis* auf. Sie geht aus der A. omphalomesenterica dextra hervor und zieht zum Schleifenscheitel hin.

Um die *A. mesenterica cranialis* setzt zu Beginn der 4. Woche eine **Achsendrehung** ein (Abb. 55). Diese erfolgt zunächst um 180° (halbe Drehung), wodurch der aufsteigende Schenkel von hinten über links nach vorn und der absteigende Schenkel von vorn über rechts nach hinten verlagert wird. Später geht diese Drehung bis zu 360° (volle Drehung) weiter. Dadurch bildet **das Duodenum eine kranial offene Schleife, das Colon dagegen eine kaudal offene Schleife um die A. mesenterica cranialis.**

Während der Achsendrehung des Darms erfolgt die weitere Ausbildung und Abgrenzung der einzelnen Darmteile. Das *Duodenum* erhält

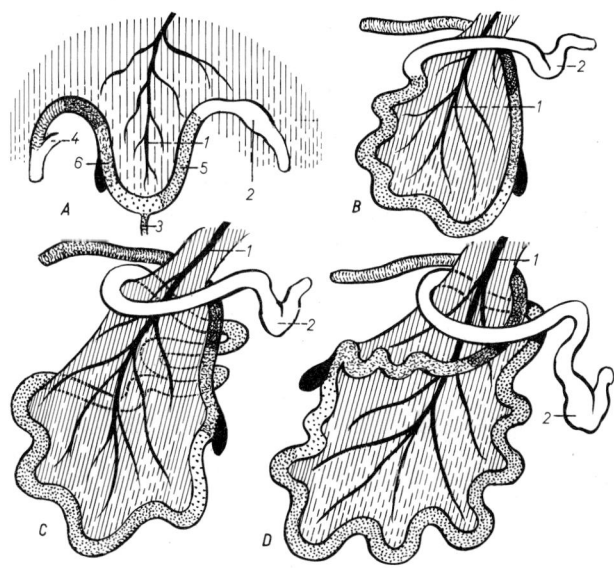

Abb. 55. Schematische Darstellung der Drehung des Darmes um die A. mesenterica cranialis.

A primitive Darmschleife; B halbe Drehung (180°); C Dreivierteldrehung (270°); D ganze Drehung (360°). Magen und Duodenum sowie Kloake mit Allantoisstiel: hell, Jejunum: dicht punktiert, Ileum: locker punktiert, Zäkum: schwarz, Kolon mit seinen Teilen (Colon ascendens, transversum und descendens): unterschiedlich gestrichelt.

1 A. mesenterica cranialis; 2 Magen; 3 Dottersackstiel; 4 Allantoisstiel; 5 absteigender, 6 aufsteigender Schenkel der primitiven Darmschleife.

seine typische Schleifenform. Am *Jejunum* kommt es frühzeitig zur Schlingenbildung. Am aufsteigenden Schenkel tritt nahe dem Scheitel die Anlage des *Blinddarmes* auf. Sie ist zunächst in Form eines kleinen stumpfen Höckers sichtbar.

An der kaudal offenen Schleife des *Colons* sind zu unterscheiden:

– das *Colon ascendens* mit dem beckenwärts sich anschließenden *Caecum*,
– das vor der A. mesenterica cranialis nach links hinüberziehende *Colon transversum* und
– das vorwiegend aus dem horizontalen Teil hervorgehende *Colon descendens* mit dem anschließenden *Rectum*.

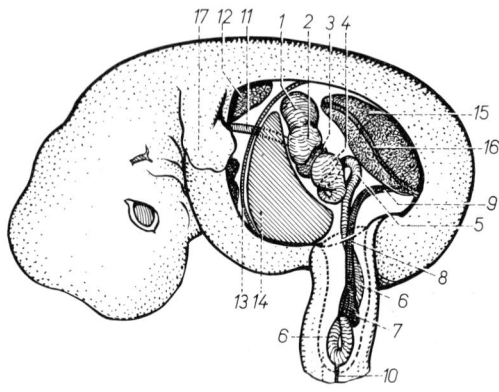

Abb. 56. Bauchhöhlenorgane eines 1,4 cm langen Embryos des Schafes während der Ausbildung des physiologischen Nabelbruches (halbschematisch). Linke Seitenansicht.
1 Pansen; 2 Haube; 3 Psalter; 4 Labmagen; 5 Duodenum; 6, 6 übriger Teil des Dünndarmes; 7 Zäkum; 8 Kolon; 9 Rektum; 10 Dottersackstiel; 11 Ösophagus; 12 Lunge; 13 Zwerchfell; 14 Leber; 15 Urniere; 16 Urnierengang; 17 Anlage der Schultergliedmaße.

Der *Blinddarm* stellt in der Anlage einen flachen Mesoblasthöcker dar. In diesen schiebt sich mit dem Darmepithel das Darmlumen vor. Durch Ausbuchtung und ständige Vergrößerung **erreicht der Blinddarm die für die einzelnen Tierarten typische Form.**

Durch das rasche Längenwachstum des Darmes wird auf Grund der starken, gleichzeitigen Entwicklung anderer Organe (Leber, Urniere) der Raum in der Bauchhöhle zu eng. Vorübergehend wird ein Teil der Darmschlingen in das Außenzölom des Nabelstranges (Abb. 56) verlagert (**physiologischer Nabelbruch**). Nach der Weitung der Bauchhöhle und der teilweisen Rückbildung der großen Organe (Urniere) werden die Darmschlingen wieder zurückverlagert.

Nach Vollendung der Darmdrehung **ist ein Darmkanal angelegt, der im Prinzip dem der Fleischfresser und des Menschen entspricht.** Bei den anderen Tieren kommen weitere Umbildungen am Colon ascendens und z. T. auch am Blinddarm hinzu, **wodurch der Darmkanal sein tierartlich typisches Aussehen erhält.** Dabei

– tritt beim Schwein am *Colon ascendens* eine Schlingenbildung auf. Über ein Knäuelstadium entsteht der charakteristische **Kolonkegel.** Das Knäuel liegt zunächst dorsal, legt sich aber mit der zunehmenden Umbildung zur Kegelform über links nach der ventralen Seite um.

- formt sich in ähnlicher Weise bei den Wiederkäuern über ein kegelartiges Konvolut als Zwischenstufe die **Kolonscheibe** heraus. Diese wird nach rechts verlagert und schiebt sich sekundär zwischen die Blätter des Jejunalgekröses ein.
- kommt es beim Pferd, gemeinsam mit den **Umbildungen am Caecum**, zur Ausbildung einer lang auswachsenden und in die Bauchhöhle ragende Schleife, aus der die charakteristische **hufeisenförmige Doppelschleife** hervorgeht. Gleichzeitig tritt beim Pferd durch die auffallend starke Verlängerung eine Schlingenbildung am Colon descendens auf.

Die **Darmwand** hat ihren Ursprung, wie auch die Wand des Magens, im Entoblasten und viszeralem Blatt des Mesoblasten.

Dabei entstehen

- aus dem *Entoblasten* das *Darmepithel* und die **Drüsen** (einschließlich der Leber und des Pankreas),
- aus dem *viszeralen Blatt des Mesoblasten* die **Lamina propria mucosae**, **Tela submucosa** und die **Lamina muscularis mucosae** sowie die **Muskelschichten** und die **Tunica serosa**.

Das **Darmepithel** ist zunächst (primitive Darmschleife) einschichtig. Bald tritt eine Vermehrung der Zellen ein, es wird mehrschichtig und verlegt das Lumen teilweise vollständig. Später kommt es zur Rückbildung und Differenzierung zum typischen einschichtigen hochprismatischen Epithel.

Die **Darmzotten** werden in Form von Längsfalten angelegt, die später durch Querfalten in die ungleichmäßigen Zottenbasen unterteilt werden. Die Zotten stellen zunächst einfache Epithelfortsätze (primitive Zotten) dar. Sie werden durch Mesenchymeinlagerungen zu den sekundären Zotten. Die Zotten bleiben bei den Säugetieren nur im Dünndarm erhalten. Zwischen den Zottenbasen differenzieren sich aus Epithelsprossen zunächst die Propriadrüsen (**Darmeigendrüsen**) und später die **Submukosadrüsen**. Beim Magen geht die Drüsenbildung vom Boden der Magengrübchen aus.

Die Differenzierung der **Becherzellen** des Darmes setzt zum Zeitpunkt der Umbildung des Darmepithels zum hochprismatischen Epithel ein.

Die Bildung der Zotten beginnt beim Schwein mit dem 40. Tag der Entwicklung. Die Differenzierung des Oberflächenepithels, der Becherzellen sowie der Darmeigendrüsen und der Lamina muscularis mucosae findet gegen Ende des 2. und Beginn des 3. Monats statt. Nach der Geburt erfolgt eine intensive Umbildung

der Schleimhaut. Sie geht u. a. mit der in Abhängigkeit von der Nahrungsauf-
nahme erfolgenden weiteren Differenzierung des Epithels und einem intensiven
Wachstum der Drüsen einher.

Von der **Darmmuskulatur** entsteht zuerst die Kreis-, dann die Längsmuskelschicht der Muskelhaut, relativ spät die Lamina muscularis mucosae.

Die **lymphoiden Bildungen** gehen gleichfalls aus dem Mesenchym
hervor. Ihre in Form von Zellanhäufungen auftretenden Anlagen sind sowohl beim Menschen als auch bei den Großtieren schon relativ zeitig
anzutreffen (gegen Ende des 4. Monats).

7.1.4. Entwicklung des Afters

Die Entwicklung des **Afters** geht einher mit den allgemeinen Umbildungen am Kaudalende des Körpers (s. S. 184).

Die *ektodermale Afterbucht* und die *entodermale Darmanlage* werden
zunächst durch die *Kloakenmembran* getrennt. Durch den kaudal wachsenden *Darmsattel* wird **die Trennung des Urogenitalsinus vom Endteil des
Verdauungsschlauches, dem Analkanal, vollendet**. Nach Einreißen der
Aftermembran mündet das Darmrohr durch die Afteröffnung nach außen.

Kennzeichnend für die weitere Entwicklung des Afters sind histologi-
sche Differenzierungen des Epithels mit der Anlage der verschiedenen
Drüsen und die Herausbildung der einzelnen Aftermuskeln. Bei den
Fleischfressern treten primär solide, kolbige Epithelsprosse auf. Unter
Hohlraumbildung und Differenzierung typischer Drüsen werden diese zu
den beiderseits liegenden **Analbeuteln**.

7.1.5. Entwicklung der Leber

Die **Leber** (s. Abb. 57) hat ihren Ursprung kaudal des Magens im Entoblasten des Darmrohres. Im Gebiet der Leberanlage werden die Entoblastzellen höher und bilden das *Leberfeld*. Es senkt sich in das ventrale
Gekröse zur *Leberbucht* bzw. *Leberrinne* ein. An dieser kommt es mit
dem weiteren Wachstum zur Unterteilung in die kraniale *Pars hepatica*
und die kaudale *Pars cystica*. Die Pars hepatica wächst als sog. Leberka-
nal zwischen den Blättern des ventralen Gekröse in kranialer Richtung
nach dem Septum transversum zu und biegt ventral um. Aus der dorso-
kranial konvexen Biegung dringen die *Leberzellsprosse* in das Mesenchym des ventralen Gekröses und des Septum transversum ein. Ihre

distalen Abschnitte bilden unter ständiger Zellvermehrung und netzartiger Anastomosenbildung das Parenchym der Leber. Die **proximalen Teile** der Leberzellsprosse erhalten eine axiale Lichtung und **werden zu den Gallengängen.**

Die *Pars cystica* wächst als Hohlorgan weiter und stellt die **Anlage der Gallenblase und des Ductus cysticus dar.** Der Verbindungsteil zwischen der Pars hepatica und der Pars cystica wird zum *Ductus choledochus.*

Die **Leberkapillaren** gehen aus einem Gefäßgitter der *Vv. omphalomesentericae* hervor. Die Differenzierung der Kapillarnetze der Leber steht in enger Beziehung zur Anordnung der Leberzellstränge und damit zur **Formung des Parenchyms der Leber**.

Die Leber wird rasch zu einem relativ großen Organ und bedingt äußerlich den *Leberwulst.* Die anfänglich starke Vergrößerung der Leber basiert vor allem auf einer Vermehrung der mesenchymalen Anteile und der Blutgefäße. Die Leber dient in dieser Zeit **vorübergehend als eines der Hauptblutbildungsorgane des Körpers.**

Am 80. Tag der Trächtigkeit sind in der Leber des Schweines noch zahlreiche Blutbildungsherde anzutreffen. Ihre Anzahl wird danach geringer und mit dem 112. Tag fehlen sie nahezu völlig.

Durch Einschnitte wird die **Lappenbildung** der Leber eingeleitet. Für die Unterschiede in der Lappenbildung bei den einzelnen Tierarten dürften neben der genetischen Anlage die Raumverhältnisse in der Bauchhöhle von Bedeutung sein.

In der Leberanlage ist es um den 100. Tag der Trächtigkeit zu einer verstärkten Bildung der für die höheren Säugetiere typischen *Leberzellplatten*, mit den dazwischen liegenden Blut- und Gallenkapillaren, gekommen. Unter gegenseitiger Beeinflussung von Parenchym und Blutgefäßen entstehen in der Folgezeit die **Leberläppchen.** Diese vergrößern sich durch Wachstum und Vermehrung der Zellen.

Die Neubildung von Läppchen während der Entwicklungsprozesse **erfolgt durch Teilung.** Zunächst spaltet sich die Zentralvene, darauf erfolgt die Verzweigung der Äste der Pfortader und Leberarterie. Das Bindegewebe läßt die typischen Läppchenumhüllungen entstehen, damit geht im Inneren der Läppchen die weitere Formung der Leberzellplatten bzw. -balken einher.

Beim Schwein werden die ersten bindegewebigen Umhüllungen zwischen 6. und 8. Lebenstag sichtbar. Jedoch finden sich zu dieser Zeit noch zahlreiche Septen im Anfangsstadium ihrer Bildung, so daß die Läppchenzeichnung noch undeutlich ist und die Leber erst mit den weiteren Differenzierungsprozessen ihr typisches Bild erhält.

Die **Histogenese** der Leber steht in enger Beziehung zur Funktion. Dies zeigt sich besonders deutlich in der ultrastrukturellen und biochemischen Differenzierung der Leberzellen.

Im letzten Drittel der Trächtigkeit setzen die Stoffwechselfunktionen der Leber ein. Dabei ist kurz vor der Geburt der Kohlenhydratstoffwechsel von vordringlicher Bedeutung.

Durch die Entwicklung im ventralen Gekröse und Septum transversum weist die Leber zunächst eine flächenhafte Verklebung mit dem Zwerchfell auf. Diese löst sich in der späteren Entwicklung wieder, womit die Bildung der definitiven Leberbänder einhergeht.

7.1.6. Entwicklung des Pankreas

Das **Pankreas** (Abb. 57) entsteht aus dem Duodenum in Form einer *dorsalen* und *ventralen Anlage.* Sie bilden zusammen mit der Leberanlage am Duodenum den sog. *hepato-pankreatischen Ring.*

Die **dorsale Pankreasanlage** erscheint zeitlich ein wenig früher. Sie wächst als unpaarer Epithelsproß des Darmepithels zwischen die Blätter des dorsalen Gekröses ein. Nach Gabelung des unpaaren Sprosses in die Anlage eines rechten und linken Lappens werden unter ständiger Verzweigung Sekundärsprosse gebildet, die sich zum Pankreasgewebe umwandeln. Der Hauptsproß der dorsalen Anlage wird zum **Nebengang des Pankreas**, dem *Ductus pancreaticus accessorius.*

Die **ventrale Pankreasanlage** entsteht als paarige Bildung aus der ventralen Wand des Duodenum unmittelbar kaudal des Leberkanals. Die bei den Vögeln zeitlebens bestehenbleibende Paarigkeit der ventralen Anlage geht bei den Säugetieren durch Verschmelzung der Mündungsabschnitte zu einem einheitlichen Kanal verloren. Die ventrale Anlage wird zu einem gemeinsamen Sproß mit zwei Endknospen, an denen es durch ständige Bildung von Sekundärsprossen zum Entstehen des Pankreasgewebes kommt. Der Hauptsproß der ventralen Anlage wird zum **Hauptgang des Pankreas**, dem *Ductus pancreaticus.*

Die Pankreasanlagen machen während ihrer Entwicklung, in Verbindung mit der Drehung des Magens und des Duodenums, Lageveränderungen durch. Dabei wird die ventrale Anlage über rechts nach oben verlagert und gelangt neben die dorsale. Beide Anlagen verschmelzen zu einem Organ, wobei sich auch die Hohlraumsysteme verbinden.

Nach der Verschmelzung der Pankreasanlagen kann sich 1 Gang zurückbilden. Bei unseren Haussäugetieren

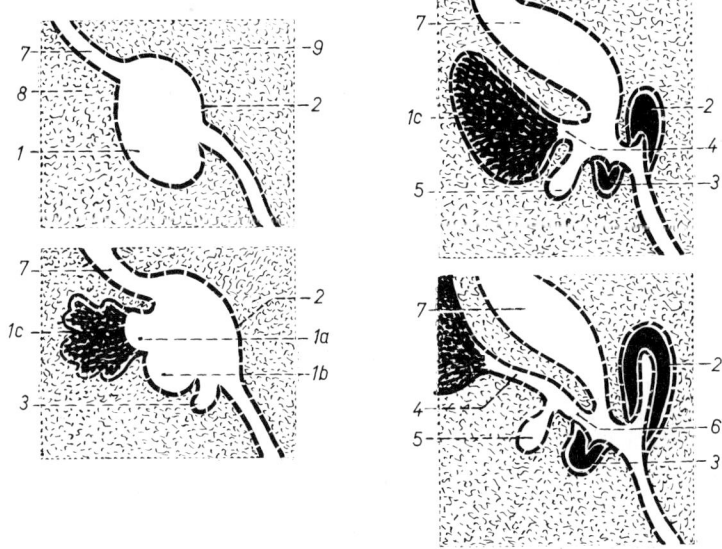

Abb. 57. Anlage der Leber und der Bauchspeicheldrüse, dargestellt an 4 schematischen Sagittalschnitten.
1 Leberbucht des Primitivdarmes, 1 a Pars hepatica, 1 b Pars cystica der Leberbucht, 1 c Leberzellsprosse; 2 dorsale Pankreasanlage; 3 ventrale Pankreasanlage; 4 Ductus hepaticus; 5 Gallenblase; 6 Ductus choledochus; 7 Magenanlage; 8 Mesogastrium ventrale; 9 Mesogastrium dorsale.

– bleiben bei **Pferd und Hund beide Gänge bestehen**,
– bei **Schaf, Ziege und Katze bildet sich der Nebengang** und
– bei **Rind und Schwein der Hauptgang** zurück.

Die **histogenetische Differenzierung** geschieht in ähnlicher Weise wie bei den Kopfspeicheldrüsen durch laufende Teilungen der Epithelknospen. Die Bildung der für das Pankreas charakteristischen zentroazinären Zellen wird mit den z. T. unvollständigen Teilungen der Epithelknospen in Verbindung gebracht. Die **Langerhansschen Inseln** entstehen aus soliden Zellsprossen, den *Inselzapfen*, der exokrinen Anlage des Pankreas.

Neben diesem entodermalen Ursprung der Inselzellen wird ein ektodermaler angenommen. Danach entstammen die Zellen der Neuralleiste und wandern zeitig in das Entoderm und damit in die Pankreasanlage ein.

Die fetal angelegten Inseln lassen verschiedene Formen erkennen. Diese machen nach der Geburt Veränderungen durch, und es kommt zur definitiven Bildung der Langerhansschen Inseln. Dabei nimmt der relative Anteil des Inselgewebes ab (z. B. beim Rind: Feten (7.–8. Monat) 17,8%, Neugeborene 10,1%, Kälber 7,5%, Färsen 2,2%). Fetales Insulin ist beim Schwein ab ca. 80. Tag der Entwicklung nachzuweisen.

7.2. Entwicklung des Atmungsapparates

Bei der Entwicklung des **Atmungsapparates** werden unterschieden:

- der dorsal der Mundhöhle liegende *Dorsalteil* als **Anlage der Nasenhöhle und des Atmungsrachens**,
- der kaudal des Schlunddarmes ventral aus dem primitiven Darm entstehende *Ventralteil* als **Anlage von Kehlkopf, Luftröhre und Lunge.**

7.2.1. Dorsalteil

Ausgehend von der Riechplatte über die Riechgrube und den Riechsack, werden zunächst die *primitiven Nasenhöhlen* mit den *primitiven Choanen* angelegt. Der Schluß der Gaumenleisten zum Gaumen führt **zur Trennung der sekundären Nasenhöhlen und des Atmungsrachen von der sekundären Mundhöhle und dem Schlingrachen.** Gleichzeitig entstehen dabei die sekundären Choanen. Schon im Stadium der primitiven Nasenhöhle wachsen an bestimmten Stellen der lateralen Wand *Epithellamellen* in das Mesenchym ein und falten die Anlagen der **Nasenmuscheln** ab. Diese rollen sich unter zunehmender Vergrößerung in tierartlich typischer Art und Weise ein.

In dem Mesenchym der Wand der sekundären Nasenhöhlen differenzieren sich die Knochen bzw. Knorpel heraus. Differenzierungen des Epithels führen zu den die einzelnen Regionen der Nasenhöhle kennzeichnenden Epithelformen. Gleichzeitig entstehen vom Epithel aus über Epithelsprosse die Drüsen der Nasenhöhle.

Die **Nebenhöhlen** der Nase gehen aus Knospen (*Gemmae paranasales*) des Epithels der Nasenhöhle hervor. Sie wachsen zapfenförmig in das Kopfmesenchym ein. Durch axialen Zellzerfall entsteht die mit der Nasenhöhle in Verbindung bleibende Lichtung. Bei der Vergrößerung der Nasennebenhöhlen spielt die Pneumatisation der Schädelknochen eine Rolle. Diese erfolgt vor allem nach der Geburt. Daher erreichen die Nasennebenhöhlen erst mit dem Abschluß des Wachstums ihre volle Ausbildung. Dies zeigt sich bei der Betrachtung von Schädeln etwa einjähriger Schlachtschweine im Vergleich zu denen alter Eber bzw. Sauen.

Das *Organon vomeronasale* wird als rinnenförmige Ausstülpung des Epithels seitlich des ventralen Randes des Nasenseptum angelegt. Die apikale Mündung tritt in Beziehung zum *Ductus nasopalatinus*, während sich die Rinne kaudal zu einer blind geschlossenen Röhre umbildet. Das Organon vomeronasale wird dadurch zu einem Anhang des Ductus nasopalatinus.

7.2.2. Ventralteil

Unmittelbar kaudal des Schlunddarmes tritt ventral im Epithel des primitiven Darmes das *Lungenfeld* auf. Es wird bald zu einer kurzen Rinne, der *Lungenrinne*. Diese bildet am kaudalen Ende nach rechts und links zwei Ausstülpungen, die *Lungenknospen* (*Stammknospen*). In der Folgezeit **schnürt sich die Lungenrinne von kaudal nach kranial ab, so daß nur noch kranial eine spaltförmige Öffnung in die röhrenförmige ventrale Anlage der Atmungsorgane führt.** Durch die Abschnürung entstehen dorsal die Speiseröhre und ventral die Anlage von Kehlkopf, Luftröhre und Lunge (Abb. 58).

• Kehlkopf

Die Anlage des **Kehlkopfes** wird zuerst seitlich vom kranialen Teil der Lungenrinne in Form von Mesenchymwucherungen als Anlage der Arytänoid- oder Stellknorpelwülste sichtbar. Sie gelten als Rudimente des 5. Kiemenbogens. Der Kehldeckel geht aus der *Kopula* (Epiglottiswulst) hervor während der Schildknorpel dem 4. Kiemenbogen entstammt und der Ringknorpel eine Differenzierung des 1. Trachealknorpels ist.

Die Arytänoidknorpelwülste können vorübergehend so stark vergrößert sein, daß der Hohlraum des Kehlkopfes zu einem engen Spalt wird. Es kann zu einer Verklebung des Epithels und somit zu einem Verschluß der Lichtung kommen.

• Luftröhre

Die Anlage der **Luftröhre** erfolgt durch den Abschnürungsprozeß aus der Lungenrinne.

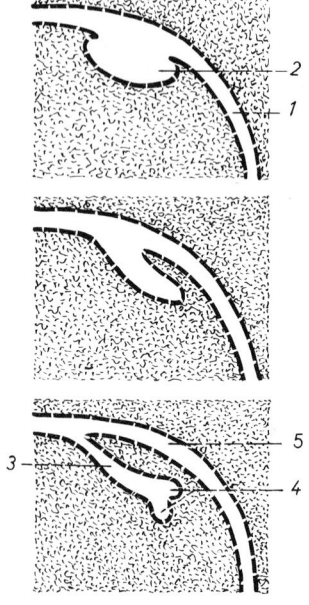

Abb. 58. Anlage der Trachea und Lunge (schematisch).
1 Primitivdarm; 2 Lungenrinne; 3 Anlage der Trachea; 4 Lungenknospen; 5 Ösophagus.

Die Luftröhre (Abb. 58) ist zunächst ein kurzes Rohr. Es besteht aus dem *entodermalen Epithel* und dem umgebenden zellreichen *Mesenchym*. Zeitig treten im *Mesenchym* die Anlagen der Knorpelspangen auf, wobei deren Bildung von kranial nach kaudal fortschreitet. Zur Zeit der Verknorpelung dieser Spangen kommt es auch zur Herausbildung der glatten Muskelfasern des *M. trachealis*.

Das *Epithel* wird über Zwischenformen zu dem typischen, mehrstufigen, flimmernden, hochprismatischen Epithel (mit Becherzellen). Es kann vorübergehend die Lichtung der Trachea stark einengen. Aus ihm entstehen durch solide Epithelsprosse die Drüsen.

• **Lunge**

Die Entwicklung der **Lunge** wird unterteilt in die

– *Embryonalperiode* (Anlage der Lungen),
– *Fetalperiode* (Differenzierung des Bronchialbaumes und Anlage der Alveolen),
– *postnatale Periode* (volle Ausdifferenzierung der Lunge).

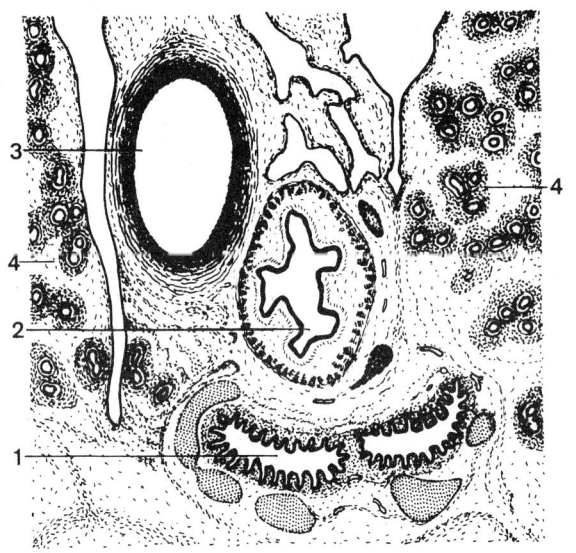

Abb. 59. Halbschematische Darstellung eines Querschnittes durch einen Rinderfetus (Sch.-St.-Länge 11,5 cm) in Höhe der Bifurcatio tracheae.
1 Bifurcatio tracheae; 2 Ösophagus; 3 Aorta descendens; 4 Lunge.

Während der **Embryonalperiode** erfolgt die Anlage und Umbildung der Lungenknospen (Gemmae pulmonales). Diese bestehen aus einer entodermalen Auskleidung und dem umgebenden Blatt des Mesoblasten. Unter Vorschieben des Zölothels wachsen die Lungenanlagen in kaudolateraler Richtung in die Pleuraperikardialhöhle ein (Abb. 59). Gekröseartig bleiben sie mit der zum Mediastinum werdenden medianen Scheidewand verbunden (Verbindung wird zum *Lig. pulmonale*).

Die verdickten *Lungenknospen* entsprechen den Anlagen der Hauptbronchien. Sie werden unterteilt in die *Lappenknospen*, die Anlagen der Lappenbronchien und damit der Lungenlappen. Es entstehen zunächst rechts 3, links 2 Lappenknospen. Es folgt eine weitere Aufgliederung, wodurch rechts 4, links 3 Anlagen von Lungenlappen auftreten.

Die Ausbildung der Form der Lungenlappen hängt mit der Entwicklung der anliegenden Organe bzw. Organteile zusammen und wird vor allem durch die Formbildung des Herzens mit den großen Blutgefäßen sowie der Leber bedingt.

Die *Lappenknospen* zweigen sich weiter auf und lassen gegen Ende der Embryonalperiode die *Segmentknospen* als Grundlage der bronchopulmonalen Segmente entstehen. Angelegt sind am Ende der Embryonalperiode auch die Arterien und Venen des Lungenkreislaufs.

Während der **Fetalperiode** kommt es durch stete Teilungsvorgänge im Inneren der Lungenanlage **zur Bildung des Bronchialbaumes mit den Alveolen und somit des Hohlraumsystems der Lungen.** Die Fetalperiode der Entwicklung der Lunge der Säugetiere (Abb. 60) läßt sich in 4 ineinander übergehende Perioden unterteilen:

– die *glanduläre (pseudoglanduläre) Periode* (Anlage des Bronchialbaums, noch im ersten Drittel der Entwicklung),
– die *kanalikuläre Periode* (Erweiterung der Bronchien und Bronchiolen sowie Zunahme der Vaskularisation, im mittleren Drittel der Entwicklung),
– die *terminale* oder *sakkuläre Periode* (Bildung der Alveolensäckchen mit der Differenzierung der Pneumozyten, im letzten Drittel der Entwicklung),

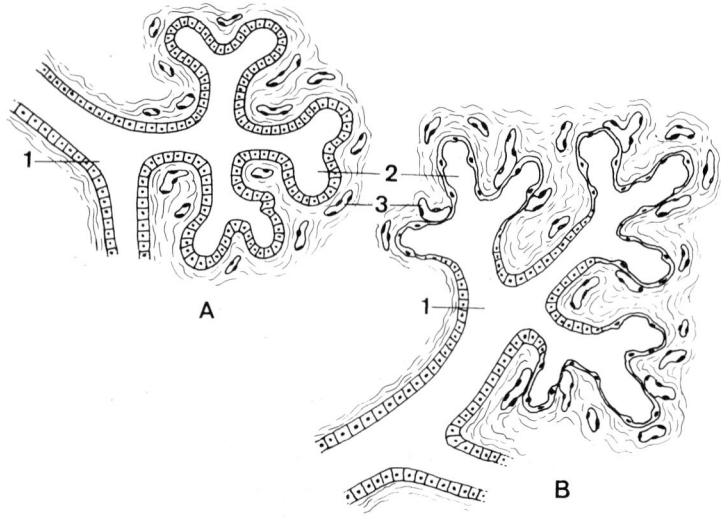

Abb. 60. 2 Schemata zur Entwicklung der Lunge.
(In Anlehnung an Moore.)
A Ende der kanalikulären Periode; B terminale Periode (Übergang in alveoläre Periode).
1 Terminalbronchulus (mit Aufzweigung); 2 in A beginnende Bildung der Alveolensäckchen, in B beginnende Bildung der Alveolen; 3 Kapillaren.

– die *alveoläre Periode* (Vollendung der Bildung der Alveolen, gegen Ende der fetalen Entwicklung, z. T. auch noch postnatal). Die letzten beiden Perioden werden auch zur alveolären Periode zusammengefaßt.

Die **histologische Differenzierung** der Bronchien erfolgt in enger Wechselbeziehung zwischen dem *entodermalen Epithel* und dem umgebenden *Mesenchym.* Das Epithel erhält seine für die einzelnen Abschnitte typische Form. Die Zelldifferenzierung verläuft von der Trachea nach den Alveolen zu. Die Bronchialdrüsen werden kurz vor der Geburt, zuerst in den Hauptbronchien, angelegt. Ihre Anzahl und Ausdehnung nimmt nach der Geburt mit dem Wachstum deutlich zu. Aus dem Mesenchym gehen, außer den um die einzelnen Abschnitte der Bronchien befindlichen mesenchymalen Strukturen (Knorpel, Muskulatur), die Blutgefäße mit den vor allem um die Alveolen liegenden, reichen Kapillarnetzen hervor.

Die Differenzierung der *Typ-I-* und *Typ-II-Pneumozyten des Alveolenepithels* erfolgt in der terminalen und alveolären Periode. Mit dem Einsetzen der Atmung kommt es zur völligen Herausformung des schon gegen Ende der fetalen Entwicklung von den Typ-II-Pneumozyten gebildeten oberflächenaktiven Materials (*Surfactin*). Seine Bedeutung besteht u. a. darin, bei Beginn der Atmung durch Herabsetzen der Oberflächenspannung einen Lungenkollaps zu verhindern. Während der **postnatalen Periode** der Entwicklung der Lunge findet mit dem Wachstum die **volle Ausdifferenzierung des Hohlraumsystems** statt. Vor allem bei den Nesthockern erfolgt eine weitere Zubildung von Alveolen. Das postnatale Wachstum der Lunge zur vollen Größe ist am Bronchialbaum durch ein Längenwachstum der *Bronchien* sowie vor allem der *Bronchuli respiratorii* und *Ductus alveolares* gekennzeichnet. Dazu kommt eine zunehmende Vergrößerung der *Alveolen.*

Der Bronchialbaum und die Alveolen sind allgemein bis zur Geburt angelegt. Jedoch ist der Grad der Entwicklung bei den einzelnen Tierarten unterschiedlich, indem bei den Nestflüchtern (Pferd, Wiederkäuer) die Lungen weiter entwickelt sind als bei den Nesthockern (Hund, Katze). Das Schwein scheint eine gewisse Mittelstellung einzunehmen.

Bis zur Geburt ist die Lunge luftleer und enthält nur wenig Blut. Mit dem nach der Geburt ausgelösten ersten Atemzug kommt es zum Aushusten der die Luftwege erfüllenden Flüssigkeit. Durch die Füllung mit Luft erfolgt **unter Erweiterung der Alveolen eine Glättung und Dehnung der Wand.** Gleichzeitig füllen sich die Kapillarnetze, wodurch die **grauweiße Farbe der embryonalen Lunge den charakteristischen hellroten Farbton der beatmeten Lunge erhält.**

Die luftleere Lunge des Embryos sinkt bei der sog. Schwimmprobe unter, während die mit Luft gefüllte, beatmete Lunge schwimmt. Dies ist von Bedeutung für die Feststellung, ob ein neugeborenes Individuum postnatal gelebt hat oder nicht.

Die Erweiterung der Lunge beim Einsetzen der Atmung bedingt die endgültige Formung der Lunge und ihre topographische Lage gegenüber den benachbarten Organen. Mit der Beatmung und somit dem Einsetzen des funktionellen Lungenkreislaufes gehen Veränderungen am Kreislaufsystem einher, wie der *Schluß des Foramen ovale* im Herzen und die *Verödung des Ductus arteriosus (Botalli)*.

7.3. Entwicklung des Harnapparates

Der **Harnapparat** geht mit dem **Geschlechtsapparat** aus einer gemeinsamen Anlage des mittleren Keimblattes hervor. Daher werden beide Organsysteme zusammen auch als *Urogenitalsystem* bezeichnet.

7.3.1. Bildung der Niere und des Harnleiters

Die **Harnorgane** werden zeitlich früher als die Geschlechtsorgane angelegt. Jedoch geht nicht aus der ersten Anlage der Niere das bleibende Organ hervor, sondern es **treten sowohl in der Phylogenese als auch in der Ontogenese nacheinander drei verschiedene Nierenanlagen auf**, von denen erst die letzte zur bleibenden Niere wird. Alle drei Nierenanlagen:

- die **Vorniere**, *Pronephros*,
- die **Urniere**, *Mesonephros* und
- die **Nachniere**, *Metanephros*, sind Differenzierungen der Urogenitalplatte.

Am weitesten kranial und zeitlich am frühesten entsteht die **Vorniere**, darauf folgt die **Urniere**, während die zur bleibenden Niere werdende **Nachniere** kaudal davon angelegt wird. Der Vornierengang wird zum Urnierengang und durch eine Ausstülpung desselben entsteht der eigentliche Harnleiter.

Die *äußeren Glomeruli* (Abb. 61) geben die von ihnen gebildeten Stoffe in die Leibeshöhle ab, aus der sie durch den nach dem Endozöl offenen *Wimpertrichter* (*Nephrostom*) aufgenommen und über das Harnkanälchen weitergeleitet werden.

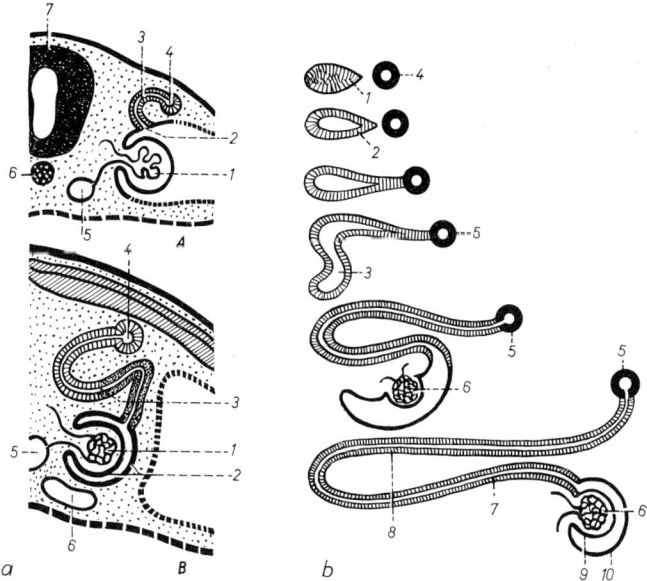

Abb. 61. Anlage der Vor- bzw. Urniere.
a Schema des äußeren (A) bzw. inneren (B) Glomerulum in der Vor- bzw. Urniere.
1 äußerer Glomerulus (A), innerer Glomerulus (B); 2 Nephrostom (A), Kapsel
des Urnierenkörperchens (B); 3 Vornierenkanälchen (A), Urnierenkanälchen (B);
4 Vornierengang (A), Urnierengang (B); 5 Aorta descendens; 6 in A Chorda dorsalis, in B V. cardinalis caudalis; 7 Neuralrohr.
b Bildung eines Urnierenkanälchens (schematisch).
1 Urnierenkugel, wird zu 2 Urnierenbläschen, woraus sich 3 das Urnierenkanälchen bildet; 4 Vornierengang, wird zu 5 Urnierengang; 6 innerer Glomerulus;
7 sekretorischer, 8 kollektiver Teil des Urnierenkanälchens; 9 viszerales, 10 parietales Blatt der Kapsel des Urnierenkörperchens.

Die *inneren Glomeruli* stülpen den erweiterten Anfangsteil des Harnkanälchens,
die *Bowmansche Kapsel*, ein, wodurch infolge der unmittelbaren Verbindung eine
intensivere Funktion erreicht wird.

Die drei Nierenanlagen lassen sich als eine Gesamtniere (*Holonephros*),
betrachten, deren Teile verschieden hoch entwickelt sind und zu verschiedenen Zeiten erscheinen.

Als Ursache für den Wechsel der Exkretionssysteme in der Phylogenese ist die
größere Leistungsfähigkeit der Urniere gegenüber der Vorniere sowie **der**

Nachniere gegenüber der Urniere anzusehen. Dabei kommt es vor allem zu einer erheblichen Vermehrung der Harnkanälchen und Glomeruli. So sind in der Vorniere 1 Kanälchen, in der Urniere mehrere (meist 3) Kanälchen in einem Segment vorhanden. In einer Nachniere finden sich dagegen sehr viele Nephrone (tierartlich unterschiedlich, beim Menschen über 1 Mill.). Die Vorniere funktioniert als Dauerniere noch bei den Zyklostomen und einigen Teleostiern und Dipnoern, die Urniere bei allen anderen Fischen und bei den Amphibien, während bei den Amnioten die Nachniere als Dauerniere auftritt.

• Vorniere

Die **Vorniere**, *Pronephros*, wird bei den Säugetieren nur unvollkommen und für sehr kurze Zeit ausgebildet. Sie ist nicht funktionsfähig. Ihre bei den einzelnen Tierarten in unterschiedlicher Ausdehnung auftretende Anlage findet sich bei Embryonen mit 5–6 Somiten im Bereich des 4.–11., beim Menschen bis 14. Segmentes.

Die Anfangsabschnitte der metamer angeordneten *Vornierenkanälchen* stehen über das *Nephrostom* mit dem Endozöl in Verbindung (*äußere Glomeruli*). Die blinden Enden der Kanälchen vereinigen sich zum gemeinsamen *Vornierengang*, dem **primitiven Harnleiter**. Dieser wächst als zunächst solider Strang in kaudaler Richtung über die Anlage der Vorniere hinaus und liegt dorsal des nephrogenen Gewebsstranges. Kaudal tritt der Vornierengang in Verbindung mit dem Endabschnitt des primitiven Darmes (Kloake).

Die Vornierenkanälchen bilden sich bei den Säugetieren bald zurück. Erhalten bleibt der *Vornierengang*, der **von der Urniere als Ausführungsgang übernommen wird**.

• Urniere

Die **Urniere**, *Mesonephros* (s. Abb. 61) wird in dem kaudal an das Gebiet der Vorniere anschließenden Teil der Urogenitalplatte angelegt (beim Kaninchen bis zum 29.(30.) Segment). Sie zeigt in ihrer Ausbildung, Funktionsfähigkeit und der Dauer ihres Vorhandenseins bei den Säugetieren eine auffallende tierartliche Verschiedenheit.

Im *Urnierenblastem* entstehen unter reger Zellteilung zunächst Zellhaufen, die *Urnierenkugeln*. Diese liegen retroperitoneal, lateral der Aorta und medial des Vornierenganges. Die Urnierenkugeln werden zu den *Urnierenbläschen*. Sie wachsen in lateraler Richtung zu anfangs kurzen, bald sich schlängelnden Kanälchen aus und gewinnen Anschluß an den Vornierengang. Durch die Einmündung der Urnierenkanälchen wird dieser zum *Urnierengang*, dem *Wolffschen Gang*.

An den *Urnierenkanälchen* lassen sich undeutlich ein mehr gewundener sekretorischer und ein mehr gestreckter, in den Urnierengang einmündender kollektiver Teil unterscheiden. Besonders auffallend ist die Schlingenbildung beim Schwein.

Die Anlage des (inneren) *Glomerulums* erfolgt nahe des Urnierenbläschens in Form einer Mesenchymverdichtung mit einem Gefäßschlingennetz. Durch Einstülpung in das blinde Ende des Urnierenkanälchens **wird der blinde Anfangsteil des Urnierenkanälchens zum Urnierenkörperchen.**

Die *Glomeruli* der Urniere stehen über die *Aa. mesonephridicae* mit der *Aorta* in Verbindung. Außer diesen dringen Zweige der *V. cardinalis caudalis*, die *Vv. mesonephridicae advehentes*, in die Urniere ein. Diese lösen sich in ein Kapillarnetz auf und gehen als *Vv. mesonephridicae revehentes*, welche einen Längsstamm, die *V. subcardinalis*, bilden, aus der Urniere wieder hervor. Dadurch erhält die Urniere einen typischen Pfortaderkreislauf.

Die **Urniere** bildet vorübergehend ein mächtiges, von außen als *Urnierenwulst* sichtbares Organ (s. Abb. 26). Sie reicht von der Lungenanlage bis zur Beckengegend und ragt, bedeckt vom Zölothel, zwischen Leibeswand und dorsalem Darmgekröse in Form eines Längswulstes als *Urnierenfalte, Plica mesonephridica*, in die Leibeshöhle vor. Die maximale Größe wird beim 50 mm langen Embryo des Schweines mit einer Längenausbildung der Urniere von 9 mm erreicht. Die Urniere bleibt nur kurze Zeit auf diesem Höhepunkt ihrer Entwicklung. Bald setzen Rückbildungsprozesse ein, die mit dem Auftreten der Nachniere von kranial nach kaudal fortschreiten.

Aus dem kranialen Teil entsteht das an der Bildung des Zwerchfelles beteiligte *Urnieren-Zwerchfellsband*, während Reste des mittleren und kaudalen Urnierenabschnittes **an der Bildung der Geschlechtsorgane beteiligt sind** (*Genitalteil der Urniere*). Aus dem *Urnierengang*, dem *Wolffschen Gang*, gehen beim männlichen Tier der **Nebenhodenkanal** und der **Samenleiter** hervor.

• **Nachniere**

Die **Nachniere** *Metanephros*, weist zwei getrennte Anlagen auf

– das *Nachnierenblastem* und
– die *Ureterknospe*.

Diese wachsen gegeneinander und **vereinigen sich zu einem einheitlichen Organ** (Abb. 62).

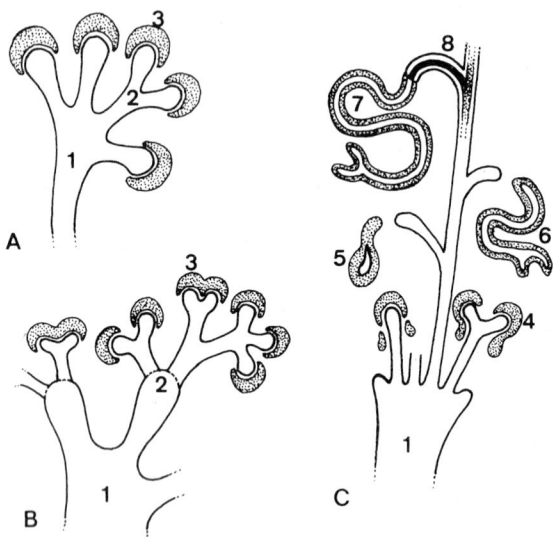

Abb. 62. 3 Schemata zur Entwicklung der Nachniere (in Anlehnung an eine Darstellung von Wensing).
A erste Unterteilung der Ureterknospe und des Nachnierenblastems; B weitere Aufzweigung; C Bildung der Nephrone.
1 Anlage des Ureters (mit primitiven Nierenbecken); 2 Aufzweigung der Ureterknospe (primitive Sammelrohre); 3 metanephrogene Kappen des Nachnierenblastems; 4 Strangbildung; 5 Lumenbildung der Anlage der Nephrone; 6 primitives Nephron; 7 Nephron; 8 Sammelrohr.

Das *Nachnierenblastem* bildet die sezernierenden Teile der Harnkanälchen (*Nephrone*), während aus der *Ureterknospe* der **sekundäre Harnleiter**, das **Nierenbecken** und die **Sammelrohre** der Niere entstehen.

Die *Ureterknospe* wächst aus dem Endteil des Urnierenganges aus. Sie erweitert sich an ihrem blinden Ende zunächst zum primitiven Nierenbecken. An diesem entstehen bald schlauchförmige Anhänge, die primären Sammelrohre, deren Anzahl im allgemeinen 4 oder mehr (6) beträgt. Aus diesen gehen durch Sproßbildung und Verzweigung sekundäre, tertiäre usw. (bis zu 12–13 und mehr Generationen) hervor. Diese dringen in das Nachnierenblastem ein und stellen die Anlagen der **Sammelrohre** dar.

Im *Nachnierenblastem* wird die locker gefügte Außenzone zur Kapsel und zum Interstitialgewebe der Nachniere, während in der kernreichen

Innenzone, ähnlich wie in der Urniere, aus Zellkugeln die sezernierenden Harnkanälchen entstehen (s. Abb. 62).

Bei der **Bildung der Harnkanälchen** wandeln sich die Zellkugeln
zunächst in die Nierenbläschen um. Diese strecken sich und lassen bald
eine Differenzierung erkennen. Aus dem löffelartig gestalteten *unteren
Bogen* geht die **Bowmansche Kapsel** hervor. Das *Mittelstück* wird zur
Henleschen Schleife, während der *obere Bogen* in das Sammelrohr
übergeht. Die dem unteren und oberen Bogen benachbarten Abschnitte
bilden deutliche Windungen und werden zu dem **Hauptstück** bzw.
Schaltstück.

In die Anlage der *Bowmanschen Kapsel* wuchert Mesenchym ein. In
diesem erfolgt die Differenzierung der arteriellen Gefäßschlingen des
(inneren) *Glomerulus.* Durch die **Vereinigung des Glomerulus mit der
Bowmanschen Kapsel entsteht das Nierenkörperchen, das mit dem
anschließenden Harnkanälchen das funktionsfähige Nephron bildet.**

Mit der histogenetischen Differenzierung geht die Chemodifferenzie-
rung der Abschnitte des Nephrons einher.

Jedem vorwachsenden Teilungsprozeß der Ureterknospe sitzt eine
Kappe metanephrogenen Gewebes auf. Es **verbindet sich jeweils ein
Sammelrohr mit dem Ende (obere Bogen) eines inzwischen entstandenen Harnkanälchen**s. Dadurch resultiert in der Gesamtheit das **Ka-
nälchensystem der Niere.**

Unterbleibt die Verbindung der Harnkanälchen mit dem Sammelrohr kommt es
zu einer Harnstauung und damit zur Bildung einer *Zyste.* Diese Mißbildung kann
einzeln (*Nierenzysten*) oder gehäuft (*Zystenniere*) auftreten.

Das definitive **Nierenbecken** geht **aus dem Zusammenfluß der erweiterten primären Sammelrohre** hervor. Abhängig von seiner Entstehung, ist es tierartlich unterschiedlich gestaltet und bedingt mit die Art
der Niere.

Die **Nachnierenanlage** bildet zunächst einen glatten, ovalen Körper.
Während des Auswachsens der Sammelrohre kommt es durch die Kap-
penbildung an der Nachnierenanlage zur Bildung von Einheiten, den
Nierenlappen, Renculi. An diesen lassen sich primäre (entsprechend den
primären Sammelrohren) und sekundäre Einheiten unterscheiden. Dadurch wird eine Lappung (*gelappte Nieren*) bzw. nach teilweiser Verschmelzung eine Furchenbildung an der Nierenoberfläche hervor-
gerufen. Die äußere Furchung der Niere bleibt beim Rind bestehen (*ge-
furchte Niere*), während sie bei den anderen Haussäugetieren und beim
Menschen nur vorübergehend vorhanden ist und durch Verschmelzung
der Lappen wieder verschwindet (*glatte Nieren*).

Diese Vorgänge führen (mit ihren sekundären Verschmelzungsprozessen) gemeinsam mit der Formung des Nierenbeckens zu dem arttypischen Bild der Nieren.

Die **Nachniere** bleibt nicht am Ort des Entstehens liegen. Sie wandert nach vorn und gelangt schließlich kranial der Keimdrüsenanlage. Die Lageveränderung erfolgt auf beiden Seiten unterschiedlich. Sie ist mit einer Drehung verbunden. Dadurch wird das ursprünglich ventral gerichtete Nierenbecken nach medial verlagert, und die Nachniere erhält, gemeinsam mit dem Harnleiter, ihre definitive Lage.

7.3.2. Bildung der Harnblase und der Harnröhre

Der Endteil des primitiven Darmes wird zur **Kloake**. Diese ist nach außen durch die *Kloakenmembran* abgeschlossen.

In dem Kloakenraum kommt es bald zu einer Trennung (Abb. 63). Zwischen Allantois und Darm wächst der *Darmsattel* kaudal. Er steht mit den kranial im Bogen zusammenlaufenden horizontalen *Urorektalfalten* in Verbindung. Nach Erreichen der Kloakenmembran **trennt der Darmsattel als Septum urorectale den Kloakenraum in den durch die Urogenitalmembran nach außen abgeschlossenen ventralen Kloakenrest und den durch die Aftermembran verschlossenen Enddarm.** Durch Ausweitung des vorderen Teiles des ventralen Kloakenrestes kommt es, unter Einbezug des Mündungsteiles der Urnierengänge, **zur Bildung der Harnblase.** Der kaudal der Einmündung der Wolffschen Gänge gelegene Teil bleibt eng und wird zum *Sinus urogenitalis*. Aus dem Abschnitt zwischen der Mündung des Ureters und den Wolffschen Gängen geht der Anfangsteil der Harnröhre (primäre Harnröhre) hervor. Dieser wird

– beim weiblichen Tier **zur bleibenden Harnröhre,**
– beim männlichen **nur zu dem kurzen Anfangsteil bis zur Mündung der Samenleiter.**

Aus dem *Sinus urogenitalis* wird

– beim weiblichen Tier das **Vestibulum vaginae,**
– beim männlichen Tier dagegen der **größte Teil der Harnröhre** (ab Mündung der Samenleiter).

In der Wand der Harnblase und der Harnröhre kommt es zunächst zur Differenzierung des *Epithels*. Aus dem Mesenchym entstehen schließlich neben dem *Bindegewebe* die *glatte Muskulatur* mit ihrer charakteristischen Anordnung.

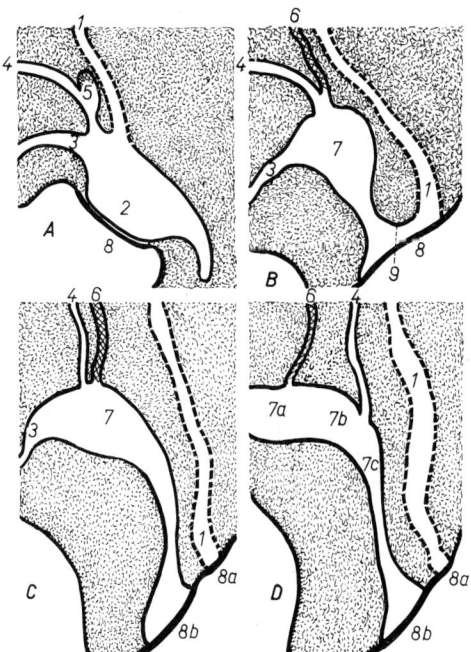

Abb. 63. Umbildungen im Bereich der Kloake.
1 Enddarm; 2 Kloake; 3 Allantoisstiel; 4 Urnierengang (Wolffscher Gang);
5 Ureterknospe, daraus 6 sekundärer Harnleiter; 7 ventraler Kloakenrest, von diesem wird 7 a der dorsokraniale Teil zur Harnblase, 7 b der mittlere Teil (zwischen
Einmündung des Wolffschen Ganges und des sekundären Harnleiters) zur primären Harnröhre, 7 c der kaudale Teil zum eigentlichen Sinus urogenitalis; 8 Kloakenmembran, daraus 8 a Aftermembran; 8 b Urogenitalmembran; 9 Darmsattel.

7.4. Entwicklung des Geschlechtsapparates

Der **Geschlechtsapparat** weist bei beiden Geschlechtern eine gemeinsame Anlage auf. An ihr lassen sich unterscheiden:

– die aus der *Keimleiste* hervorgehenden **Keimdrüsen,**
– die aus der *Urniere* mit dem *Wolffschen Gang* sowie aus dem *Müllerschen Gang* entstehenden **Geschlechtsgänge** und
– die dem Gebiet der *Kloake* entstammenden **äußeren Genitalien.**

Tabelle 12. Die indifferente Anlage und die weitere Entwicklung des Harn- und Geschlechtsapparates

Männlich	Indifferente Anlage	Weiblich
Hoden	Keimdrüse	Eierstock
Serosaepithel des Hodens	Keimdrüsenepithel	Keimdrüsenepithel des Eierstocks
Tubuli seminiferi contorti	Mesenchymkern	Markstränge des Eierstocks
Rete testis des Hodens	Reteblastem	Rete ovarii
Ductuli efferentes (Nebenhodenkopf)	Sexualteil der Urniere	Epoophoron
Ductuli aberrantes und Paradidymis	Kaudalteil der Urniere	Paroophoron
Ductus epididymidis (Nebenhodenkörper und -schwanz) und Ductus deferens sowie Samenblase	Wolffscher Gang	Gartnerscher Gang
Appendix testis und Uterovagina masculina	Müllerscher Gang	Eileiter, Gebärmutter, Scheide
distales Mesorchium	Keimdrüsenfalte	distales Mesovarium
Plica urogenitalis (mit proximalem Mesorchium, Mesepididymis und Plica ductus deferentis)	Geschlechtsgangfalte	Plica urogenitalis (mit proximalem Mesovarium, Mesosalpinx und Mesometrium)
Ligamentum testis proprium, Ligamentum caudae epididymidis	kaudales Band der Keimdrüse (durch Kreuzung mit der Geschlechtsgangfalte unterteilt)	Ligamentum ovarii proprium, Ligamentum teres uteri
Harnblase (Allantois)	ventraler Kloakenrest (dorsokranialer Teil)	Harnblase (Allantois)
Anfangsteil der Harnröhre (bis Mündung der Samenleiter)	ventraler Kloakenrest (mittlerer Teil) (primäre Harnröhre)	Harnröhre
Harnröhre (ab Mündung der Samenleiter)	ventraler Kloakenrest (kaudaler Teil) (Sinus urogenitalis)	Vestibulum vaginae
Penis (Glans penis bei den Tieren)	Phallus	Klitoris mit Glans
Präputium des Penis	Schafthaut	Präputium der Klitoris
Skrotum	Geschlechtswülste	(bilden sich bei den Tieren weitgehend zurück) bzw. Labia majora des Menschen
Corpus cavernosum urethrae, Glans penis (vor allem beim Menschen)	Geschlechtsfalten	Schamlippen der Tiere bzw. Labia minora des Menschen

Die gemeinsame Anlage ist zunächst morphologisch nicht geschlechts-spezifisch und wird daher als *indifferentes Stadium* bezeichnet. Erst mit der fortschreitenden Entwicklung erfolgt die Differenzierung der Anlage zu der für das weibliche bzw. männliche Geschlecht typischen Ausbildung (Tabelle 12).

Bestimmend für die Differenzierung zum *männlichen Geschlecht* sind

– das *Histokompatibilitätsantigen Y*,
– ein *Hemmfaktor der Entwicklung der Müllerschen Gänge* („*Anti-Müller-Faktor*"),

Beide sind vom Y-Chromosom abhängig. Dazu kommt die vom X-Chromosom abhängige Synthese von *Androgen-Rezeptorprotein* in den testosteronabhängigen Zelltypen sowie das *Testosteron*. Ihr Fehlen führt zur Differenzierung zum weiblichen Geschlecht.

Die Entwicklung der Geschlechtsorgane erreicht mit der Pubertät ihren Abschluß. Neben den primären werden die sekundären Geschlechtsmerkmale sowie die Unterschiede im Verhalten ausgebildet. Durch Störungen in der Geschlechtsdifferenzierung kann es zur Zwitterbildung kommen. Dabei ist der *echte Hermaphroditismus, Hermaphroditismus verus*, bei dem neben ovarialem auch testikuläres Gewebe vorkommt, von dem *Pseudohermaphroditismus*, bei dem nur Keimdrüsen des einen Geschlechts, daneben aber Geschlechtsmerkmale des anderen Geschlechts ausgebildet sind, zu unterscheiden (*Pseudohermaphroditismus masculinus* und *femininus*). Letzterer kann entweder angeboren und bei der Geburt vorhanden sein (kongenitaler Pseudohermaphroditismus) oder erst nach der Geburt auftreten (erworbener Pseudohermaphroditismus).

7.4.1. Entwicklung der inneren Geschlechtsorgane

• Indifferente Anlage

Die **indifferente Anlage** tritt beiderseits medial der Urnierenfalte in Form einer streifenartigen Wucherung des Zölomepithel, dem *Keimdrüsenfeld*, auf. Dieses verdickt sich zur *Keimdrüsenleiste* und hebt sich nach weiterer Größenzunahme als *Keimdrüsenfalte* bald immer deutlicher von der Urnierenfalte ab.

Die Keimdrüsenfalte erstreckt sich von der Brust- bis in die Lendengegend (14 Segmente), Aber nur der **mittlere Teil der Keimdrüsenfalte wird zur Keimdrüse.** Der sich zurückbildende **kraniale bzw. kaudale Teil wird zum kranialen bzw. kaudalen Band der Keimdrüse** (s. Abb. 65).

An der Keimdrüsenanlage (s. Abb. 66) sind das *Keimdrüsenepithel*, das vorübergehend auch mehrschichtig sein kann, und ein darunter liegendes, verdichtetes Mesenchym, der sog. *Mesenchymkern*, zu unterscheiden.

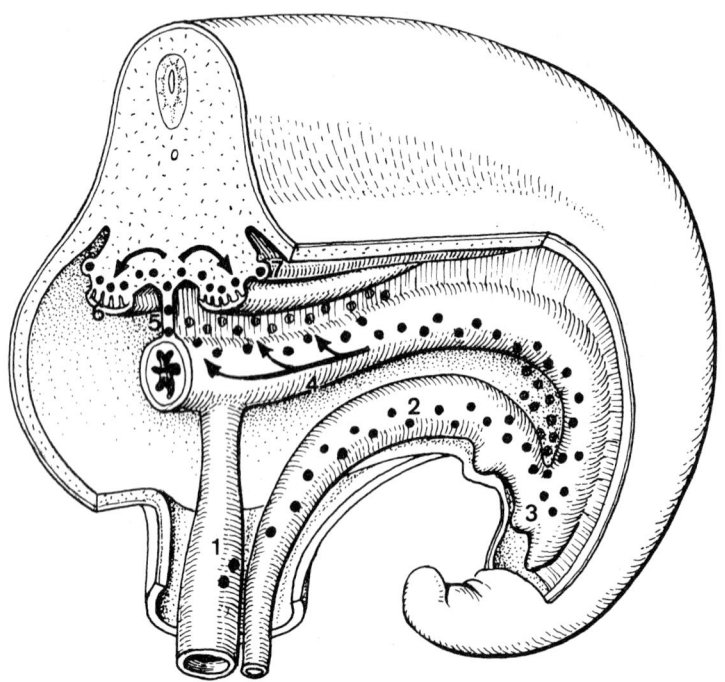

Abb. 64. Wanderung der Urgeschlechtszellen vom Dottersack zur indifferenten Anlage der Keimdrüse (Keimbahn). (In Anlehnung an eine Darstellung von Wensing).
1 Dottersack; 2 Allantois; 3 Kloake; 4 Darm; 5 dorsales Gekröse; 6 indifferente Anlage der Keimdrüse; 7 Wolffscher Gang.

Die *Urgeschlechtszellen* sind bei den Säugetieren zuerst im Entoblasten der kaudalen Dottersackwand nachzuweisen. Über die Allantois und den Enddarm wandern sie durch das dorsale Gekröse in die Keimdrüsenanlage ein (Abb. 64). Sie sind beim Hund bereits mit 21 Tagen, beim Rind mit 28 Tagen nachzuweisen und durch ihre Größe sowie den hellen, bläschenförmigen Zellkern gekennzeichnet. Im Mesenchymkern der Keimdrüsenanlage ordnen sich die Zellen gemeinsam mit den Urgeschlechtszellen reihenförmig an und bilden die *Keimstränge, Chordae sexuales.* Dazu kommen später als sproßförmige Vorsprünge des Keimdrüsenepithels sekundäre Keimstränge. Nach der Urniere zu tritt als System netzförmig verbundener kleinzelliger Stränge das *Reteblastem* auf.

Die Ableitungswege der Keimdrüsen bestehen in der indifferenten Anlage aus

– Teilen der Urniere (*Sexualteil der Urniere*),
– dem *Urnierengang* und
– dem *Müllerschen Gang.*

Der *Urnierengang* wird zum **männlichen Geschlechtsgang**, dem *Wolffschen Gang, Ductus mesonephricus.*

Der *Müllersche Gang, Ductus paramesonephricus* (Abb. 65), entsteht medial des Urnierenganges an der ventralen Fläche der Urniere. Eine Wucherung des Peritonealepithels **senkt sich als verdickter Epithelbezirk trichterförmig in das Mesenchym ein und wächst als solider Sproß nach kaudal.** Der zunächst solide Zellstrang wird von kranial nach kaudal fortschreitend kanalisiert. Der Müllersche Gang erreicht kaudal als **weiblicher Geschlechtsgang** Anschluß an die Dorsalwand des Sinus urogenitalis.

Das *kraniale Band der Keimdrüse* ist mit dem Zwerchfellband der Urniere verbunden. Das *kaudale Band der Keimdrüse* zieht vom kaudalen Pol der Keimdrüse als **Leitband der Keimdrüse, Gubernaculum testis**, zu der Stelle der Leistengegend, an welcher sich später der *Processus vaginalis* vorstülpt.

Die Geschlechtsgänge erhalten mit der Rückbildung der Urniere ein faltenartiges Gekröse, die *Geschlechtsgangfalte.* Sie liegt im kranialen Bereich medial der Keimdrüsenfalte mit der Keimdrüse, kreuzt diese aber kaudal.

• **Innere männliche Geschlechtsorgane**

Bei der Differenzierung der indifferenten Anlage zum **Hoden** werden zunächst die Keimstränge von dem Keimdrüsenepithel getrennt. Zwischen beiden kommt es durch Auflockerung des Mesenchymkernes zur Bildung einer Bindegewebsschicht, der *Tunica albuginea.* Das ihr aufliegende Keimdrüsenepithel wird zum *Peritonealepithel.* In der Keimdrüsenanlage werden die Keimstränge (beim Rind ab 40. Tag) zu den radiär zur Oberfläche verlaufenden, leicht geschlängelten *Hodensträngen.*

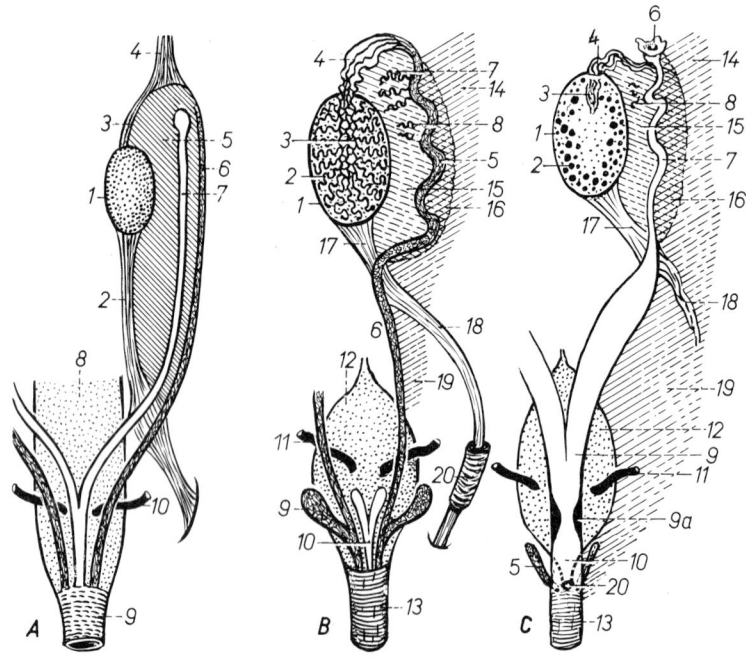

Abb. 65. Die Entwicklung der inneren Geschlechtsorgane (schematisch).
A Indifferentes Stadium.
1 Keimdrüse; 2 kaudales Keimdrüsenband; 3 kraniales Keimdrüsenband, verbunden mit 4 Zwerchfellsband der Urniere; 5 Urniere; 6 Wolffscher Gang (primärer Harnleiter); 7 Müllerscher Gang; 8 Anlage der Harnblase (mit abgehender Allantois); 9 Sinus urogenitalis; 10 sekundärer Harnleiter.
B Innere männliche Geschlechtsorgane.
1 Hoden; 2 Hodenkanälchen; 3 Rete testis; 4 Ductuli efferentes; 5 Ductus epididymidis; 6 Ductus deferens; 7 Ductuli aberrantes; 8 Paradidymis; 9 Samenblase; 10 Uterovagina masculina (Rudiment des Müllerschen Ganges); 11 sekundärer Harnleiter; 12 Harnblase; 13 männliche Harnröhre; 14 proximales Mesorchium; 15 distales Mesorchium; 16 Mesepididymis; 17 Lig. testis proprium; 18 Lig. inguinale testis; 19 Mesodeferens; 20 Processus vaginalis.
C Innere weibliche Geschlechtsorgane.
1 Eierstock; 2 Eiballen; 3 aus Reteblastem hervorgegangene Markstränge; 4 Epoophoron; 5 Gartnerscher Gang (Rudiment des Wolffschen Gang); 6 Infundibulum; 7 Eileiter; 8 Paroophoron; 9 Uterus; 9a Cervix uteri; 10 Vagina; 11 sekundärer Harnleiter; 12 Harnblase; 13 Vestibulum vaginae; 14 proximales Mesovarium; 15 distales Mesovarium; 16 Mesosalpynx; 17 Lig. ovarii proprium; 18 Lig. teres uteri; 19 Mesometrium; 20 Mündung der Harnröhre.

Diese stehen über ihre zentralen Enden mit dem aus netzartigen, kleinzelligen Strängen bestehenden *Reteblastem* in Verbindung. Die *Hodenstränge* wachsen stark in die Länge. Sie winden sich stärker auf und **werden zu den Samenkanälchen**. Die Lumenbildung beginnt relativ spät in den äußeren Abschnitten und breitet sich allmählich nach dem Reteblasten zu aus. Zur Zeit der Geburt sind daher zum Teil die zentralen Abschnitte der Kanälchen noch solid. In der Wand der Samenkanälchen werden die indifferenten Zellen zu den Vorstufen der *Sertolischen Fußzellen*, während aus den *Urgeschlechtszellen* die durch ständige Teilungen an Zahl zunehmenden *Spermatogonien* entstehen. Das *Reteblastem* wird zu den **Tubuli recti** und dem Kanälchennetz des **Rete testis**. Dieses bekommt in der Folgezeit im kranialen Teil der Keimdrüse Anschluß an bestehenbleibende Reste von Urnierenkanälchen (Sexualteil der Urniere). Aus diesen gehen die **Ductuli efferentes** hervor (Abb. 66).

Das Mesenchym der Hodenanlage wird zu den Anteilen des Interstitialgerüstes (*Tunica albuginea, Septula testis* und *Mediastinum testis*).

Schon relativ zeitig (Rind ca. ab 42. Tag) sind die *Leydigschen Zwischenzellen* als große, entsprechend ihrer späteren Ausbildung tierartlich aber sehr unterschiedlich geformte Zellen zu erkennen. Frühzeitig beginnt die Bildung von *Testosteron* (beim Rind schon ab 45. Tag relativ hoher Testosteronspiegel).

Nach der Geburt nehmen das Hodenvolumen und der Anteil der Samenkanälchen sowie der Leydigschen Zwischenzellen bis zur Geschlechtsreife stark zu. Damit einher geht eine Abnahme des Bindegewebes. Beim Rind werden bei der Differenzierung der Samenkanälchen und der Aufnahme der Spermatogenese postnatal unterschieden

– die *infantile Phase* (von Geburt bis 8. Woche) mit indifferenten Stützzellen und präpuberalen Spermatogonien,
– die *Proliferationsphase* (8.–20. Woche) mit einer deutlichen Zunahme des Durchmessers der Hodenkanälchen, zahlreichen Mitosen der präpuberalen Spermatogonien und Differenzierung zu den A-Spermatogonien sowie eine Zunahme der Anzahl der Zwischenzellen,
– die *Präpubertätsphase* (20.–32. Woche) mit der vollen Differenzierung der Stützzellen zu den Sertoli-Zellen und dem Beginn der Spermatogenese,
– die *Pubertätsphase* (32.–46. Woche) mit einer aktiven Spermatogenese in der Mehrzahl der Samenkanälchen und der Ausbildung der Blut-Hoden-Schranke.

Zum **ableitenden Geschlechtsgang** wird beim männlichen Tier der *Urnierengang* oder *Wolffsche Gang* (s. Abb. 65). Sein kranialer Teil bildet auf Grund seines raschen Längenwachstums zahlreiche Schlingen und wandelt sich zum **Nebenhodenkanal** um, während aus dem kaudalen,

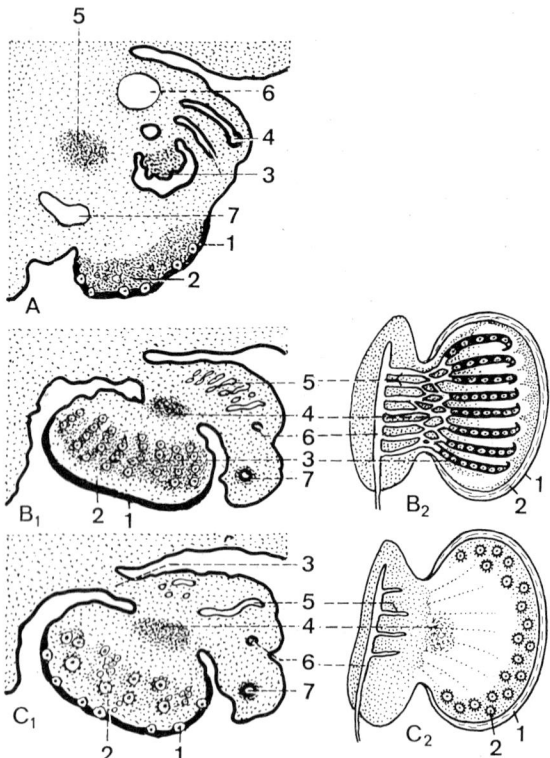

Abb. 66. Schematische Darstellung der Urnierenfalte bzw. Keimdrüsenfalte mit der Umwandlung des indifferenten Stadiums der Keimdrüse (A) zum Hoden (B_1 und B_2) bzw. Eierstock (C_1 und C_2).

A: 1 Keimdrüsenepithel (mit Urgeschlechtszellen); 2 Mesenchymkern; 3 Urnierenkörperchen mit anschließenden Urnierenkanälchen; 4 Urnierengang (Wolffscher Gang); 5 Anlage der Nebennierenrinde; 6 V. cardinalis caudalis; 7 V. subcardinalis.

B_1 und B_2: 1 das zum Peritonealepithel werdende Keimdrüsenepithel; 2 Anlage der Tunica albuginea (B_1), in B_2 Hodenkapsel; 3 die aus den Keimsträngen hervorgehenden Hodenstränge (B_1), in B_2 Anlage der Samenkanälchen; 4 Reteblastem (B_1), in B_2 Anlage des Rete testis; 5 Urnierenkanälchen (B_1), in B_2 Anlage der Ductuli efferentes; 6 Wolffscher Gang (B_1), in B_2 Anlage des Ductus epididymidis und des Samenleiters; 7 Müllerscher Gang.

C_1 und C_2: 1 Keimdrüsenepithel (in C_1 mit Urgeschlechtszellen); 2 Eiballen, in C_2 Primordialfollikel; 3 Urnierenfalte; 4 Anlage des Reteblastem (wird zum rudimentären Rete ovarii); 5 sich zurückbildende Urnierenkanälchen (werden zum Epoophron und Paroophron); 6 Wolffscher Gang (wird zurückgebildet); 7 Müllerscher Gang.

gestreckt bleibenden Teil der **Ductus deferens** hervorgeht. In den kranialen Abschnitt des Nebenhodenkanals münden die aus dem Sexualteil der Urniere hervorgehenden *Ductuli efferentes*.

Urnierenkanälchen, die nicht den Anschluß an das Rete testis des Hodens erreichen, werden zu den am Nebenhodenkanal hängenden und blind endenden *Ductuli abberrantes*. Verlieren diese den Zusammenhang mit dem Nebenhodenkanal, entstehen die bläschenförmigen Räume der *Paradidymis*.

Die Müllerschen Gänge bilden sich beim männlichen Tier bis auf einen kaudalen, unpaaren Rest, die *Uterovagina masculina*, von der gelegentlich auch kurze Äste als rudimentäre Uterushörner ausgehen können, zurück.

Aus der *Keimdrüsenfalte* entsteht im Bereich der Hodenanlage das kurze *distale Mesorchium* als Verbindung zwischen Margo epididymidis des Hodens und dem Nebenhoden. Dazu kommt ein aus dem lateralen Urnierenteil hervorgehender proximaler Mesorchiumabschnitt.

Die *Geschlechtsgangfalte* wird zur **Gekrösefalte des Nebenhodens** (*Mesepididymis*) **und Samenleiters** (*Mesodeferens*). Gemeinsam mit dem Mesorchium bilden diese die *Plica urogenitalis* des männlichen Tieres. In ihr liegt die *Uterovagina masculina*, das Rudiment der Müllerschen Gänge.

Durch die Kreuzung mit den Geschlechtsgängen **wird das kaudale Band der Keimdrüse, das Gubernaculum testis, in das Lig. testis proprium und das Lig. caudae epididymidis unterteilt.** Das *Lig. testis proprium* zieht vom Hoden zur Grenze zwischen Nebenhoden und Samenleiterabschnitt des Wolffschen Ganges. Gemeinsam mit dem distalen Mesorchium bildet es sich nach der Geburt bis auf eine Länge von wenigen Millimetern zurück. Das *Lig. caudae epididymidis* erstreckt sich von der Kreuzung mit den Geschlechtsgängen bis zu der Stelle der Leistengegend, wo sich der Processus vaginalis ausstülpt. Auch dieses Band erfährt eine starke Rückbildung.

Der **Hodensack** stellt eine paarige Vorwulstung der ventralen Bauchwand im Gebiet der *Geschlechtswülste* dar. Zwischen dem Grund des Hodensackes und dem Processus vaginalis ist beim Pferd zunächst ein bindegewebiger Strang, das *Lig. scroti*, vorhanden. Durch seine Verkürzung wird die Ausstülpung des *Processus vaginalis* unterstützt.

Bei den Säugetieren werden die Hoden durch den *Descensus testis* **in den Hodensack verlagert**. Von Bedeutung ist dafür zunächst die Ausdehnung (Schwellung) des kaudalen Teiles des Gubernaculum testis. Sie führt zu einer Erweiterung des Leistenringes und damit des Leistenkanals. Die dadurch bedingte Zugwirkung auf den proximalen Teil des Gubernaculum testis leitet die Verlagerung des Hodens ein. Dazu kommen später Wachstumsdifferenzen zwischen der dorsalen Lendengegend, dem

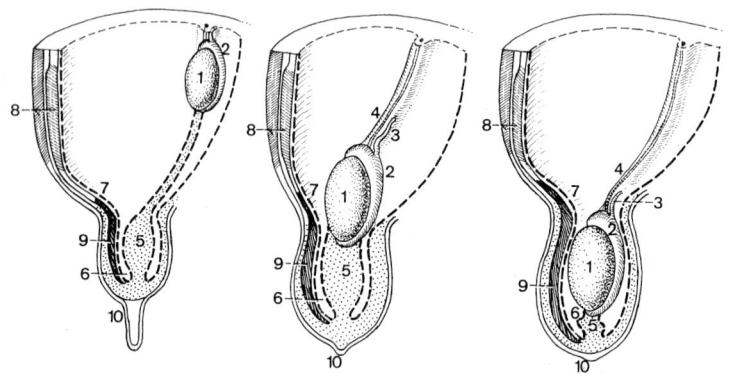

Abb. 67. 3 Schemata zum Ablauf des Descensus testis.
1 Hoden; 2 Nebenhoden; 3 Samenleiter (in Plica ductus deferentis); 4 A. und
V. spermatica interna; 5 Gubernaculum testis; 6 Processus vaginalis; 7 parietales
Blatt des Peritonaeum; 8 Muskulatur der Bauchwand; 9 M. cremaster; 10 äußere
Haut des Hodensackes (mit Hodensackfaszie).

Gubernaculum testis und der inguinalen Bauchwand. Diese führen zu
Retraktionsprozessen und damit zum Abschluß des Hodenabstieges
(Abb. 67).

Der *Descensus testis*

– beginnt bei Pferd, Schwein sowie beim Menschen **kurze Zeit vor der
  Geburt** und ist erst nach der Geburt vollkommen,
– erfolgt bei den Wiederkäuern **bedeutend früher**, die Hoden erreichen
  schon im 4. bis 5. Monat der Trächtigkeit den Grund des Hodensackes,
– findet beim Hund **erst postnatal** statt, der Hoden erreicht mit 35–
  40 Tagen seine definitive Lage im Hodensack.

Das Unterbleiben des Descensus testis führt zum **Kryptorchismus**. Er
kann ein- und beidseitig sowie als *abdominaler*, wenn der Hoden in der
Bauchhöhle liegen bleibt, oder *inguinaler*, wenn der Abstieg bis in den
Leistenkanal erfolgt, ausgebildet sein. Die Ursachen sind verschiedener
Art, wobei vor allem auf die genetische Veranlagung hingewiesen wer-
den muß. Die kryptorchiden Hoden bilden keine reifen Spermien, wohl
aber Geschlechtshormone, so daß die Tiere (Klopphengst, Binneneber,
Spitzbulle u. a.) bei beidseitigem Kryptorchismus steril sind.

• Innere weibliche Geschlechtsorgane

Die Differenzierung der indifferenten Anlage zum Eierstock beginnt später als bei der zum Hoden (beim Rind mit 21 mm Scheitel-Steiß-Länge). Die *Urgeschlechtszellen* werden zu den *Ovogonien*. Die primären und sekundären Keimstränge wandeln sich zu den *Eiballen* um. Damit geht eine Trennung in die Rinden- und Markzone des Eierstockes einher. Die Eiballen umschließen jeweils eine oder mehrere Ovogonien. Bald wandeln sich die Eiballen in der Rindenzone zu den *Primordialfollikeln* um. Diese werden schließlich zu den *Primärfollikeln*. Mit der Bildung der Primärfollikel geht die mesenchymale Differenzierung des Eierstockes einher. Spät erst entsteht die undeutlich gegenüber der Rindenzone abgesetzte *Tunica albuginea* (s. Abb. 66).

Beim Rind setzt die Geschlechtsdifferenzierung der Gonaden zum Eierstock am 40. Tag der Entwicklung ein. Mit 57 Tagen beginnt die Bildung der Keimstränge, mit 90 Tagen die Follikelbildung, mit 140 Tagen die Aktivierung der Primordialfollikel zu Primärfollikeln, mit 210 Tagen die Bildung der Sekundärfollikel und mit 230 Tagen (beim Schaf mit 150 Tagen) die Bildung der Tertiärfollikel.

Die dem Mesovarium benachbarten Teile der indifferenten Anlage werden zu dem rudimentären *Rete ovarii*.

Von dem Mesovarium aus wachsen in den Eierstock Gefäße ein. Diese breiten sich vorwiegend in der Nähe der lockeren, inneren Markzone aus. Dadurch wird diese zur *Zona vasculosa*, von der sich die Rindenzone mit den Primärfollikeln als *Zona parenchymatosa* abhebt.

Die Trennung in Rinden- und Markzone wird kurz nach der Geburt deutlich sichtbar. In dieser Zeit erfolgt auch das verstärkte Wachstum der Follikel, sofern diese nicht im Zuge der Follikelatresie zugrunde gehen. Die *Tertiärfollikel* erreichen dabei beträchtliche Ausmaße und geben durch ihre Größe und Anzahl dem Eierstock beim Kalb das Gepräge. Die Follikelbildung läuft schrittweise ab und ist in Verbindung mit der Follikelatresie kennzeichnend für den Kälbereierstock. Durch die laufende Bildung und Rückbildung (Atresie) der Follikel schwankt deren Anzahl. Mit der **1. Ovulation setzt schließlich das Ausreifen der Follikel und damit der Sexualzyklus ein.**

Der paarige *Müllersche Gang* (s. Abb. 65) wird **zum weiblichen Geschlechtsgang, aus dem der Eileiter, der Uterus und die Vagina hervorgehen.**

Die *Wolffschen Gänge* können als rudimentäre *Gartnersche Gänge* erhalten bleiben. Vom kaudalen Teil der Urnierenkanälchen werden Reste zu dem nahe dem Mesovarium liegenden *Paroophoron*, während die Reste des Sexualteiles der Ur-

niere das *Epoophoron* bilden. Es kann mit dem aus dem Reteblasten hervorgegangenen *Rete ovarii* in Verbindung stehen.

Entsprechend ihrer Entstehung beginnen die Müllerschen Gänge kranial mit
einer trichterförmigen Öffnung. Die Lumenbildung schreitet von kranial
nach kaudal langsam fort. Die Verbindung des Lumens der Müllerschen
Gänge mit dem Sinus urogenitalis erfolgt erst relativ spät.

An den Müllerschen Gängen kommt es bei den *Monodelphia* im Gegensatz zu den *Didelphia* (*Marsupialia*) zu einer von kaudal nach kranial in
tierartlich unterschiedlich weitem Maße fortschreitenden, auf jeden Fall
aber die Vagina umfassenden **Verschmelzung**. Diese führt zur Ausbildung der für die einzelnen Tierarten typischen Uterusformen (*Uterus du-
plex*, *Uterus bipartitus*, *Uterus bicornis subseptus*, *Uterus bicornis non
subseptus* und *Uterus simplex*).

Als Rest der ursprünglichen Scheidewand können sich, vor allem in der Vagina
unterschiedlich geformte Spangenbildungen finden (Begattungs- bzw. Geburtshin-
dernisse!).

Beim Rind

– sind mit 2–3 Monaten der Entwicklung die einzelnen Abschnitte (Eileiter, Uterus, Vagina) zu unterscheiden,
– kommt es ab 3. Monat zur Bildung der Cervix uteri,
– sind ab 4. Monat die Karunkelanlagen nachweisbar,
– beginnt ab 4. Monat die Differenzierung der Muskulatur, mit dem 8. Monat
  wird die Trennung in die Zirkulär- und Längsmuskelschicht sichtbar,
– erfolgt die Differenzierung der Uterindrüsen erst postnatal beim Kalb im Alter
  von $1\,^1/_2$–2 Monaten, die Anzahl und Schlängelung der Uterindrüsen nehmen
  bis zur Geschlechtsreife zu.

Postnatal werden am Uterus durch einen bestimmten morphologischen
Entwicklungsgrad gekennzeichnete Phasen unterschieden:

– bis zum 4. Monat die Phase ohne geschlechtliche Aktivität,
– bis zum 8.–9. Monat die Phase beginnender zyklischer Erscheinungen und
– danach die Phase des regelmäßigen Sexualzyklus.

Die *Keimdrüsenfalte* wird zum *distalen Mesovarium*, während der proximale Teil in dem Überzug der Urniere sowie dem Urnierenband der
Keimdrüse seinen Ursprung hat. Die *Geschlechtsgangfalte* enthält nur
noch den Müllerschen Gang und wird zur *Mesosalpinx* und zum *Mesometrium*. Gemeinsam bilden diese mit den proximalen Teil des Mesovarium die **Plica urogenitalis**.

Das *kaudale Band der Keimdrüse* wird durch den Geschlechtsgang in
das *Lig. ovarii proprium* und das *Leistenband der Keimdrüse* unterteilt.
Das Lig. ovarii proprium hilft die Bursa ovarica begrenzen. Das Leisten-

band der Keimdrüse liegt lateral an der Plica urogenitalis, erfährt keine wesentliche Veränderung und wird zum rudimentären *Lig. teres uteri.*

Auch beim weiblichen Tier kommt es durch Zurückbleiben des Leitbandes der Keimdrüse im Wachstum zu einer Verlagerung der Keimdrüsen. Diese ist aber **weitaus geringer als beim männlichen Tier** und dabei tierartlich unterschiedlich. Nur wenig kaudal und ventral verlagert werden die Eierstöcke bei den Fleischfressern und beim Pferd, ein wenig stärker schon beim Schwein. Beim Rind dagegen wird der Eierstock schon frühzeitig bedeutend weiter kaudal gezogen und erreicht die typische Lage in der Nähe des Beckeneinganges.

7.4.2. Entwicklung der äußeren Geschlechtsorgane

• Indifferente Anlage

Als **indifferente Anlage** tritt an der ventralen Leibeswand zwischen der Schwanzwurzel, den Anlagen der Beckengliedmaßen und dem Nabelstrang zunächst eine mesenchymale, stumpfkegelförmige Wucherung, der *Kloakenhöcker*, auf (Abb. 68). An dessen kaudalem Rande bilden zwei Epithellamellen die dünne *Kloaken- oder Urogenitalplatte.* Sie geht afterwärts in die Kloakenmembran über und läßt äußerlich eine zarte Medianrinne, den *Sulcus urogenitalis*, erkennen. Mit dem Entstehen des *Dammes* **wird der Kloakenhöcker zum Genitalhöcker, dem Phallus.**

Gleichzeitig führt das Einreißen der Kloakenmembran durch Spaltung der Epithellamellen der Urogenitalplatte zur Bildung des *Ostium urogenitale primitivum.* Es liegt an der Basis des Phallus und geht in die *Urethralrinne*, als Fortsetzung des Sinus urogenitalis über. Die Urethralrinne wird flankiert von den *Geschlechtsfalten.* Seitlich entstehen zwischen dem Genitalhöcker mit den Geschlechtsfalten und den Beckengliedmaßen durch mesenchymale Wucherungen die *Genitalwülste* (Geschlechtswülste).

Am indifferenten Genitalhöcker läßt sich bald eine Gliederung in einen schmalen apikalen Teil, die *Pars nuda* und einen verdickten, basalen Abschnitt, die *Pars basalis*, erkennen. An dem basalen Teil hebt sich die periphere lockere *Schafthaut* von dem derberen Phallusstamm ab.

• Äußere männliche Geschlechtsorgane

Die Umbildung beim männlichen Tier (Abb. 68) ist gekennzeichnet durch **ein starkes Längenwachstum des Phallus.**

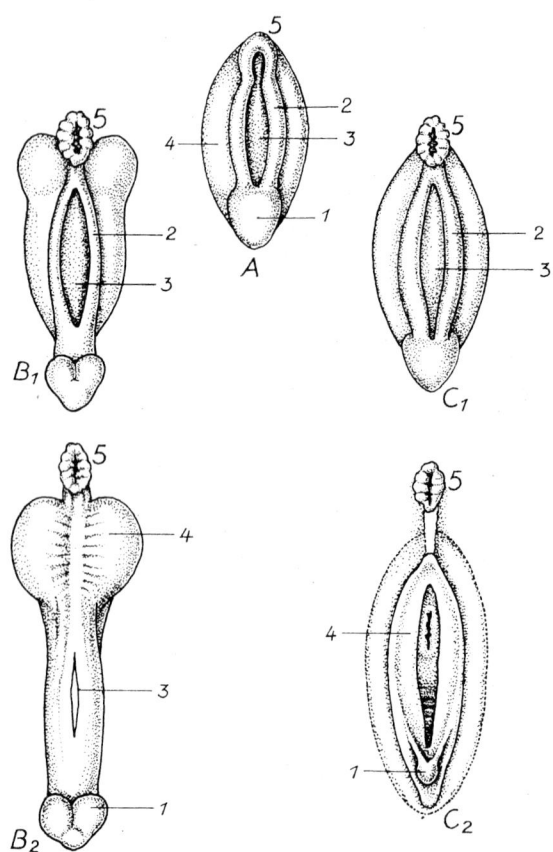

Abb. 68. Schematische Darstellung der Entwicklung der äußeren Genitalien.
A Indifferentes Stadium; B 1 und B 2 Entwicklung beim männl. Tier; C 1 und
C 2 Entwicklung beim weibl. Tier.
1 Genitalhöcker (Phallus), daraus in B 2 Penis, in C 2 Clitoris; 2 Plica urogenitalis; 3 Sulcus urogenitalis; 4 Genitalwülste, daraus in B 2 Hodensack, in C 2 Anteile der Schamlippen; 5 Anus.

Beim Menschen bleibt der Phallus nahe dem Anus und wird zu einem
freistehenden Zylinder.

Bei den Tieren kommt es in tierartlich sehr unterschiedlicher Weise
(vor allem beim Pferd, kaum bei der Katze) zu einer Lageveränderung

des Phallus. Mit dem Längerwerden der ventralen Bauchwand verlagert sich dieser nach kranial und nähert sich dem Nabel. Die Urethralrinne wird zu einem langen Schlauch, dem *Canalis urogenitalis*, ausgezogen. Die eng bleibende Harnröhrenöffnung gelangt an den kaudalen Abfall der Phallusspitze. Der Penis der Haussäugetiere ist somit bis auf einen kurzen apikalen Teil bindegewebig mit der Bauchwand verbunden.

Unterbleibt der röhrenförmige Schluß des Penisteils der Harnröhre, kommt es in unterschiedlichem Grade zu einer Hemmungsmißbildung (*Hypospadie*),

Der *axiale Stamm des Phallus* wird zum **Peniskörper**, dem *Corpus cavernosum penis*, während aus der *Schafthaut* das **Präputium** entsteht. Der **Peniskörper** stellt zunächst ein fibröses Gebilde, *Corpus fibrosum*, dar. Der periphere Teil verdichtet sich zur kapselartigen Tunica albuginea, während im inneren (zentralen) Teil von der Wurzel der Penisanlage aus ein reich verzweigtes Maschenwerk entsteht. In dieses wachsen Gefäße ein, wodurch die Bildung des arteriellen Schwellgewebes vervollständigt wird. Schon frühzeitig sind tierartliche Unterschiede in der Ausbildung des Penis, wie der fibröse (Schwein, Wiederkäuer) und kavernöse Typ (Pferd, Fleischfresser), der Penisknochen des Hundes (5. Woche), die S-förmige Krümmung bei den Wiederkäuern und dem Schwein sowie auch die unterschiedliche Ausbildung der Glans penis zu erkennen.

Bei der Bildung des **Präputiums** aus der Schafthaut leitet die **epitheliale Glandarlamelle die Trennung des Präputiums von dem Penis ein**.

Die *Glans penis* bleibt noch lange mit dem Präputium verklebt. Erst nach der Geburt erfolgt die Spaltung der Glandarlamelle in 2 Blätter und die Trennung der Glans penis von dem Präputium.

Die **akzessorischen Geschlechtsdrüsen** gehen aus Epithelsprossen des zum Samenleiter gewordenen Wolffschen Ganges und des Sinus urogenitalis (Anlage der Harnröhre) hervor.

Dabei entstehen

– zuerst die *Bulbourethaldrüse* als solide Knospe aus dem Epithel des Bulbusteils der Urethra,
– mit der 6. Woche beim Hund und beim Schwein die *Prostata* im vorderen Teil der Harnrohrenanlage in Form mehrerer Drüsensprosse,
– später erst die *Samenblase* aus dem Epithel des Wolffschen Ganges, und
– erst nach der Geburt werden die Epithelsprosse der Anlagen der *Ampullendrüsen* sichtbar.

• Äußere weibliche Geschlechtsorgane

Beim weiblichen Tier treten geringere Umbildungen und Verlagerungen auf (s. Abb. 68). Der *Sinus urogenitalis* bleibt kurz. Er erweitert sich stark und **wird zum Vestibulum vaginae.** Dies geht einher mit einer starken Erweiterung des Ostium urogenitale. Sie wird ermöglicht durch eine Spaltung der Urogenitalplatte. Der Damm bleibt schmal.

Die aus dem Phallus hervorgehende **Klitoris** behält ihre unmittelbar ventral der Öffnung des Sinus urogenitalis sich befindende Lage und bleibt kurz. Sie wird gleichfalls allmählich von dem aus der Schafthaut hervorgehenden *Präputium* umwachsen. Die Glandarlamelle ist nur auf der umbilikalen Seite angelegt. Die Trennung der beiden Blätter der Glandarlamelle erfolgt regelmäßig beim Pferd, bei dem es zur Bildung einer Präputialhöhle kommt, unvollständig dagegen bei den anderen Tieren.

Die *Genitalwülste* behalten ihre Lage bei, werden zu den Labialwülsten und entsprechen den *Labia majora* des Menschen. Sie besitzen bei den Tieren keine Bedeutung und bilden sich, außer bei der Katze und einigen Hunderassen, wo sie seitlich der Schamspalte erhalten bleiben, zurück. Die bei den Tieren vorhandenen *Labia minora* gehen aus den Geschlechtsfalten hervor. Aus Drüsensprossen des Epithels des Sinus urogenitalis entstehen die großen und kleinen Vestibulardrüsen. Sie entsprechen in ihrer Anlage den Bulbourethraldrüsen der männlichen Tiere.

7.5. Entwicklung des Kreislaufapparates

Die Anteile des **Kreislaufapparates** werden unabhängig voneinander angelegt. Erst im Laufe der Entwicklung kommt es zu ihrer Vereinigung und zur Bildung des einheitlichen Systems.

7.5.1. Anlage der Blutgefäße und Bildung des Blutes

Außerembryonal werden die Anlagen von **Blutgefäßen und die Blutbildung** schon im Keimscheibenstadium (gegen Ende der 2. Woche) sichtbar. Besonders auffallend ist dies im *Dottersack*, der als erstes „Blutbildungsorgan" anzusehen ist.

Innerhalb des Embryos beginnt die Bildung der Blutgefäße aus dem *Mesenchym* später (mit dem Auftreten der ersten Urwirbel). Die Anlagen vereinigen sich zu längeren Gefäßen und diese unter Verbindung mit der Herzanlage zu Systemen. Schließlich entsteht **durch die Vereinigung der embryonalen mit den extraembryonalen Gefäßen in Verbindung mit Sprossungsvorgängen aus bereits vorhandenen Gefäßen das Gesamtsystem des embryonalen Blutkreislaufs.**

Histogenetisch erfolgt die Bildung der Blutgefäße

– über *Angiothelien.* Einzelne Mesenchymzellen begrenzen unter zunehmender Abspaltung und Verlust der Fortsätze einen Hohlraum. Die Zellen werden zu den Angiothelien, aus denen das *Endothel* hervorgeht. Durch Vereinigung längerer Abschnitte entstehen die *Angiothelröhren.*

Das Lumen der *Angiothelröhren* ist zunächst frei von Zellen und enthält nur wechselnde Mengen von flüssigen Substanzen (Plasma). Aus dem Endothel abgeschnürte Zellen gelangen in das Lumen und werden zu *Blutzellen.* Dadurch sind die Angiothelröhren, wenn auch nur in geringem Maße, an der Bildung der Blutzellen beteiligt. Um die Angiothelröhren erfolgt eine Verdichtung des Mesenchyms. Histogenetische Differenzierungsvorgänge führen zur Bildung der *Intima, Media* und *Adventitia.*

– über *Blutinseln* (Abb. 69). Sie entstehen durch Ansammlungen von Zellen in Form von Nestern im Mesenchym. Die Zellen erhalten bald eine unterschiedliche Form. Die peripher liegenden Zellen flachen sich ab und werden zu den die Wand bildenden *Endothelzellen*, während aus den zentralen, frei bleibenden Zellen die *Blutzellen* hervorgehen. Die Gefäß- und Blutbildung über die Blutinseln erfolgt vor allem in der Dottersackwand. Der Unterschied gegenüber den **Angiothelröhren, bei denen primär die Wand und sekundär Teile des Inhaltes entstehen, besteht darin, daß bei den Blutinseln primär der Inhalt und sekundär die Wand gebildet wird.** Dazu kommen später auch die zur Bildung der *Intima, Media* und *Adventitia* führenden Differenzierungen im umgebenden Mesenchym.

– durch *Sprossung* aus bereits vorhandenen Gefäßen. Embryonal besitzt dieser Vorgang vor allem für die Spätentwicklung Bedeutung. Wichtig ist er für die postembryonale Entwicklung und für die Regeneration bei pathologischen Prozessen.

Bei der Differenzierung der zunächst einheitlichen Gefäßanlagen zu **Arterien, Venen** und **Kapillaren** spielt die an den einzelnen Abschnitten

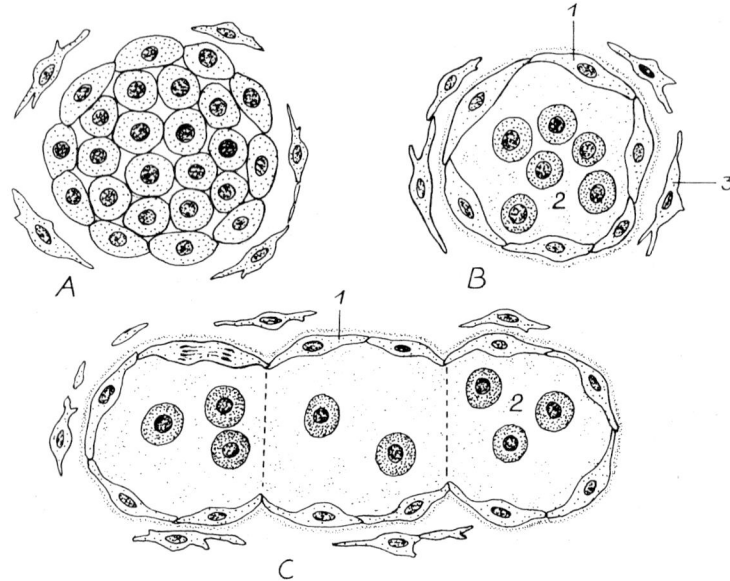

Abb. 69. Schematische Darstellung der Bildung von Kapillaren über Blutinseln.
A Zellaggregation im Mesenchym; B Differenzierung der Zellen der Blutinseln;
C Herausbildung der Kapillare durch Vereinigung mehrerer Blutinseln.
1 Angiothelzellen (in C Endothel der Kapillare); 2 Hämozytoblasen (in C Blutzellen); 3 Mesenchymzellen.

des Systems unterschiedlich einwirkende funktionelle Beanspruchung
eine Rolle.

Bei der Blutbildung werden 3 aufeinanderfolgende Perioden unterschieden:

– die **mesoblastische Periode**. Sie läuft vor allem in den Blutinseln der
  Dottersackwand ab. In geringerem Grade erfolgt sie im Mesenchym
  der Körperwand.
– die **hepatolienale Periode**. Mit der Rückbildung des Dottersackes
  wird die Blutbildung von der mesenchymalen Grundlage der Leber
  und ab Mitte der embryonalen Entwicklung der Milz übernommen.
– die **medulläre Periode**. Die Blutbildung im roten Knochenmark, beginnt nach Anlage der Knochen und dauert postfetal bis zum Tode
  des Tieres an.

Aus den Mesenchymzellen wird zunächst die teilungsfähige Stammzelle, der *Hämozytoblast*. Dieser macht fortgesetzte mitotische Teilungen durch. Über verschiedene Vorstufen differenzieren sich die **Blutzellen** heraus.
Dabei wird unterschieden

– die *Erythropoese* (Bildung der Erythrozyten),
– die *Granulopoese* (Bildung der Granulozyten),
– die *Monopoese* (Bildung der Monozyten).

Die *Lymphopoese* (Bildung der Lymphozyten) läuft in einer besonderen Weise ab und führt zur zellulären und humoralen Immunität der Tiere. Die im Mesenchym gebildeten Vorstufen der immunkompetenten Zellen werden im **Thymus zu den T-Lymphozyten**, in der **Bursa Fabricii des Vogels bzw. den bursaaquivalenten Strukturen der Säugetiere zu den B-Lymphozyten**. Von dort gelangen die Lymphozyten in die peripheren (sekundären) lymphatische Organe, wo durch Mitosen ihre ständige Vermehrung erfolgt.
Die Thrombozyten entstehen durch Sprossung aus den Megakaryozyten des Knochenmarkes (*Thrombopoese*).

Die Anzahl der Erythrozyten im Blut des Fetus nimmt im Laufe der Entwicklung ständig zu. Gleichzeitig steigen der Hämoglobingehalt und der Hämatokritwert. Die Anzahl der Leukozyten verdoppelt sich gegen Ende der fetalen Entwicklung.

7.5.2. Entwicklung des Herzens

Das **Herz** wird als plattenförmige Verdickung des viszeralen Mesoblasten (*Herzplatte*) in den beiden Schenkeln der hufeisenförmigen *Parietalhöhle* angelegt. Medial von jeder Herzplatte sondert sich aus dem viszeralen Mesoblasten ein *Angiothelrohr* (*Endokardschlauch*) heraus. Dieses stülpt die *Herzplatte* (myoepikardialer Mantel) nach der Parietalhöhle vor. Die Herzanlagen werden bei der Umbildung des Embryos (Schluß der Darmrinne) ventral verlagert. Die zunächst zwischen den beiden Herzanlagen noch vorhandene Scheidewand bildet sich zurück, und aus der paarigen Anlage geht **durch Verschmelzung der beiden Herzplatten der unpaare Herzschlauch hervor** (Abb. 70).
Er besteht aus dem *Endokardschlauch* und dem *epimyokardialen Mantel*. Beide sind durch ein gallertartiges Bindegewebe (Herzgallerte) verbunden. Bei der weiteren Differenzierung der Wand verschwindet die Herzgallerte und es wird

– der *Endokardschlauch* zum **Endokard** und
– der *epimyokardiale Mantel* zum **Epikard** und **Myokard**.

Der übrige Teil der viszeralen Wand der Parietalhöhle bildet das Herzgekröse.
Von diesem bleibt nur das *dorsale Herzgekröse (Mesocardium dorsale)* erhalten,
während das *ventrale Herzgekröse (Mesocardium ventrale)* bald verschwindet.

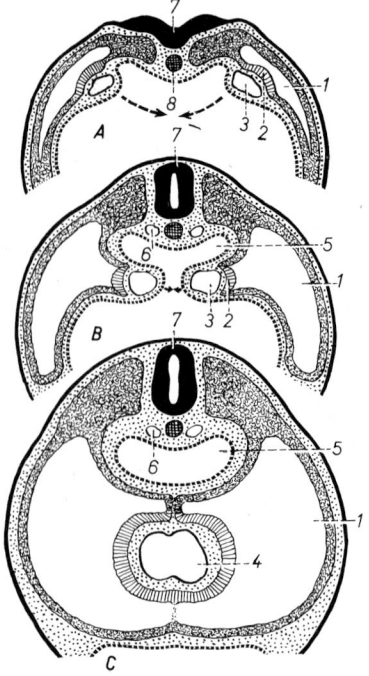

Abb. 70. Schematische Darstellung
der Umbildung der paarigen Anlage
des Herzens zum unpaaren Herzschlauch.
A Bildung der paarigen Herzplatte mit
dem Angiothelrohr; B zunehmende
Einfaltung und gegenseitige Näherung
der beiden Anlagen; C Vereinigung
der beiden Anlagen und Bildung des
unpaaren Herzschlauches.
1 Parietalhöhle; 2 Herzplatte; 3 Angiothelrohr; 4 unpaarer Herzschlauch;
5 vordere Darmbucht (in C Kopfdarm); 6 Anlage der paarigen dorsalen
Aorten; 7 Neuralrinne (in B und C
Neuralrohr); 8 Chorda dorsalis.

Der **Herzschlauch** läßt sich unterteilen in

– den *arteriellen Bulbusteil*, der in den *Truncus arteriosus* übergeht,
– den *Ventrikelteil* und
– den als *Sinus venosus* bezeichneten *venösen Teil*, in den die *Venen*
einmünden.

Der *Herzschlauch* wächst zunächst rasch in die Länge. Infolge des in
diesem Bereich der Körperhöhle herrschenden Platzmangels kommt es
zu einer S-förmigen Einkrümmung. Der arterielle *Bulbusteil* nähert sich
dem *venösen Teil*, es entsteht die **Herzschleife** (Abb. 71).

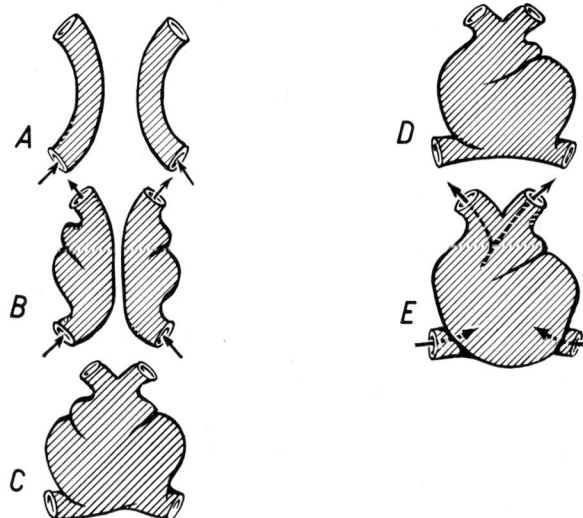

Abb. 71. Schematische Darstellung der Entwicklung des Herzens aus der paarigen Anlage bis zur Herausbildung der Herzschleife. Ventrale Ansicht (nach Schulte-Murray, aus Zietzschmann-Krölling).
A bei 8 Urwirbelpaaren; B bei 11 Urwirbelpaaren; C bei 12 Urwirbelpaaren; D und E bei 14 Urwirbelpaaren.

Der *Ventrikelteil* wird zu der ventral ausgeweiteten *Ventrikelschleife*, mit einem absteigenden und aufsteigenden Kammerschenkel. Der Scheitel der Ventrikelschleife entspricht der *Herzspitze*. Diese wölbt die Brustwand vor und bedingt den vorübergehend sehr deutlichen *Herzwulst* (s. Abb. 26).

Die Verbindung zwischen Vorkammer- und Kammerteil bleibt eng und wird zum *Ohrkanal*, dem *Ostrium atrioventriculare commune*. Vom *Sinus venosus* hebt sich bald der sich erweiternde *Vorkammerteil* ab. Seitlich von diesem entstehen blasige Auftreibungen, die *Herzohren*. Sie umgreifen beidseitig den *Bulbusteil*.

Im **Ohrkanal** treten Endokardwucherungen in Form der *vorderen* und *hinteren Endokardkissen* auf.

Im **Bulbusteil** kommt es zur Bildung von 2 mehr proximal und zunächst 2, bald aber 4 mehr distal gelegenen Verdickungen des Endokards, den *proximalen* und *distalen Bulbuswulsten*.

Bei der **Bildung des Vorkammerseptum**s entsteht an der dorsalen Wand zunächst das *Septum primum*. Es wächst nach dem Ohrkanal zu und trennt die Vorkammer in einen rechten und linken Teil. Eine im Septum primum vorhandene Lücke stellt das primäre ovale Loch dar. Rechts vom Septum primum tritt eine weitere Falte auf. Sie wird zum *Septum secundum* und weist das *Foramen ovale secundum* auf.

Durch Verwachsen der linken Fläche des *Septum secundum* mit der rechten des *Septum primum* erfolgt **die Bildung des Vorhofseptum und somit die Trennung der rechten von der linken Vorkammer**. Bei der Verbindung der beiden Septen decken sich das primäre und sekundäre ovale Loch nicht völlig. Ein Rest des primären Septums ragt vom Rande des Foramen ovale aus in die linke Vorkammer und wird zur *Valvula foraminis ovalis*. Sie verklebt und verwächst kurz nach der Geburt mit dem Vorhofseptum, wodurch der endgültige **Schluß des Foramen ovale** erfolgt.

Die Verbindung zwischen *Sinus venosus* und *Vorkammerteil* flankieren die *rechte* und *linke Sinusklappe*. Dorsal vereinigen sich beide Klappen zu einer platten Leiste, dem *Septum spurium*. Dieses verschmilzt mit dem Vorkammerseptum und verschwindet.

Die **Bildung des Kammerseptums** (Abb. 72) geht aus vom *Septum interventriculare*. Es hat seinen Ursprung in dem Gewebe, welches bei der Vergrößerung der beiden Kammerhälften in der Mitte (auf der Konvexität) zurückbleibt. An der Außenfläche des Herzens entspricht dem Septum der *Sulcus interventricularis*. Die Trennung der beiden Kammern wird vollständig **durch die Vereinigung des Septum interventriculare über die Endokardkissen des Ohrkanals mit dem Vorhofseptum und zum anderen mit den Bulbuswülsten und dem neu entstandenen Septum aorticopulmonale**. Die **Endokardkissen** des Ohrkanals verwachsen im mittleren Teil. Der Ohrkanal wird zu einem Doppelkanal, an dessen Öffnungen sich mehr oder weniger deutlich je *3 Endokardwülste* erkennen lassen.

Im Bereich des **Bulbusteils** wächst das *Septum aorticopulmonale* vom extraperikardialen Teil des Truncus arteriosus aus vor und verbindet sich mit den *Bulbuswülsten* und dem *Septum interventriculare*. Aus dem **gemeinsamen Hohlraum des Bulbus arteriosus werden der Ursprungsabschnitt der aus der linken Kammer hervorgehenden Aorta und der aus der rechten Kammer entspringenden A. pulmonalis**. Ihre gegenseitige Anordnung wird durch den spiraligen Verlauf des *Septum aorticopulmonale* bedingt.

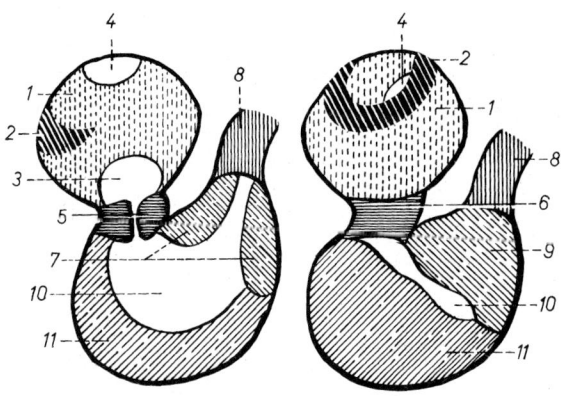

Abb. 72. 2 Entwicklungsphasen der Bildung der Herzscheidewände (schematisch). Rechte Seitenansicht.
1 Septum primum; 2 Septum secundum; 3 Foramen ovale primum; 4 Foramen ovale secundum; 5 Endokardkissen des Ohrkanals; 6 Ohrkanalseptum; 7 distale und proximale Bulbuswülste; 8 Septum aorticopulmonale; 9 Bulbusseptum; 10 Foramen interventriculare; 11 Septum interventriculare.

Die *distalen Bulbuswülste* bilden nach ihrer Verschmelzung in den entstandenen beiden Öffnungen je *3 Endokardwucherungen*. Sie werden zu den **Semilunarklappen** der Aorta und A. pulmonalis.

Die **Atrioventrikularklappen** stellen zunächst die von den Endokardkissen des Ohrkanals ausgehenden Endokardwülste dar (*primitive Klappen*). Durch Verdickung der Muskulatur werden diese höher und zu Endokardzipfeln. In der Tiefe verdichtet sich das spongiöse Netzwerk der Muskulatur zu den Papillarmuskeln. Zwischen deren Anlagen und den Endokardzipfeln wird das Muskelfasernetz teilweise abgebaut und die an der unteren Fläche der Klappenzipfel ansetzenden Fasern werden zu den bindegewebigen *Chordae tendineae*. Die Entwicklung der Atrioventrikularklappen, der Chordae tendineae und der Papillarmuskeln (Abb. 73) erfolgt somit **gemeinsam durch teilweise Rückbildung und bindegewebige Umwandlung der spongiösen Muskulatur (Klappenzipfel, Chordae tendineae) bzw. durch eine Verdichtung der Muskulatur (Papillarmuskeln).**

Das **Myokard**, das gemeinsam mit dem aus dem Endokardschlauch hervorgehenden Endokard und dem Epikard die Herzwand bildet, besteht zunächst aus der inneren lockeren *Spongiosa* und der äußeren dich-

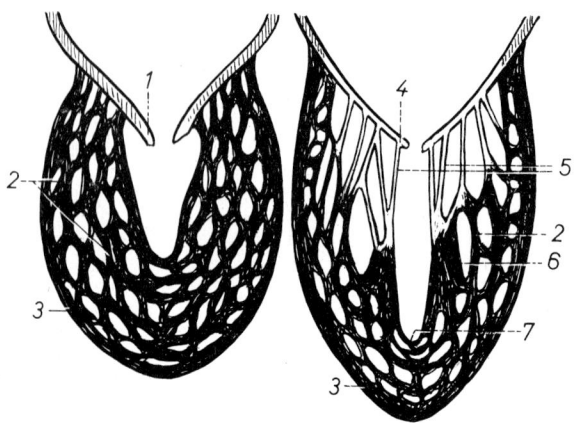

Abb. 73. Entwicklung des Atrioventrikularklappenapparates (schematisch).
1 primitive Klappe; 2 Spongiosa, 3 Kortikalis der Herzmuskulatur; 4 sekundäre
Klappe; 5 Chordae tendineae; 6 M. papillaris; 7 M. transversus.

ten *Kortikalis*. Im Laufe der Entwicklung kommt es durch Verdichtung
der spongiösen Schicht zu einer steten Zunahme der Kortikalis. Schließlich besteht das gesamte Myokard des Herzens aus einer kompakten
Muskulatur, während von der Spongiosa nur noch Reste als *Trabeculae
carneae* und *Mm. transversi* erhalten bleiben.

Die Vorhof- und Kammermuskulatur geht zunächst ohne Grenze ineinander über. Schon zeitig kommt es an der Grenze zwischen Vorkammer und Kammer ähnlich wie am Ursprung der Aorta und A.
pulmonalis zur Differenzierung von Bindegewebe, aus dem die *Anuli fi-
brosi* hervorgehen. Durch sie wird die Vorkammer- und Kammermuskulatur bis auf ein schmales Muskelbündel, die Anlage des *Hisschen
Bündels*, voneinander getrennt.

Bei der **Histogenese** der Herzmuskulatur führt das Auftreten der
Glanzstreifen schon zeitig zur zellulären Struktur der Herzmuskelfasern.
Gleichzeitig erfolgt die Differenzierung der Myofibrillen (mit den Myo-
filamenten), wodurch die molekulare Struktur der Myofibrillen und damit die Querstreifung bedingt wird.

Die Differenzierung des **Reizbildungs- und Erregungsleitungssy-
stems** erfolgt gleichfalls relativ früh. Mit ihm bildet sich die Automatie
des Herzens aus. Das Herz beginnt schon zu einer Zeit mit der Tätigkeit
(beim Küken mit 9–10 Somiten, beim Rind mit der 5. Woche der Entwicklung), in der noch kein Nervengewebe in ihm nachzuweisen ist.

7.5.3. Entwicklung des Arteriensystems

Die Anlage des **Arteriensystems** ist zunächst gekennzeichnet durch den vom *Bulbus arteriosus* des Herzschlauches nach kranial ziehenden *Truncus arteriosus*, der sich in die beiden *Subbranchialarterien* (*ventrale Aorten*) teilt. Aus diesen Längsstämmen gehen 6 segmentale Äste, die *Kiemenbogenarterien* (*primitive Aortenbogen*) hervor. Sie vereinigen sich dorsal zu den *dorsalen Aorten*. Diese verschmelzen außerhalb des Kiemenbogengebietes zu der unpaaren *Aorta descendens*, von welcher die *dorsalen, lateralen* und *ventralen Segmentalarterien* abgehen (Abb. 74).

Die **Kiemenbogenarterien** (Abb. 75) bilden sich zu einem Teil zurück, zum anderen werden sie zu Abschnitten der großen Kopf- und Halsgefäße.

Von den **Umbildungsprozessen** sollen angeführt werden:

– die 1. und 2. Kiemenbogenarterie sowie die 5. verschwinden völlig,
– die kraniale Fortsetzung der ventralen Aorten wird zum Anfangsteil der *A. carotis externa*,
– das Verbindungsstück der ventralen Aorta zwischen 3. und 4. Aortenbogen wird zur *A. carotis communis*,
– die 3. Kiemenbogenarterie verliert dorsal die Verbindung zur 4. und wird als Karotisbogen zum Anfangsteil der *A. carotis interna*,
– die 4. Kiemenbogenarterie wird links zum *Arcus aortae*, aus dem die *A. subclavia sinistra* sowie die *A. carotis communis sinistra* hervor-

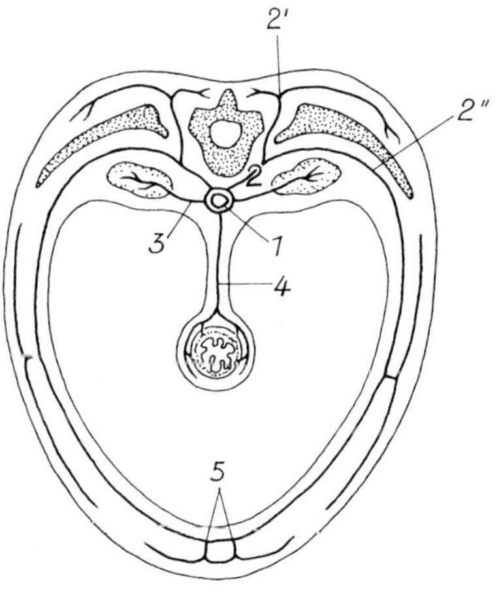

Abb. 74. Anlage der Segmentalarterien.
1 Aorta; 2 dorsale Segmentalarterie mit 2′ dorsalem und 2″ ventralem Ast; 3 laterale Segmentalarterie; 4 ventrale Segmentalarterie; 5 Ursprung der ventralen longitudinalen Anastomosen.

geht, rechts zum Anfangsstamm der *A. subclaria dextra*, mit der die
A. carotis communis dextra einen kurzen gemeinsamen Stamm bildet,
– die 6. Kiemenbogenarterie erhält Anschluß an die durch die Trennung
des Bulbus arteriosus entstandene *A. pulmonalis*, aus dem dorsalen
Teil der linken 6. Kiemenbogenarterie entsteht noch der *Ductus arteriosus* (*Botalli*).

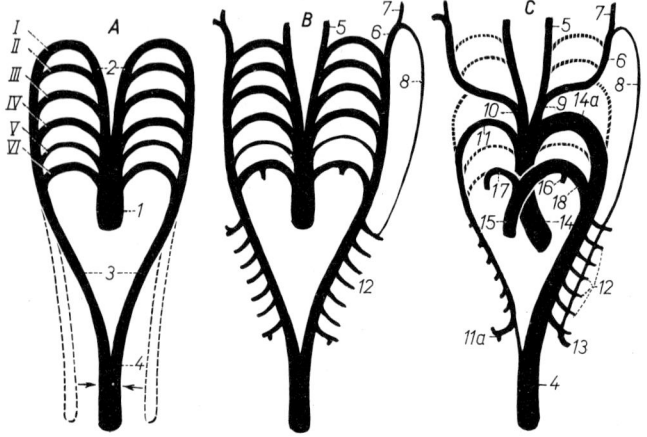

Abb. 75. Schemata zur Umbildung der Kiemenbogenarterien.
Die bleibenden Abschnitte der Kiemenbogenarterien (I–VI) sind in C ausgezogen, die verschwindenden gestrichelt dargestellt.
1 Truncus arteriosus; 2 ventrale Aorten; 3 dorsale Aorten, die sich zu 4 der unpaaren Aorta descendens vereinigen; 5 A. carotis externa sinistra; 6 A. carotis interna sinistra mit 7 deren Ramus ascendens und 8 deren Ramus descendens (wird
zur A. vertebralis); 9 A. carotis communis sinistra; 10 A. carotis communis dextra; 11 Ursprungsteil der A. subclavia dextra; 11 a A. subclavia dextra; 12 Seg-
mentalgefäße; 13 A. subclavia sinistra; 14 Ursprungsstamm der Aorta, 14 a Arcus
aortae; 15 A. pulmonalis; 16 linker Ast, 17 rechter Ast der A. pulmonalis;
18 Ductus arteriosus (Botalli).

Zu den primären **Arterienstämmen des Kopfes**, der *A. carotis externa* und der
bedeutend stärkeren *A. carotis interna*, kommt sekundär als Ast der *A. carotis interna* noch die durch die Beziehung zum Steigbügel gekennzeichnete *A. stapedia*
hinzu. Nach Verbindung mit der *A. carotis externa* bildet sich der Anfangsab-
schnitt der *A. stapedia* bei den Haussäugetieren (im Gegensatz zu Ratte, Igel,
Maulwurf u. a.) zurück. Der Endabschnitt bleibt jedoch erhalten und wird von der
A. carotis externa gespeist. Dadurch wird ein großer Teil des Ausbreitungsgebie-
tes der *A. carotis interna* von der *A. carotis externa* übernommen.

Die **dorsalen Segmentalarterien** werden paarig angelegt. Nach kurzem dorsalen Verlauf teilen sie sich in einen Ast für die dorsale Körperwand und die Wirbelsäule (dorsaler Ast) sowie einen entlang der Körperwand ventral verlaufenden Ast (ventralen Ast). Er bildet Anastomosen mit dem der anderen Seite. Aus den ventralen Ästen entspringen die *Aa. intercostales* und *Aa. lumbales*. Teilweise verschmelzen die paarigen Gefäße zu unpaaren Stämmen.

Die **lateralen Segmentalarterien** werden zu den Ästen für die Nieren, Nebennieren und Keimdrüsen.

Die **ventralen Segmentalarterien** werden zu

- den *Darmarterien*,
- den *Dottersackarterien, Aa. omphalomesentericae* und
- den *Nabelarterien, Aa. umbilicales*.

Von den **Darmarterien** versorgt die *A. coeliaca* das Gebiet kranial der primitiven Darmschleife, während die *A. mesenterica caudalis* dem kaudal der primitiven Darmschleife liegenden Teil Blut zuführt. Aus der **rechten Dottersackarterie** hat die *A. mesenterica cranialis*, die Hauptarterie der primitiven Darmschleife, ihren Ursprung, während sich die linke Dottersackarterie zurückbildet.

Die **Nabelarterien** erhalten zu ihrer ursprünglichen primären (viszeralen) Wurzel, welche obliteriert, eine sekundäre (parietale) die zur definitiven *A. umbilicalis* wird. Aus dieser Sekundärwurzel sproßt ein Ästchen hervor, das als *A. ischiadica* in den Gliedmaßenstummel hineinwächst. Ihr proximaler Teil wird zur *A. iliaca externa*, aus welcher die *A. femoralis* als Gliedmaßenarterie der Haussäugetiere hervorgeht.

Die *A. iliaca interna* entsteht oberhalb des Gliedmaßenastes als selbständige Bildung aus dem zur *A. iliaca communis* werdenden Anfangsteil der *A. umbilicalis*. Zum definitiven Gefäßbild kommt es erst nach der Geburt durch die mit der Rückbildung der *Aa. umbilicales* einhergehenden Umbildungsprozesse.

An der Versorgung der Gliedmaßenanlage sind zunächst mehrere Segmentalarterien beteiligt. Sie bilden in der sich entwickelnden Gliedmaße ein dichtes Kapillarnetz. Von den Segmentarterien bleibt eine bestehen:

- im Bereich der Schultergliedmaße erhält diese Verbindung mit der *A. subclavia*,
- im Bereich der Beckengliedmaße erfolgt die Verbindung zunächst mit der *A. ischiadica*, deren Ursprungsteil die *A. femoralis* entläßt. Danach verschwindet die *A. ischiadica* bei den Haussäugetieren, während sie bei den Vögeln erhalten bleibt.

Bei der weiteren Differenzierung des Systems der **Gliedmaßenarterien**
bilden sich einzelne Abschnitte zurück, während sich andere verstärkt
ausbilden und damit das tierartlich unterschiedliche Bild entsteht.

7.5.4. Entwicklung des Venensystems

Das **Venensystem** ist von der Anlage her paarig. Es geht hervor aus

- den *Dottersackvenen, Vv. omphalomesentericae,*
- den *Nabelvenen, Vv. umbilicales* sowie
- den *Vv. cardinales craniales* und *caudales,* die sich jeweils zu einem
  gemeinsamen Stamm, der *V. cardinalis communis* (*Ductus Cuvieri*)
  vereinigen (Abb. 76).

Die **Dottersackvenen** ziehen vom Dottersack zum *Sinus venosus* des
Herzens. Sie werden vom Lebergewebe durchwachsen und erlangen eine
vorübergehende sekundäre Funktion als Blut zu- und abführende Gefäße
der Leber (*Vv. hepatis advehentes* und *revehentes*). Bald bildet sich aber
die linke Dottersackvene zurück, während sich der Stamm der rechten

---

Abb. 76. Drei Schemata zur Entwicklung der Venen.
Vv. cardinales und Vv. sacrocardinales: ausgezogen (Rückbildung in B durch
Schrägstreifung angedeutet), Vv. supracardinales: quergestreift, Vv. subcardinales: schräg gestreift, Anastomosen im Bereiche der Vv. sacrocardinales und
V. caudalis: unregelmäßig gestrichelt, V. hepatica revehens communis: längsge-
streift.
1 Sinus venosus; 2 li. Ductus Cuvieri; 3 V. cardinalis cranialis; 4 V. cardinalis
caudalis; 5 V. supracardinalis; 6 V. subcardinalis; 7 V. sacrocardinalis; 8 Anastomosen zwischen V. subcardinalis und V. cardinalis caudalis; 9 Anatomose zwischen den beiden Vv. subcardinales; 10 V. hepatis revehens communis;
11 V. caudalis; 12 V. brachiocephalica sinistra (aus Anastomose zwischen den
beiden kranialen Kardinalvenen hervorgegangen); 13 V. brachiocephalica dextra;
14 V. cava cranialis; 15 V. obliqua atrii sinistri; 16 V. hemiazygos; 17 V. azygos
(zwischen beiden Anastomose); 18 V. cava caudalis (mit ihren einzelnen aus verschiedenen Teilen hervorgegangenen und verschieden dargestellten Abschnitten);
19 V. renalis sinistra (aus Anastomose zwischen den beiden Subkardinalvenen);
20 Anastomose zwischen Vv. sacrocardinales und V. caudalis; 21 V. iliaca communis sinistra; 22 V. iliaca communis dextra; 23 aus den Kaudalvenen hervorgehende und später zur unpaaren V. sacralis media werdende Äste; 24 V. spermatica interna sinistra, 25 V. spermatica interna dextra; 26 Vv. lumbales;
27 Niere; 28 Nebenniere; 29 Keimdrüse.

(*V. advehens communis*) mit den Magen-Darm-Venen verbindet und **zur Pfortader wird**.

Von den **Nabelvenen** verschwindet die rechte. Die bleibende linke Nabelvene zieht zur Leber (s. S. 218).

Die **Vv. cardinales craniales** führen das Blut vom Kopfgebiet ab. Sie verlaufen dorsal der Kiemenbogenarterien herzwärts. Aus ihren Ursprungsteilen gehen die Venensinus der Schädelhöhle hervor, während

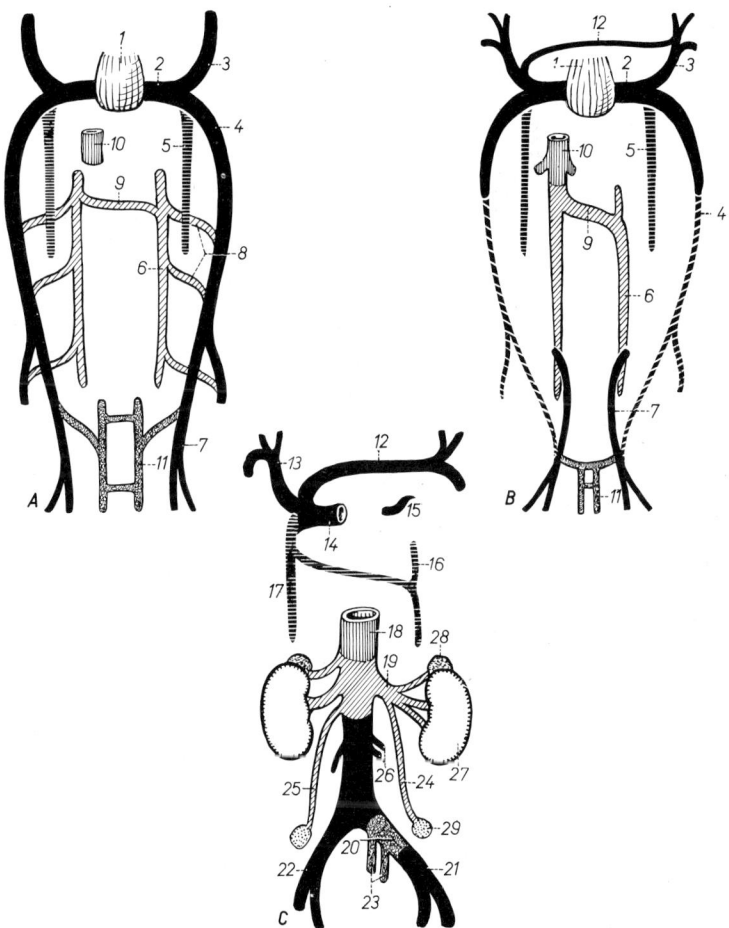

ihr mittlerer Abschnitt zur *V. jugularis interna* wird, welche sekundär die *V. jugularis externa* entläßt. Nach Anlage der Vordergliedmaßen nehmen die *Vv. cardinales craniales* kurz vor der Vereinigung mit der jeweiligen kaudalen Kardinalvene zur *V. cardinalis communis* sekundär die *V. subclavia* auf.

Die **Vv. cardinales caudales** führen das Blut von der kaudalen Körperhälfte ab. Dazu kommen in tierartlich unterschiedlicher Ausbildung als Zwischenstufen weitere Gefäße in Form der

- *Vv. subcardinales.* Sie entstehen beiderseits durch Vereinigung der *Vv. mesonephridicae revehentes* zu einem Längsstamm.
- *Vv. sacrocardinales.* Sie stellen die untereinander plexusartig verbundenen Fortsetzungen der *Vv. cardinales caudales* dar und erhalten auch Verbindungen zu den *Vv. subcardinales.*
- *Vv. supracardinales.* Sie liegen dorsal der Aorta und medial der jeweiligen kaudalen Kardinalvene und münden in deren Mündungsabschnitt bzw. direkt in die *V. cardinalis communis.*

Aus dem zunächst paarig-symmetrisch angelegten Venensystem gehen durch Umformungsvorgänge die unpaaren Venenstämme hervor.

Die bei den Haussäugetieren unpaare *V. cava cranialis* entsteht dadurch, daß **im Endteil der vorderen Kardinalvenen das Blut der linken über eine Gefäßbrücke zur rechten geleitet wird und sich der Endabschnitt der linken Kardinalvene zurückbildet.**

Bei einer Anzahl von Tieren bleiben jedoch beide Kardinalvenen erhalten. Bei diesen ist definitiv eine *paarige kraniale Hohlvene* ausgebildet (u. a. Ratte, Maus, Kaninchen, Meerschweinchen, Goldhamster, Insektivoren, Elefant, Vögel). Als Variation kann dies auch bei den Haussäugetieren der Fall sein.

Die *V. cava caudalis* geht aus der **bleibenden (rechten) Subkardinalvene** hervor. Diese erhält Anschluß an die *V. hepatis revehens communis* und damit auch an den *Ductus venosus (Arantii)*. Die linke Subkardinalvene wird zurückgebildet. Eine Anastomose mit der rechten wird zur *V. renalis sinistra.*

Nach der weitgehenden Rückbildung der V. subcardinalis sinistra und V. sacrocardinalis sinistra wird die **unpaare V. cava caudalis über Anastomosen in zunehmendem Maße befähigt, den Blutabfluß aus dem gesamten hinteren Körperbereich zu übernehmen.** Die *Suprakardinalvenen* werden zu der tierartlich unterschiedlich ausgebildeten **V. azygos dextra und V. azygos sinistra (V. hemiazygos).** Durch teilweise oder völlige Zurückbildung von einer der beiden Venen weisen schließlich das Pferd und der Hund eine in den Endabschnitt der *V. cava cra-*

nialis mündende *V. azygos dextra* und die Wiederkäuer sowie das Schwein eine sich in den *Sinus coronarius* ergießende *V. azygos sinistra* auf.

7.5.5. Entwicklung der Lymphgefäße und der Lymphknoten

Die **Lymphgefäße** haben ihren Ursprung im Mesenchym. Gewebespalten, die von abgeflachten Mesenchymzellen umgeben sind, werden durch Verschmelzung und Sprossung zu größeren netzartigen Komplexen. Diese als *Lymphsäcke* bezeichneten Anlagen liegen in der Nähe größerer Venen und kommunizieren teilweise mit diesen. Durch Ausbreitung des netzartigen Systems der Lymphsäcke und Differenzierung der *Lymphkapillaren*, *Lymphgefäße* und *Lymphsammelstämme* werden sie zum definitiven **Lymphgefäßsystem** (Abb. 77).

Die **Lymphknoten** (Abb. 78) gehen aus dem die Lymphgefäße umgebenden Mesenchym hervor. Zunächst treten Mesenchymhäufungen in Form knötchenartiger Wucherungen (*Primitivorgane*) auf. Die unmittelbar aus dem Gebiet der Anlage der Lymphsäcke sich herausbildenden Lymphknoten werden als primäre, die im Ausbreitungsgebiet der Lymphgefäße entstehenden als sekundäre Lymphknoten angesehen. Die Differenzierung der Lymphknoten ist an keine bestimmte Zeit gebunden (auch postnatal noch möglich).

Die Lymphgefäße werden zu den *afferenten* und *efferenten Lymphgefäßen* des Lymphknotens. Von ihnen geht die Bildung des *Sinussystems* aus. Dabei entsteht zunächst ein korbartiges Geflecht um das Primitivorgan, das zum *Marginalsinus* wird. Von diesem sprossen Fortsätze in das Mesenchym des Primitivorganes. Diese werden zu den *Intermediärsinus* und dem lymphoretikulären Gewebe in Form der *Rindenknötchen* und der *Markstränge*. Gleichzeitig entstehen aus dem Mesenchym die *Kapsel* und die weiteren Anteile des *Interstitialgerüstes*.

Ab Mitte der Trächtigkeit wird die Ausreifung der T-Lymphozyten-abhängigen Gebiete sichtbar. Erst später (letztes Drittel der Entwicklung) sind in Form knötchenartiger Bildungen (Keimzentren) die B-Lymphozyten-abhängigen Gebiete nachzuweisen.

7.5.6. Entwicklung der Milz

Die **Milz** stellt zunächst eine mesenchymale Zellverdichtung im *Mesogastrium dorsale* dar. Durch die mit den Magendrehungen erfolgende Umbildung des dorsalen Gekröse erhält die Milz ihre definitive Lage.

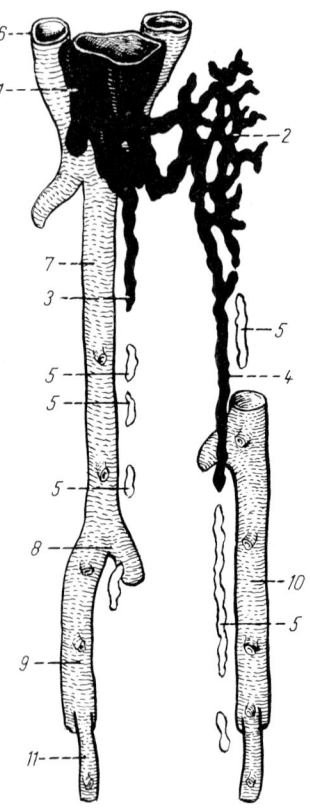

Abb. 77. Schematische Darstellung zur Entwicklung der Lymphgefäße (in Anlehnung an Kampmeier).

Der jugulare Lymphsack und die bei der Injektion gefüllten Lymphgefäße: schwarz, zu Anteilen von Lymphgefäßen werdende, aber noch nicht angeschlossene Hohlräume: weiß, Venen: gestrichelt.

1 jugularer Lymphsack; 2 sich herausbildende Lymphgefäßnetze; 3 Ductus thoracicus sinister; 4 Ductus thoracicus dexter; 5 noch nicht angeschlossene Hohlräume; 6 V. jugularis externa; 7 V. cardinalis cranialis sinistra; 8 Ductus Cuvieri; 9 V. cardinalis caudalis sinistra; 10 V. cardinalis caudalis dextra; 11 V. azygos.

Die **histogenetische Differenzierung** geht eng mit der Ausbildung des Blutgefäßsystems der Milz einher. Aus dem Mesenchym entstehen gemeinsam mit den Gefäßen die Strukturen der *roten* und *weißen Milzpulpa*. Letztere geht in Form der *Milzkörperchen* und lymphozytären *Gefäßscheiden* aus besonderen Verdichtungsherden der Adventitia der Pulpaarterien hervor. Dabei eilt auch hier die Bildung der T-Lymphozyten-abhängigen Gebiete (Gefäßscheiden) den B-Lymphozyten-abhängigen Gebieten (Keimzentren der Milzkörperchen) voraus. Gleichzeitig bilden sich aus dem Mesenchym die *Kapsel* und die weiteren Anteile des *Interstitialgerüstes*. In der zweiten Hälfte der fetalen Entwicklung ist das Mesenchym der Milz an der Blutbildung beteiligt.

Durch die Fähigkeit des Mesenchyms, an verschiedenen Stellen Milzgewebe zu bilden, kann es zur Ausbildung von Nebenmilzen kommen.

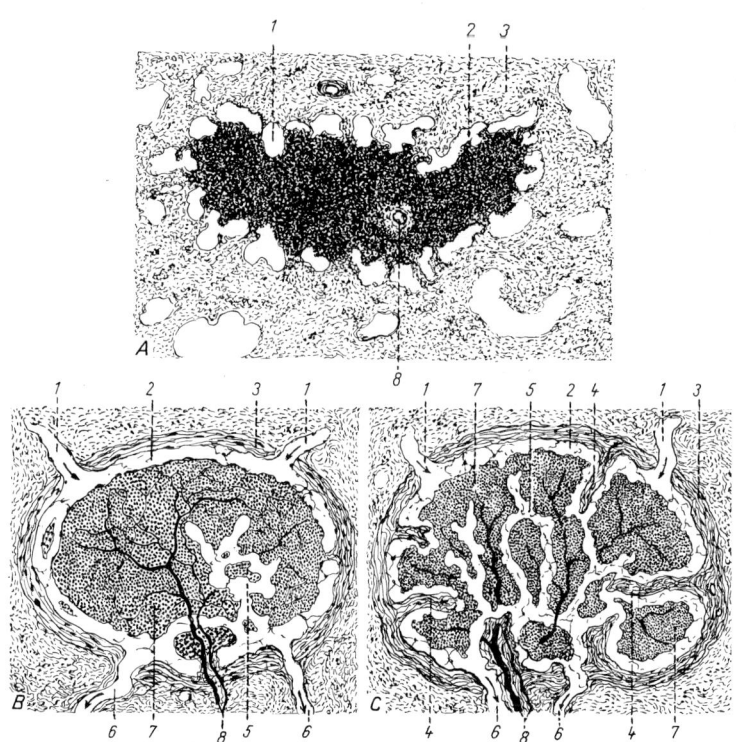

Abb. 78 Schematische Darstellung der Entwicklung des Lymphknotens.
A Anlage des Lymphknotens; B Bildung der Kapsel und des Marginalsinus; C Bildung der verschiedenen Anteile des Interstitialgerüstes, des Sinussystems und des lymphatischen Gewebes.
1 Lymphgefäße (in B und C afferente Lymphgefäße); 2 Marginalsinus (in A beginnende Bildung); 3 die Lymphknotenanlage umgebendes Mesenchym (in B und C Kapsel); 4 Trabekel des Interstitialgerüstes; 5 Intermediärsinus; 6 efferente Lymphgefäße; 7 lymphatisches Gewebe; 8 Blutgefäße.

7.5.7. Besonderheiten des fetalen Blutkreislaufs

Der **fetale Blutkreislauf** ist durch die **Verbindung mit dem Plazentarkreislauf** gekennzeichnet (Abb. 79).

Die **Nabelarterien**, *Aa. umbilicales*, ziehen durch den *Nabelstrang* zur *Plazenta fetalis*. Sie lösen sich in ein Kapillarnetz auf, über das die Austauschprozesse erfolgen. Das sauerstoff- und nährstoffreiche Blut fließt über die **Nabelvenen**, *Vv. umbilicales*, zurück zum Fetus. Von den Nabelvenen bildet sich die rechte, bei Pferd und Schwein schon im Nabelstrang, bei Wiederkäuern und Fleischfressern nach Eintritt in den Fetus, zurück.

Die bleibende **Nabelvene** zieht ventral an der Bauchwand zur Leber und löst sich bei Pferd und Schwein im Kapillarnetz der Leber auf, während bei den Fleischfressern und Wiederkäuern sowie auch den Nagetieren und dem Menschen ein Großteil des Blutes über den *Ductus venosus (Arantii)* direkt zur *V. cava caudalis* geleitet wird. Das zunächst rein arterielle Blut der *V. umbilicalis* wird durch Vereinigung mit dem Pfortaderblut bzw. dem Blut der *V. cava caudalis* zu einem Mischblut.

Über die *V. cava caudalis* gelangt das Blut zur rechten Herzvorkammer. Es mischt sich nur in geringem Grade mit dem Blut der vorderen Hohlvene und wird durch das *Foramen ovale* zur linken Vorkammer geleitet. Als Steuerungssystem dienen das *Tuberculum intervenosum* und die *Eustachische Klappe*, *Valvula vena cava caudalis*, die aus der rechten Sinusklappe hervorgeht. Beide wirken wie ein Wehr und führen das Blut durch das Foramen ovale. Unterstützend wirkt dabei ein durch das Druckgefälle zwischen rechter und linker Vorkammer bedingter Sog. In der linken Vorkammer vermischt sich das Blut mit dem venösen Blut aus den Lungen, fließt in die linke Herzkammer und von dort über die Aorta in den Körper.

Ein geringer, vorwiegend aus der *V. cava cranialis* stammender Teil des Blutes gelangt von der rechten Vorkammer in die rechte Kammer und von dort über die *A. pulmonalis* zur Lunge. Es dient der Versorgung der wachsenden Lunge und fließt über die *Vv. pulmonales* zur linken Vorkammer zurück. Ein größerer Anteil des Blutes der *A. pulmonalis* gelangt über den *Ductus arteriosus (Botalli)* direkt zur *Aorta*. Über die Aufzweigungen der Aorta erfolgt die Verteilung des Blutes im Körper des Fetus. Aus den Kapillarnetzen gehen Venen hervor.

Die *Aa. umbilicales* haben ihren Ursprung in der Endaufzweigung der Aorta und ziehen durch den Nabelstrang zur Plazenta.

Rein arterielles Blut führt im Fetus nur die Nabelvene, während sich in den beiden Hohlvenen und ihren Zuflüssen, außer im Endteil der kaudalen Hohlvene, in der Pfortader und den Lungenvenen, rein venöses Blut befindet. Alle übrigen Gefäße enthalten Mischblut.

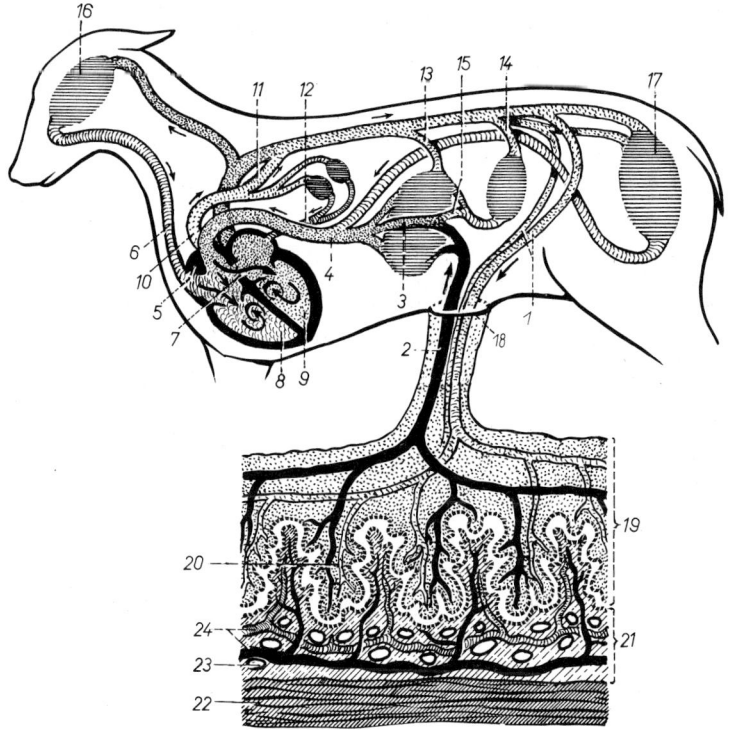

Abb. 79. Plazentarkreislauf und embryonaler Kreislauf (schematisch). Arterielles Blut: schwarz; venöses Blut: quergestrichelt; gemischtes Blut: unterschiedlich stark punktiert.

1 Aa. umbilicales; 2 V. umbilicalis; 3 Ductus venosus (Arantii); 4 V. cava caudalis; 5 Tuberculum intervenosum; 6 V. cava cranialis; 7 Foramen ovale; 8 rechte Herzkammer (mit angedeutetem Ostium pulmonale); 9 linke Herzkammer (mit angedeutetem Ostium aorticum); 10 A. pulmonalis; 11 Ductus arteriosus (Botalli)); 12 V. pulmonalis; 13 A. coeliaca; 14 A. mesenterica cranialis; 15 V. portae; 16 kraniales Kapillarsystem; 17 kaudales Kapillarsystem; 18 Nabelring; 19 Placenta fetalis mit 20 Chorionzotte; 21 Placenta materna (Endometrium); 22 Myometrium; 23 Uterindrüsen; 24 mütterliche Gefäße.

Bei der Geburt führt das Zerreißen des Nabelstranges zum Wegfall des Plazentarkreislaufs. Daraus resultiert eine CO_2-Anreicherung im Blut, die durch Reizung des Atemzentrums den ersten Atemzug hervorruft. Die Lunge nimmt Luft auf, wodurch eine Ausweitung erfolgt und mehr Blut in die Lunge gesaugt wird. Dieses gelangt über die Venen in die linke Vorkammer zurück. Durch den bei der Systole steigenden Druck in der linken Vorkammer legt sich die Klappe des *Foramen ovale* dem Limbus an und verwächst. Dadurch kommt es **zum Schluß des Foramen ovale**. Gleichzeitig schließt sich der *Ductus arteriosus* (*Botalli*), beim Rind am 8. Tag nach der Geburt, und der **vor der Geburt weitgehend angelegte Lungenkreislauf wird völlig von dem Körperkreislauf getrennt**.

Nach der Verödung und Rückbildung wird der *Ductus arteriosus* (*Botalli*) zum soliden fibrösen *Lig. arteriosum*. Der *Ductus venosus* (*Arantii*) wird zum *Lig. venosum*, während aus der *Nabelvene* das *Lig. teres hepatis* und aus dem sich zurückbildenden Teil der *Nabelarterien* das beidseitig ausgebildete *Lig. teres vesicae* hervorgehen.

7.6. Bildung der serösen Körperhöhlen und des Zwerchfells

Die **serösen Körperhöhlen** haben ihren Ursprung im Endozöl. Die Trennung des zunächst einheitlichen Endozöls wird eingeleitet durch die Bildung des *Septum transversum*. Dieses entsteht bei der Aufrichtung der Herzschleife und ist innig mit dem ventralen Gekröse des primitiven Darmes verbunden (Abb. 80).

Der vor dem *Septum transversum* liegende Hohlraum wird zu der zunächst paarigen *primitiven Pleuroperikardialhöhle*. Nach dem Zerfall des ventralen Herzgekröses geht aus ihr die *einheitliche Pleuroperikardialhöhle* hervor. Der hinter dem *Septum transversum* liegende Hohlraum stellt die *Peritonealhöhle* dar. Die *Pleuroperikardialhöhle* und die *Peritonealhöhle* stehen zunächst dorsal noch durch die *Ductus pleuroperitonei* in Verbindung.

Im vorderen Bereich der *Pleuroperikardialhöhle* nähern sich die *Ductus Cuvieri* (mit den Mündungsabschnitten der Kardinalvenen) dem *Mesocardium dorsale*. Dabei entsteht auf beiden Seiten eine Falte, die *Plica pleuropericardiaca*. Die mediane Vereinigung der beiden Falten führt zur Bildung einer horizontalen Scheidewand, der *Pleuroperikar-*

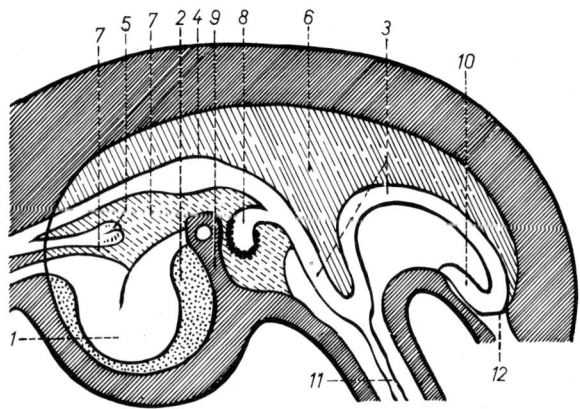

Abb. 80. Anlage des Herzens sowie des gastro-pulmonalen Systems mit dem dorsalen und ventralen Gekröse (schematischer Längsschnitt). 1 Anlage des Herzens (Herzschleife); 2 Mesocardium ventrale; 3 primitive Darmschleife; 4 Anlage des Magens; 5 Lungenanlage; 6 dorsales Gekröse; 7 ventrales Gekröse; 8 Leberanlage; 9 Septum transversum (mit Ductus Cuvieri); 10 Allantoisanlage; 11 Dottersackstiel; 12 Kloakenmembran.

dialmembran. Sie **unterteilt die Pleuroperikardialhöhle in die beiden zunächst dorsal liegenden Pleurahöhlen und die ventrale einheitliche Perikardialhöhle.** Die *Pleurahöhlen* werden durch das aus dem Mesocardium dorsale hervorgehende Mediastinum voneinander getrennt und kommunizieren über die *Ductus pleuroperitonei* vorübergehend noch mit der **Peritonealhöhle.**

Die Wand der **Pleurahöhlen** wird vom Mediastinum aus durch die Lungenanlagen eingestülpt. Die *Lungen* breiten sich vor allem in der zweiten Hälfte der fetalen Entwicklung stark aus, wodurch die Pleurahöhlen immer weiter ausgedehnt werden. Die zunächst horizontale *Pleuroperikardialmembran* wird ventral verlagert **bis die Pleurahöhle die Perikardialhöhle völlig umgibt.** Der *Herzbeutel* ist schließlich nur noch durch eine bandartige Befestigung mit dem Sternum (*Lig. sternopericardiacum*) bzw. dem Zwerchfell (*Lig. phrenicopericardiacum*) verbunden (Abb. 81).

Die Bildung des **Zwerchfells** geht einher mit dem Verschluß der noch relativ lange offenen *Ductus pleuroperitonei*. Dieser wird bewirkt durch die bei der Rückbildung des kranialen Anteils der Urnieren beidseitig auftretenden *Urnierenfalten*. Als *dorsale Zwerchfellfalten, Plicae pleuro-*

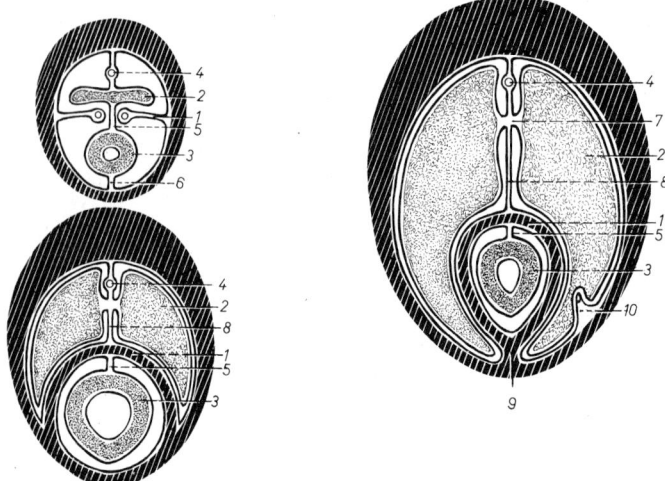

Abb. 81. Drei Schemata zur Trennung der Pleurahöhle von der Perikardialhöhle.
1 Septum pleuropericardiacum (wird zum Herzbeutel); 2 Lunge; 3 Herz; 4 Ösophagus; 5 Mesocardium dorsale; 6 Mesocardium ventrale (wird zurückgebildet);
7 Lungengekröse (wird zum Lig. pulmonale); 8 Mediastinum; 9 ventrale Bänder
des Herzbeutels; 10 Hohlvenengekröse.

peritoneales, ragen sie von dorsolateral vor und verschmelzen schließlich mit dem *Septum transversum*. Das Zwerchfell entsteht somit durch
die **Vereinigung der dorsalen Zwerchfellfalten (dorsale Zwerchfell-
anlagen) mit dem Septum transversum (ventrale Zwerchfellanlage)
sowie mit geringen Anteilen der seitlichen Brustwand und des dorsalen Gekröses.**

Das **Zwerchfell** ist zunächst eine rein mesenchymale Bildung. Seine
Anlage erfolgt in Höhe der vorderen Halssegmente. Mit der Verlagerung
des Herzens und der Streckung des Halses wandert die Zwerchfellanlage
kaudal und erhält ihre definitive Lage. Von Myotomen des Halsberei-
ches aus (daher vom *N. phrenicus* versorgt) wachsen Muskelzellen ein.
Jedoch stammen periphere Muskelfasern auch von den Anlagen der In-
terkostalmuskeln. Vorübergehend ist das gesamte Zwerchfell von Muskulatur durchsetzt. Diese schwindet später im zentralen Bereich, und es
entsteht das *Centrum tendineum*. In den peripheren Bereichen ordnet
sich die Muskulatur zur *Pars lumbalis*, *Pars costalis* und *Pars sternalis*
an.

7.7. Entwicklung des Bewegungsapparates

7.7.1. Entwicklung der Knochen

Die **Knochen** gehen wie alle anderen Binde- und Stützgewebe aus dem Mesenchym hervor.

Das **Mesenchym** besteht aus unregelmäßig gestalteten, durch ihre Fortsätze untereinander in Verbindung stehenden Zellen. Sie bilden ein Raumgitter, in dessen Maschen sich die amorphe, zähflüssige Grundsubstanz befindet.

Bei der Differenzierung des **Knorpelgewebes** verlieren die sternförmigen Mesenchymzellen ihre Fortsätze. Die Zellen erhalten eine mehr runde Gestalt und lagern sich im Stadium des Vorknorpels dichter zusammen. Bei der Bildung der Grundsubstanz (mit den Knorpelzellkapseln) rücken die Zellen wieder auseinander.

Durch die Differenzierung der verschiedenen Fasern in der Grundsubstanz entstehen die einzelnen Knorpelarten, zunächst der hyaline Knorpel und erst später der elastische und kollagene Knorpel. Das Wachstum des Knorpels erfolgt vor allem appositionell, indem vom mesenchymalen Perichondrium aus Knorpelzellen gebildet und angelagert werden. Dazu kommt das interstitielle Wachstum durch Verschmelzung der Zellen und das intussuszeptionelle Wachstum durch zunehmende Ausdehnung der Grundsubstanz unter teilweisem Zugrundegehen von Zellen.

Bei der **Knochenbildung** lassen sich unterscheiden:

– die *direkte* bzw. *desmale Ossifikation* und
– die *indirekte* bzw. *chondrale Ossifikation*.

Bei der *direkten Ossifikation* entsteht der Knochen unmittelbar aus dem Mesenchym. An bestimmten Stellen (Verknöcherungs- oder Ossifikationspunkte) werden Mesenchymzellen zu *Osteoblasten*. Von diesen aus erfolgt über das bald verkalkende Osteoid die Knochenbildung (**Deck-** oder **Belegknochen**).

Bei der *indirekten Ossifikation* erfolgt die Knochenbildung über das Primordial- oder Knorpelskelett (**Ersatzknochen**).

Durch die von verschiedenen *Verknöcherungs-* oder *Ossifikationspunkten* des Knorpels ausgehende Ossifikation entsteht die charakteristische Struktur der einzelnen Knochen. Dabei wird neben der *enchondralen Verknöcherung* die *perichondrale Verknöcherung* unterschieden. Gleichzeitig treten durch Knochenabbau im Inneren (Osteoklasten) die definitive Markhöhle sowie die Markräume auf.

Eine besondere Form ist die vor allem für die Bruchheilung Bedeutung besitzende und an mechanisch nicht in Anspruch genommenen Stellen auftretende *primär angiogene Knochenbildung.* Dabei entsteht direkt aus dem Granulationsgewebe Knochengewebe (primär angiogener Kallus).

Zusammengefaßt lassen sich als Stadien bei der Herausbildung der Anteile des Skeletts unterscheiden:

- das *mesenchymale Skelett*,
- das *knorpelige Skelett* (fehlt bei der direkten Ossifikation),
- das *knöcherne Skelett*.

Bei der Knochenbildung entsteht zunächst ein Geflechtknochen. Dieser wird im Laufe der weiteren Entwicklung in Lamellenknochen umgewandelt.

• **Rumpfskelett**

Die **mesenchymale Anlage der Wirbelsäule** (Abb. 82) entstammt den Urwirbeln. In das axiale Mesenchym wachsen von der Aorta aus die *Intersegmentalarterien* ein und bewirken eine undeutliche Unterteilung in die *sekundären Sklerotome.* Durch Zellverlagerung entsteht ein immer deutlicher sichtbar werdender Spalt, der *Intrasegmentalspalt, Intervertebralspalt* oder *Ursegmentspalt.* Dieser unterteilt das Sklerotom in einen kranialen und kaudalen Teil. Der **kaudale Teil des vorhergehenden Sklerotoms verschmilzt mit dem kranialen des folgenden zur Anlage eines Wirbels.**

Die *Wirbel* entsprechen daher nicht den Urwirbeln und somit auch nicht den Myotomen. Die aus einem Myotom hervorgehenden und in der primären Lage verbleibenden Muskeln entspringen an zwei benachbarten Wirbeln und überbrücken den Intervertebralspalt.

Ein **mesenchymaler Wirbel** besteht aus dem um die Chorda dorsalis sich bildenden *Wirbelkörper* und der *primitiven Bogenanlage.* Der Wirbelkörper ist durch eine Zone verdichteten Gewebes (Anlage der Zwischenwirbelscheibe) von dem benachbarten getrennt. Die primitive Bogenanlage umwächst den Wirbelkörper völlig. Sie bildet dorsal den *Neuralbogen*, ventral die *hypochordale Spange* (Abb. 83). Diese vereinigt sich mit dem Wirbelkörper. Aus den Seitenteilen der Bogenwurzeln gehen in lateroventraler Richtung die sog. *ventralen Bogen (Basiventrale)* hervor. Sie bilden die Anlagen der Rippen und Querfortsätze und können sich im kaudalen Bereich (u. a. an den Schwanzwirbeln der Wiederkäuer und Fleischfresser) zu den Hämalbogen schließen.

Die Bildung des **knorpeligen Rumpfskelettes** wird durch einen Verknorpelungsherd im seitlichen Bereich des Wirbelkörpers eingeleitet.

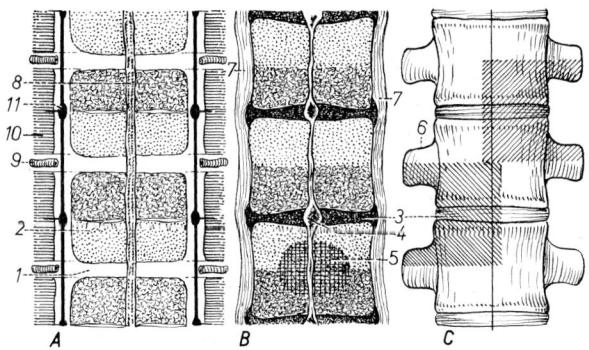

Abb. 82. Drei Schemata zur Bildung der Wirbelsäule.
A ursprüngliche Anordnung der Ursegmente; B Herausbildung der definitiven Wirbel; C fertig entwickelte Wirbelsäule (von ventral) mit Kennzeichnung der aus einem Ursegment hervorgegangenen Teile benachbarter Wirbel.
1 Intersegmentalspalt; 2 Intrasegmentalspalt; 3 Zwischenwirbelscheibe mit 4 Nucleus pulposus; 5 Wirbelkörper mit angedeutetem Verknöcherungskern; 6 Processus transversus; 7,7 Anlage der Wirbelbänder; 8 Chorda dorsalis; 9 Intersegmentalarterie; 10 Myotom; 11 Anlage des Grenzstranges.

Bald setzt sich die Verknorpelung auf die Bogen fort. Der Wirbel wird zu einem einheitlichen Knorpelstück. Es besteht aus einem zentralen *Körper*, den zwei kurzen *dorsalen* oder *Neuralbogen* und den sich mehr seitlich findenden *ventralen Bogen*. Die Neuralbogen nähern sich über dem Neuralrohr und verschmelzen zur Anlage des Dornfortsatzes. An der Bogenwurzel treten in Form von Verdickungen die Anlagen der Gelenkfortsätze auf. Dorsal werden die Neuralbogen durch die bindegewebige Membrana reuniens verbunden. Kaudal des Bogenansatzes bleibt eine Lücke, die zur Incisura intervertebralis wird.

Am **knöchernen Rumpfskelett** entstehen die Wirbel vorwiegend durch *enchondrale Ossifikation*. Diese geht von *drei Hauptverknöcherungspunkten* aus, einer im Wirbelkörper, die anderen beiden jeweils seitlich im dorsalen Bogen. Die an diesen Punkten einsetzende Verknöcherung dehnt sich aus, so daß die dazwischen bleibenden Knorpelbrücken immer kleiner werden. Der Wirbel besteht bald aus zwei Teilen, dem Körper und dem Bogenstück, die bei Pferd und Rind schon intrauterin, bei anderen Tieren, z. B. dem Schwein, jedoch erst längere Zeit nach der Geburt verschmelzen.

Zu den *Hauptverknöcherungspunkten* kommen *akzessorische Ossifikationspunkte*. An der Stirnseite des Wirbelkörpers tritt als Nebenkern,

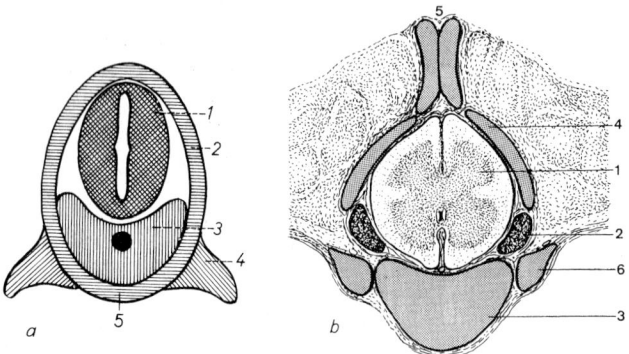

Abb. 83. Anlagen eines Wirbels.
a Mesenchymale Anlage eines Wirbels.
1 Neuralrohr; 2 Anlage des dorsalen Bogens (Neuralbogen); 3 Wirbelkörper (mit Chorda dorsalis); 4 Anlage des ventralen Bogens (Rippenbogen); 5 hypochordale Spange.
b Halbschematischer Querschnitt des Knorpelstadiums eines Brustwirbels (mit Anlage des Rückenmarkes und der Spinalganglien) des Rinderfetus (Sch.-St.-Länge 76 mm). H.-E.-Färbung. Etwa 15fache Vergr.
1 Rückenmark; 2 Spinalganglion; 3 Wirbelkörper; 4 Neuralbogen; 5 noch paarige Anlage des Dornfortsatzes; 6 proximales Rippenende.

bei Pferd und Rind schon vor der Geburt, beim Schwein 6–8 Wochen nach der Geburt, die *Epiphysenplatte* auf. Diese verschmilzt beim Schwein erst nach Jahren mit dem Wirbelkörper.

Akzessorische Knochenkerne werden auch in den langen Dornfortsätzen des Widerristgebietes sowie in den Querfortsätzen der Lendenwirbel ausgebildet. Die Processus articulares und mamillares der Wirbel entstehen durch *Exophysen*. Besonderheiten finden sich ebenfalls bei der Verknöcherung von Atlas und Axis. Die Kreuzwirbel vereinigen sich durch Verknöcherung der Zwischenwirbelscheiben zum Kreuzbein. Bei den Schwanzwirbeln weisen nur die ersten drei Ossifikationspunkte auf, während die übrigen, die nach der Schwanzspitze zu immer kleiner werden, von einem Punkt aus verknöchern.

Die nicht verknöchernden Abschnitte zwischen den Wirbelkörpern werden zu den *Zwischenwirbelscheiben*. Sie umschließen das Rudiment der Chorda dorsalis (*Nucleus pulposus*).

Die *Rippen* haben als **Transversalrippen ihren Ursprung in den Ventralbogen**. Sie werden im ganzen Bereich der Wirbelsäule angelegt, ver-

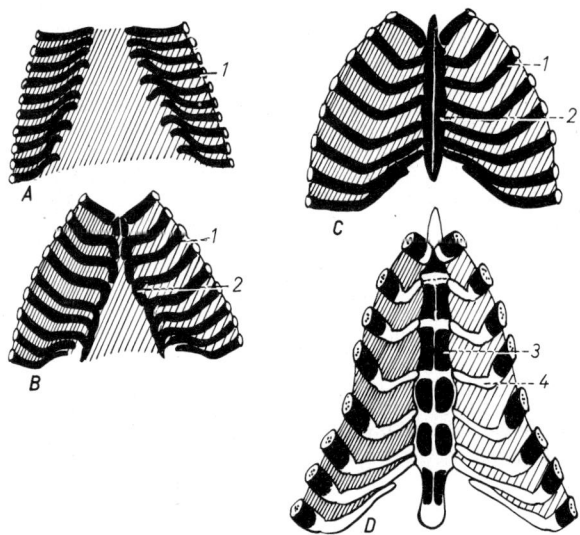

Abb. 84. 4 Schemata zur Entwicklung des Sternums beim Schwein (nach Stöckli).
A Fetus des Schweines (Sch.-St.-Länge 4 cm); B Fetus des Schweines (Sch.-St.-Länge 4,5 cm); C Fetus des Schweines (Sch.-St.-Länge 7,2 cm); D Fetus des Schweines (Sch.-St.-Länge 28 cm). In A–C noch keine Verknöcherung, Knorpel schwarz; in D verknöcherte Teile schwarz, Knorpel hell.
1 Rippenanlagen; 2 Sternalleiste; 3 noch paarige Ossifikationszentren des Sternum; 4 Rippenknorpel.

schmelzen aber, außer im Bereich der Brustwirbel, mit den aus der gleichen Anlage stammenden Querfortsätzen der Wirbel. Im Brustbereich wachsen die mesenchymalen Rippenanlagen in den *Myosepten* ventral. Die Enden der vorderen (sternalen) Rippen vereinigen sich zu einem mesenchymalen Verbindungsstrang, der *Sternalleiste*. Diese nähert sich bei der zunehmenden Verlängerung der Rippenanlagen der der anderen Seite und **verschmilzt mit dieser von kranial nach kaudal zur Anlage des Sternums** (Abb. 84). Die Verknorpelung der Rippen breitet sich, ausgehend von einem eigenen Herd, von dorsal nach ventral aus. Ein dorsal unverknorpelt bleibender Teil zwischen Rippe und Wirbel wird zu den *Rippengelenken*.

Die Ossifikation der Rippen geht von je *einem Ossifikationspunkt* aus. Er befindet sich dorsal der Mitte der Rippe. Das *Tuberculum costae* und *Capitulum costae* verknöchern über isolierte Knochenkerne (Apophysen) im allgemeinen nach der Geburt.

Distal erreicht der Verknöcherungsprozeß erst nach der Geburt die
Grenze zum bleibenden Rippenknorpel.

Im **Sternum** sind entsprechend der Anlage durch Verschmelzung der
Sternalleisten, abgesehen von der 1., die Ossifikationspunkte in den einzelnen Sternebrae paarig. Erst die zunehmende Verknöcherung führt
zum Entstehen des einheitlichen Segmentes. Die Verknöcherung des
Brustbeines beginnt im allgemeinen bedeutend später als die der Rippen
und wird erst lange Zeit nach der Geburt vollendet.

• Schädel

Schon im **mesenchymalen Stadium** ist am Schädel das *Neurokranium*
vom *Splanchnokranium* zu unterscheiden.

Die mesenchymale Grundlage des *Neurokranium* bilden die Kopfplatten (*Parachordalia*). Sie wachsen als *Praechordalia* in oraler Richtung,
senken sich in die Konkavität des Gehirnes ein und werden zum *mittleren Schädelbalken*. Bald tritt an der mesenchymalen Schädelbasis neben
dem *mittleren* ein *hinterer* und ein *vorderer Schädelbalken* auf. Von den
basal liegenden Teilen des Mesenchyms aus schieben sich Mesenchym-
massen seitlich an der Gehirnanlage empor und vereinigen sich dorsal
zu einer geschlossenen Hülle um die Gehirnanlage. Von dieser aus
wachsen die Gesichtswülste nach vorn (s. S. 87).

Das mesenchymale *Splanchnokranium* geht vor allem aus dem 1. und
2. Kiemenbogen hervor. Das Mesenchym hat weitgehend in dem Mes-
ektoderm der Kopfneuralleiste seinen Ursprung.

Undeutlich sind im paraxialen Mesoderm die *Somitomeren* nachzuweisen. Sie
werden auch als *Okzipitalsegmente* oder *-sklerotome* bezeichnet und enthalten das
gleiche Entwicklungspotential wie die Somiten. Es fehlt jedoch die Differenzierung in die einzelnen Anteile (Myotom, Dermatom, Sklerotom).

Es ist daher ein unsegmentierter Vorderkopf als evertebraler Schädelabschnitt, von
dem segmentierten Hinterkopf, als vertebraler Schädelabschnitt zu unterscheiden.

Das **Chondro-** oder **Primordialkranium** (Abb. 85) umfaßt im wesentlichen die Schädelbasis. Es ist eine **unvollständige Bildung, da sich ein
großer Teil der Schädelknochen direkt aus dem Mesenchym entwik-
kelt.** Die Verknorpelung beginnt seitlich des kranialen Endes der Chorda
dorsalis mit der Bildung der aus den Parachordalia hervorgehenden para-
chordalen Knorpel (Basalplatte) und schreitet bald nach allen Seiten
fort. Schließlich entsteht, ausgehend von mehreren Kernen, ein zusammenhängendes Gebilde in Form einer kompliziert gebauten, vor allem
die Basis umfassenden, unvollständigen Kapsel für das Gehirn und einer
unterschiedlich weit geschlossenen Hülle für die Nasenhöhle. Die maxi-

male Ausbildung ist beim 23,1 mm langen Embryo der Katze bzw. beim 30 mm langen Embryo des Schweines erreicht.

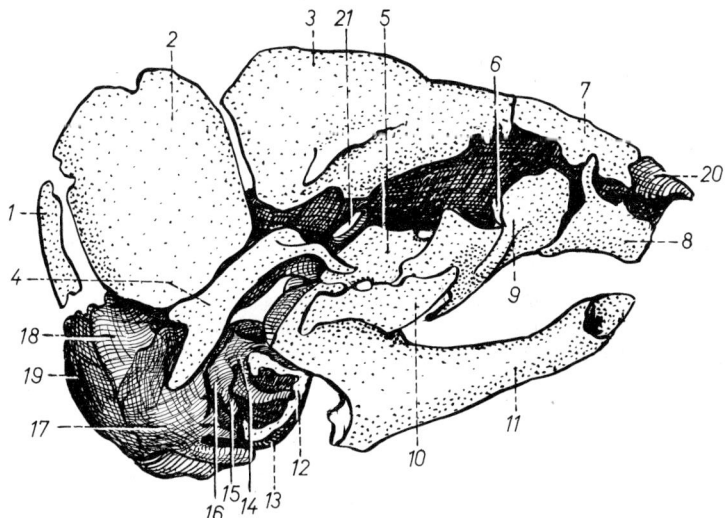

Abb. 85. Modell des Schädels eines 45 mm langen Kaninchenfetus (nach Zietzschmann-Krölling).
Primordialkranium dunkel, Deckknochen hell.
1 Zwischenscheitelbein; 2 Scheitelbein; 3 Stirnbein; 4 Schuppe des Schläfenbeins; 5 Gaumenbein; 6 Tränenbein; 7 Nasenbein; 8 Zwischenkieferbein; 9 Maxilla; 10 Jochbein; 11 Mandibula; 12 Paukenteil des Schläfenbeins; 13 Zungenbein; 14 Hammer; 15 Steigbügel; 16 Amboß; 17 Labyrinthkapsel; 18 Lamina parietalis; 19 Tectum synoticum; 20 Nasenkapsel; 21 Foramen opticum.

Am *Chondrokranium* lassen sich die *Sphenookzipitalregion* mit der *Pars occipitalis* und der *Pars oticalis* sowie nach vorn anschließend die *Sphenoethmoidalregion* mit der Orbitotemporalpartie (Teil des Keilbeines) und dem Ethmoidgebiet einschließlich der Nasenkapsel (Siebbein, Nasenmuschel, Teile der Nasenknorpel) unterscheiden. Dazu kommen die aus den Verknorpelungsvorgänge in den Kiemenbogen hervorgehende Anteile

– im 1. Kiemenbogen der *Meckelsche* oder *Unterkieferknorpel*,
– im 2. Kiemenbogen der *Reichertsche* oder *Hyoidknorpel*,
– im 3. Kiemenbogen die Knorpelspangen, mit dem diese ventral verbindenden Teil der *Kopula*.

Das **Osteokranium** entsteht einmal indirekt durch die Verknöcherung des Chondrokraniums, zum anderen direkt durch Verknöcherung des Mesenchyms.

Am knöchernen *Neurokranium* entstehen **die Knochen des Schädeldaches vorwiegend als Deckknochen**, während **die basalen Teile meist Ersatzknochen darstellen.** Auch das knöcherne *Splanchnokranium* wird nur zum Teil durch chondrale Verknöcherung gebildet. So entwickelt sich die *Mandibula* vorwiegend als Deckknochen. Der Meckelsche Knorpel geht unter Zerfall zugrunde. Die vom Meckelschen bzw. vom Reichertschen Knorpel aus entstehenden *Gehörknöchelchen* stellen dagegen, wie auch die knöchernen Teile des Zungenbeines, Ersatzknochen dar.

Allgemein erscheinen die ersten Verknöcherungen in den Deckknochen vor denen der Ersatzknochen. So beginnt beim Schwein die Verknöcherung bei einer Länge des Embryos von 5,4 cm in der Anlage des Scheitelbeines und des Stirnbeines, während sich die chondralen Verknöcherungsvorgänge erst mit 6,7 cm Länge des Embryos im Basalteil und in den Seitenteilen des Hinterhauptbeines nachweisen lassen.

Nach Abschluß der Knochenbildung bleibt bei den Ersatzknochen die Knorpelschicht an den Knochengrenzen erhalten. Sie wird zur *Naht* zwischen den jeweiligen Knochen. Bei den Deckknochen wird der Nahtknorpel von verdichtetem Bindegewebe gebildet. Mit zunehmendem Alter kann es zur Verknöcherung des Nahtknorpels und somit zum Schwund der Nähte kommen.

Die an bestimmten Stellen des Schädels in Form von Lücken zwischen den Knochen auftretenden *Fontanellen* schließen sich bei den Tieren, im Gegensatz zum Menschen, im allgemeinen schon vor der Geburt. Jedoch können (z. B. beim Hund und Wiederkäuer) Teile von ihnen als Dauerfontanellen bestehen bleiben.

Während der Entwicklung macht die **Form des Schädels** auffallende und tierartlich sehr unterschiedliche Formveränderungen durch. Zur Zeit der Geburt besitzen die Schädel aller Tiere eine mehr oder weniger rundliche Form. Bei der Ausbildung der definitiven Schädelform, die weitgehend erst nach der Geburt erfolgt, spielt, neben den Umbildungen durch die Zähne, vor allem die zunehmende Herausbildung der Nasennebenhöhlen durch die Pneumatisation bestimmter Knochen eine Rolle. Besonders deutlich sind die Formveränderungen beim Hund. Die Welpen aller Rassen weisen eine annähernd einheitliche rundliche Schädelform auf. Erst postfetal tritt die typische Kopfform (dolichozephal, brachyzephal, mesozephal) der einzelnen Rassen auf.

Kurz zusammengefaßt, entstehen von den Schädelknochen

– durch *chondrale Ossifikation* aus dem *Primordialkranium* das **Basiocipitale, die Exoccipitalia und z. T. das Supraoccipitale des Hinter-**

hauptbeines, das Keilbein, Siebbein, die Muschelbeine sowie der Felsenteil und Warzenteil der Felsenbeinpyramide,

– durch *desmale Ossifikation* als *Deckknochen* der **dorsale Teil des Supraoccipitale, das Zwischenscheitelbein (in der Anlage paarig), Scheitelbein, Nasenbein, die Schläfenbeinschuppe und der Paukenteil der Felsenbeinpyramide, das Jochbein, Tränenbein, Pflugscharbein, Zwischenkieferbein, Oberkieferbein, Flügelbein und Gaumenbein.**

Übernommen werden vom *Chondrokranium* unverändert die **Nasenscheidewand**, deren kaudaler Teil jedoch zur Lamina perpendicularis des Siebbeines verknöchert, die **Nasenknorpel** und der **Jacobsonsche Knorpel** oder **Paraseptalknorpel.**

• **Gliedmaßenskelett**

Im **mesenchymalen Stadium** der Extremitätenstummel hebt sich der proximale Zylinder als Anlage der *Gliedmaßensäule* bald immer deutlicher von der distalen *Hand-* oder *Fußplatte* ab. An dieser wird durch Auftreten der *Finger-* bzw. *Zehenstrahlen* eine radiäre Gliederung sichtbar.

Die Bildung des **knorpeligen Skeletts** geht von bestimmten Zentren aus. Diese entstehen in proximodistaler Richtung, so daß zuerst die knorpeligen Anlagen des Stylopodiums und des Zonoskeletts auftreten.

Im Gegensatz zum Chondrokranium ist das knorpelige Extremitätenskelett kein zusammenhängendes Gebilde, sondern besteht aus einzelnen, durch Mesenchym in Verbindung stehenden Knorpeln. In den einzelnen Abschnitten des knorpeligen Skeletts der Gliedmaße, welche den späteren Knochen entsprechen, befindet sich grundsätzlich **eine** Knorpelanlage, außer

– im *Becken*, wo sich **3 Anlagen** zu einer vereinigen, sowie
– im *Carpus* und *Tarsus* mit **4 proximalen und 4 distalen Anlagen.**

In den *Finger-* und *Zehenstrahlen* erfolgt die Differenzierung von **1 Anlage** aus in basodistaler Richtung.

Die Knorpelanlagen werden bei der Verknöcherung durch Knochen ersetzt. Es können aber auch Skeletteile knorpelig ausgebildet und bei der beginnenden Verknöcherung wieder zurückgebildet werden (Ulna und Fibula einiger Tiere). Auch kann es zur Vereinigung von Knorpelanlagen kommen, wie es teilweise im Basipodium der Fall ist.

Das **knöcherne Skelett der Gliedmaßen** entsteht durch *enchondrale*

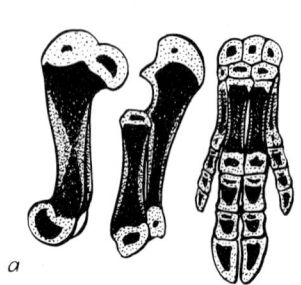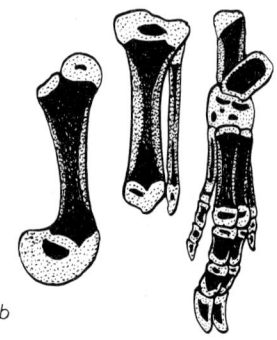

a

b

Abb. 86. Ossifikationsherde der Gliedmaßenknochen eines Schweinefetus (Sch.-St.-Länge 29,5 cm). Etwa natürliche Größe (nach Surber).
a Linker Humerus, linke Ossa antebrachii und linker Vorderfuß.
b Linkes Os femoris, linke Ossa cruris und linker Hinterfuß.

und *perichondrale Ossifikation* des Knorpelskeletts (Abb. 86). Die Gliedmaßenknochen stellen somit (außer dem Mittelstück der Clavicula) *Ersatzknochen* dar. Bei den kleinen Knochen herrscht im allgemeinen die enchondrale Verknöcherung vor, die Anlagen der Röhrenknochen zeigen dagegen neben der enchondralen eine ausgeprägte perichondrale Ossifikation.

Die kleinen Gliedmaßenknochen und auch die großen platten Knochen des Zonoskeletts (Scapula, Knochen des Beckens) weisen **einen Hauptverknöcherungspunkt** auf, zu dem Nebenpunkte kommen können. Bei den Röhrenknochen sind dagegen drei Hauptpunkte zu unterscheiden: der **Diaphysenkern** und die beiden **Epiphysenkerne**. Dazu kommen noch bestimmte Nebenkerne, die *Apophysen*, durch deren Verknöcherung vor allem stärkere Fortsätze entstehen. Im Gegensatz dazu weisen die *Exophysen* keinen isolierten Knochenkern auf, sondern stellen nur „Auswüchse" von Knochengewebe das.

Zwischen der Diaphyse und den Epiphysen der Röhrenknochen bleiben im Zuge der Verknöcherung die *Epiphysenfugenscheiben* vorübergehend bestehen. Sie stellen allgemein keine planen Scheiben dar, sondern weisen oftmals eine komplizierte Form auf. Histologisch fällt eine m. o. w. deutliche Schichtung der Knorpelzellen in die Transformationszone, den Säulenknorpel, den großblasigen Knorpel (hypertrophe Zone) und die eigentliche Verknöcherungszone (Mineralisations- und Öffnungszone) auf. Von den Epiphysenfugenscheiben aus findet das Längenwachstum der Röhrenknochen statt, während das Dickenwachstum perichondral bzw. periostal geschieht. Der *Epiphysenschluß* (Verknöcherung der Epiphysen) erfolgt zu einem bei den einzelnen Knochen und auch tierartlich unterschiedlichen Zeitpunkt (Tabelle 13).

Tabelle 13. Zeitpunkt der Verknöcherung der Epiphysen (Epiphysenschluß) einiger Gliedmaßenknochen und der Wirbelkörper von Pferd, Rind und Schwein (nach Daten von Lesbre; alle Angaben in Monaten)

		Pferd	Rind	Schwein	Hund
Humerus	proximal	42	42–48	42	13
	distal	15–18	15–20	12	6–8
Os femoris	proximal	36–42	42	36–42	18
	distal	42	42–48	42	18
Radius	proximal	15–18	12–15	12	6–8
	distal	42–48	42–48	42	16–18
Tibia	proximal	42	42–48	42	18
	distal	24	24–30	24	14–15
Wirbelkörper		48–60	48–60	48–84	18–24

Die **Gliedmaßenknochen** verknöchern

– zeitig bei Pferd, Wiederkäuern und beim Schwein. Dies ist Voraussetzung für ihr Verhalten nach der Geburt als „Nestflüchter".
– später bei den Fleischfressern und auch beim Menschen. Sie weisen als „Nesthocker" zur Zeit der Geburt eine noch geringe Reife auf.

7.7.2. Entwicklung der Knochenverbindungen

Die **Knochenverbindungen** gehen aus Verdichtungen des Mesenchyms hervor. Wandelt sich das Mesenchym in Bindegewebe, Knorpel oder Knochen um, entsteht eine *Syndesmosis*, *Synchondrosis* oder *Synostosis*. Erhalten die Knochenenden eine bestimmte Form und treten innerhalb des Mesenchyms (zunächst peripher) Lücken auf, die zu einem gemeinsamen Hohlraum, der Gelenkhöhle, zusammenfließen, kommt es zur Ausbildung des **Gelenks**, *Articulatio synovialis* (Abb. 87).

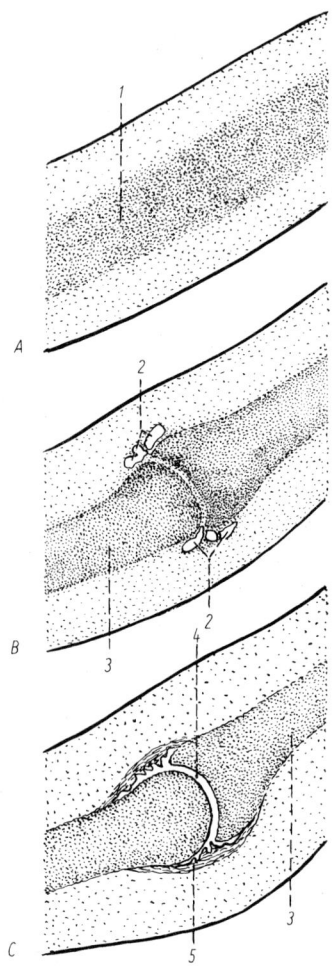

Abb. 87. 3 Schemata zur Entwicklung eines Gelenks.

A mesenchymales Stadium der Gliedmaßenanlage; B knorpeliges Stadium, peripher beginnende Bildung der Gelenkhöhle; C vollendete Anlage des Gelenkes. 1 unsegmentiertes Mesenchym; 2 peripher beginnende Bildung der Gelenkhöhle; 3 knorpelige Vorstufen der Knochen, 4 Gelenkhöhle; 5 Gelenkkapsel.

Bei der Gelenkbildung entstehen

– aus dem *Perichondrium* die **Gelenkkapsel**,
– aus dem umgebenden *Mesenchym* durch Verdichtung unter der funktionellen Einwirkung der Muskulatur die **Gelenkbänder**,
– aus dem erhalten gebliebenen *Gewebe des Knorpelskeletts* an den Knochenenden der **Gelenkknorpel**,

– aus im Zentrum des Hohlraumes zurückbleibenden *Mesenchym* bei den inkronguenten Gelenken der **Meniscus**.

Die Form des Gelenks ist genetisch festgelegt. Jedoch spielt bei der morphogenetischen Bildung der Gelenke der Einfluß des Druckes der wachsenden Skeletteile eine gewisse Rolle.

7.7.3. Entwicklung der Muskulatur

Die **Muskulatur** (Abb. 88) hat, abgesehen von der vom Ektoblasten gebildeten Irismuskulatur, ihren Ursprung im Mesoblasten. Dabei ist die aus den Myotomen der Somite hervorgehende *somatische Muskulatur* von der aus dem unsegmentierten Mesoderm der Darmwand entstehenden *viszeralen Muskulatur* zu unterscheiden.

Bei der **Histogenese** der *glatten Muskelzellen* verlieren die Mesenchymzellen ihre Fortsätze. Die Zellen wachsen in die Länge und erhalten ihre charakteristische Spindelform. Im Inneren kommt es zur Differenzierung der Myofibrillen. Die glatte Muskulatur bildet u. a. durch flächenhafte Zusammenlagerung die Muskelhäute der Eingeweidesysteme sowie die Muskulatur der Blutgefäße.

Die *quergestreiften Skelettmuskelfasern* entstehen durch **Fusion** (Multizellulartheorie). Zunächst treten Vorstufen, die mononukleären *Promyoblasten*, in den Myotomen bzw. Vormuskelblastemen auf. Die *Promyoblasten* sind wenig differenziert (u. a. noch keine Myofilamente). Unter Fusion vereinigen sie sich zu den *Myoblasten*. Diese zeigen durch die beginnende Bildung der Myofilamente und die Herausbildung der Sarkomeren und Zellorganellen eine höhere Differenzierung. Mit den Myoblasten können weitere mononukleäre Zellen zum *Myotubus* verschmelzen. Zum Teil geht der Myotubus aber auch ohne weitere Fusion von Zellen aus dem Myoblasten hervor. Mit der **Zunahme der Myofibrillen und Zellorganellen sowie die Herausbildung der Enzymmuster wird der Myotubus schließlich zur definitiven Muskelfaser.**

Bei der Bildung der Skelettmuskelfasern geht somit die innere Differenzierung mit Verschmelzungsprozessen einher. Dabei lassen sich die zunächst entstehenden und im Zentrum eines Bündels liegenden Primärfasern von den diese umgeben den Sekundärfasern unterscheiden. Die von der Anlage her unterschiedenen Primär- und Sekundärfasern sind von Bedeutung für die Ausbildung der einzelnen Fasertypen der Skelettmuskelfasern.

Während der Entwicklung erfolgt keine Spaltung differenzierter Fasern. Dies gilt auch für die postnatale Entwicklung. Die Volumenzunahme

(Wachstum) der Muskeln wird durch eine Zunahme der Faserdicke (*Hypertrophie*) und nicht durch eine Vermehrung der Fasern (*Hyperplasie*) bedingt.

Zeitig erfolgt die **Verbindung des Myotoms bzw. Myoblastems mit seinen Nerven.** Unterbleibt die Innervation, kommt es zur fettigen Degeneration der Muskelanlage. Die Beziehung zwischen Myotom bzw.

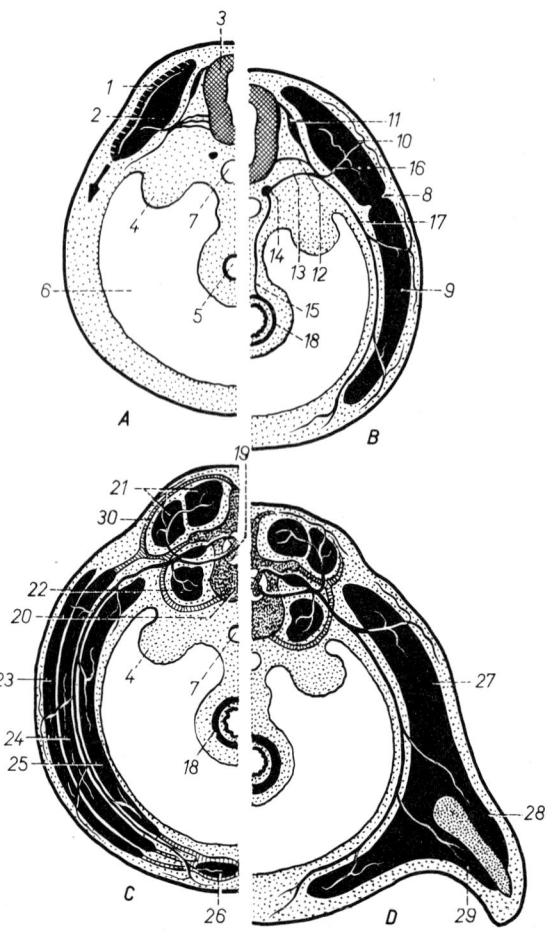

Blastem und Nerv bleibt im allgemeinen auch bei der Sonderung eines Blastems in verschiedenen Muskeln erhalten. Daher werden die aus einem Myotom bzw. Blastem hervorgegangenen Muskeln von dem gleichen Nerven versorgt (*N. phrenicus*: Muskelteil des Zwerchfells, *Kiemenbogennerven*: Muskeln der Blasteme der Kiemenbogen). Entstehen die Muskeln durch Verschmelzung von mehreren Teilen (verschiedene Anlagen), erhalten sie ihre Innervation von mehreren Nerven (Rückenmuskeln). Nur selten erfolgt eine sekundäre Innervation durch einen später einwachsenden Nerven.

Die **somatische Muskulatur** umfaßt vorwiegend die Anlage der Rumpfmuskulatur. Die segmental angeordneten *Myotome* werden transversal durch die *Myosepten* getrennt und horizontal durch eine Bindegewebsplatte, das *laterale Längsseptum*, in einen dorsalen und ventralen Abschnitt unterteilt. Der dorsale wird zu der von den *Rami dorsales* der Spinalnerven innervierten dorsalen Stammuskulatur, während aus dem ventralen Abschnitt die von den *Rami ventrales* der Spinalnerven versorgte ventrale Stammuskulatur hervorgeht.

Bei der **dorsalen Stammuskulatur** behalten die tiefen (kurzen) Rückenmuskeln die den Myotomen entsprechende Gliederung, während die aus dem oberflächlichen Teil der Myotome hervorgehenden langen Rückenmuskeln in der Verschmelzung mehrerer Myotome ihren Ursprung haben.

Abb. 88. Schematische Darstellung der Entwicklung der Muskulatur im Bereich der Körperwand und ihrer Innervation an 4 halben Querschnitten (in Anlehnung an Clara).

A–C allgemeine Umbildung der Myotome im Bereich der Körperwand; D Sonderung des Myotoms im Bereich der Extremitätenanlage.

1 Dermatom, 2 Myotom der Haut-Muskelplatte; 3 Neuralrohr mit Anlagen der Nervenwurzeln; 4 Urnierengebiet; 5 Darmrohr; 6 Leibeshöhle; 7 Aorta; 8 bindegewebiges Längsseptum; 9 ventraler Abschnitt, 10 dorsaler Abschnitt des Myotoms; 11 dorsale Wurzel (mit Spinalganglion), 12 ventrale Wurzel des Spinalnerven; 13 Ramus communicans; 14 Grenzstrangganglion; 15 Ramus visceralis, 16 Ramus dorsalis, 17 Ramus ventralis des Spinalnerven; 18 aus dem viszeralen Blatt des Mesoblasten hervorgegangene Muskulatur der Darmwand; 19 Rückenmark mit Nervenwurzeln; 20 Wirbel; 21 Rückenmuskeln; 22 prävertebrale Muskeln, 23 M. obliquus externus abdominis; 24 M. obliquus internus abdominis; 25 M. transversus abdominis; 26 M. rectus abdominis; 27 Teil des ventralen Abschnittes des Myotom, aus dem sich vorwiegend die Stamm-Gliedmaßenmuskulatur herausbildet; 28 Anlage der dorsalen, 29 Anlage der ventralen (volaren bzw. plantaren) Gliedmaßenmuskeln; 30 Fascia thoracolumbalis.

Die **ventrale Stammuskulatur** wird durch die *Myosepten* segmental gegliedert und dehnt sich an der seitlichen Bauchwand in ventraler Richtung aus. An der zunächst einheitlichen Anlage ist bald eine tiefe und oberflächliche Schicht zu unterscheiden. Aus der tiefen Schicht entstehen im Brustbereich die *Mm. intercostales*, im Bauchbereich der flächenhafte *M. obliquus abdominis internus* und der *M. transversus abdominis*. Die oberflächliche Schicht wird zu den *Mm. serrati dorsales* und dem *M. obliquus abdominis externus*. Der *M. rectus abdominis* wird von dem am weitesten ventral vorgeschobenen leistenförmigen Teil beider Schichten gebildet. Im Halsbereich bilden die *Myotome der Halssegmente* eine zusammenhängende Anlage. Sie wächst kopfwärts und steht mit der gleichfalls somatische Muskulatur darstellenden Anlage der *Zungenmuskulatur* in Verbindung. Aus ihr gehen, außer der Anlage des Zwerchfells, die sog. infrahyoidalen Muskeln (*M. sternothyreoideus, M. thyreohyoideus, M. sternohyoideus, M. omohyoideus* und *M. geniohyoideus*) und die *Mm. scaleni* und der *M. serratus ventralis* hervor. Die Zwerchfellanlage wandert mit dem Descensus des Herzens kaudal. Unmittelbar aus den vorwachsenden Myotomfortsätzen entstehen die prävertebralen Halsmuskeln (*Mm. longi colli et capitis, M. rectus capitis ventralis*).

Die **Gliedmaßenmuskulatur** ist nur zum Teil bestimmten Segmenten (Myotomen) der Anlage der ventralen Rumpfmuskulatur zuzuordnen. Ein weiterer Anteil geht aus *Blastemen* hervor, die in der Folgezeit unmittelbar in der Gliedmaßenanlage entstehen. Die zunächst gemeinsame Anlage der Gliedmaßenmuskulatur teilt sich in einen dorsalen und ventralen Abschnitt. Aus diesen differenzieren sich von proximal nach distal die einzelnen Muskeln. Durch Abspaltung von Rumpfmuskeln und Zugesellung zu Gliedmaßenmuskeln sowie durch Verbindung von Gliedmaßenmuskeln mit dem Rumpf entsteht die **Stamm-Gliedmaßen-Muskulatur**.

Von der **viszeralen Muskulatur** ist die *Kiemenmuskulatur* (s. S. 87) von besonderem Interesse. Die daraus hervorgehenden Muskeln verlieren im Zuge der phylogenetischen Entwicklung ihre ursprüngliche Funktion (die Bewegung des Kiemenapparates). Sie übernehmen andere Aufgaben. Dabei kommt es während der Entwicklung zu ausgedehnten Verlagerungen der Muskeln.

Die **sehnigen Hilfsorgane** (*Sehnen, Aponeurosen, Faszien*) entstehen mit aus der Muskelanlage. Dabei spielen postnatal die Zug- und Druckeinwirkungen eine wesentliche Rolle. Insbesondere an den langen Gliedmaßenmuskeln erfolgt eine tierartlich sehr unterschiedliche Rückbildung von Muskelgewebe zugunsten von Sehnengewebe. Dieses kann

z. B. beim Pferd nahezu völlig (*M. flexor digitorum pedis superficialis*) oder völlig (*M. fibularis tertius*) geschehen, wodurch passiv wirkende Spannbänder entstehen.

Die Entwicklung der Muskeln durch Sonderung aus bzw. durch Verschmelzung von gemeinsamen Anlagen bedingt ein relativ häufiges Auftreten von Muskelvarietäten. Es können Trennungsvorgänge unterbleiben oder auch in stärkerem Maße ausgebildet sein und zu einer zusätzlichen Unterteilung von Muskeln führen (akzessorische Köpfe). Damit können Verlagerungen des Ursprungs und Ansatzes der Muskeln in Verbindung stehen.

7.8. Entwicklung der äußeren Haut einschließlich der Hautorgane

7.8.1. Allgemeine Entwicklung der äußeren Haut

Von den Anteilen der **äußeren Haut** entsteht die *Epidermis* aus dem *Epidermisblatt des Ektoblasten*, das *Corium* und die *Subcutis* aus dem *Mesoblasten*.

Das *Epidermisblatt des Ektoblasten* stellt zunächst eine Schicht platter bis kubischer Zellen dar. Dazu kommt bald eine zweite Schicht, das *Periderm*. Zwischen beide schieben sich weitere Lagen von Zellen ein (Intermediärlagen). Erst im letzten Drittel der fetalen Entwicklung beginnt die Verhornung. Damit geht schließlich die weitere Differenzierung der typischen Schichten der **Epidermis** (mehrschichtiges Plattenepithel) einher.

Die bindegewebigen Anteile des **Coriums** und der **Subcutis** haben, wie das gesamte Bindegewebe der Körperwand, ihren Ursprung im *Dermatom der Urwirbel* und im *Hautfaserblatt des ventralen Mesoblasten*.

Die Sonderung des subepidermalen Mesenchyms in das *Corium* und die *Subcutis* erfolgt relativ spät. Gleichzeitig entstehen dabei aus dem Mesenchym die *Haarbalgmuskeln*.

Die **Fettzellen** gehen zunächst aus Mesenchymzellen, später auch aus differenzierten Bindegewebszellen (vor allem Retikulumzellen) hervor. Sie verlieren als *Lipoblasten* ihre Fortsätze und bilden insbesondere in der Nähe von Blutgefäßen größere Zellanhäufungen (Fettorgane). Im Zelleib treten Fetteinlagerungen auf. Diese sind zunächst in Form zahlreicher kleiner Tropfen vorhanden (*plurivakuoläre Fettzellen*). Bald fließen sie aber zu einem einheitlichen Fetttropfen zusammen. Er füllt die ganze Fettzelle aus und verlagert den Rest des Zytoplasmas mit dem Kern an die Wand (*univakuoläre Fettzellen*). Die plurivakuolären Fettzellen können als sog. *braunes Fettgewebe* erhalten bleiben. Dieses ist vor allem beim Geflügel und in Form der „Winterschlafdrüse" bei einigen Nagetieren und Insektivoren ausgebildet.

7.8.2. Bildung der Haare und Hautdrüsen

• Haare

Die Anlagen der **Haare** sind zunächst lokal begrenzte Vermehrungen der Basalzellen. Sie führen zur Bildung des *Vorkeimes*. Dieser wölbt die Basalmembran gegen die mesenchymale Unterlage vor. Im Mesenchym erfolgt, ausgelöst durch die epidermale Bildung, die Anlage der *Haarpapille* und des bindegewebigen Haarbalges. Der Vorkeim und die Anlage der Haarpapille bilden den *Haarkeim* (*Gemma pili*).

Die **Haaranlage** wächst unter Verlängerung in die Tiefe und wird zum *Haarzapfen* (Abb. 89). An diesem lassen sich eine Außenschicht von zylindrischen Zellen und mehrere Schichten unregelmäßig gestalteter Zellen unterscheiden. Aus der Wachstumsrichtung des Haarzapfens resultiert die Stellung der Haare nach dem Durchbruch.

An dem distalen Ende des Haarzapfens führt die zunehmende Zellvermehrung zu einer knotenartigen Verdichtung. Sie wird durch die *Haarpapille* eingestülpt. Aus **dem Haarzapfen wird der Bulbuszapfen mit dem Bulbus pili, der Haarzwiebel** (Abb. 89).

Die Haaranlagen werden allgemein auch als *Haarfollikel* bezeichnet. Über der Papille bilden zylindrische Zellen die Matrix für das Haar. Durch ständige Zellvermehrung entsteht aus den Matrixzellen ein pyramidenförmiger Aufsatz, der *Haarkegel*. Er wächst empor und verdrängt die im Inneren des Bulbuszapfens liegenden, unregelmäßig gestalteten Füllzellen. Aus **dem Haarkegel gehen das Haar und die innere Wurzelscheide hervor.** Dabei verhornen die Zellen, die zur inneren Wurzelscheide mit der Scheidenkutikula werden, früher als die Zellen, aus denen die Schichten des Haares und die Haarkutikula entstehen.

Von der basalen Schicht des Haarkegels aus **erfolgt das Wachstum des Haares.** Um den Bulbuszapfen differenziert sich aus dem Mesenchym der bindegewebige Haarbalg.

Erst nach Anlage der einzelnen Teile des Haares und des Haarbalges erfolgt der Durchbruch. Zellumstrukturierungen in der Epidermis führen über der Haaranlage zur Bildung des *Haarkanalstranges*. Dessen Zellen

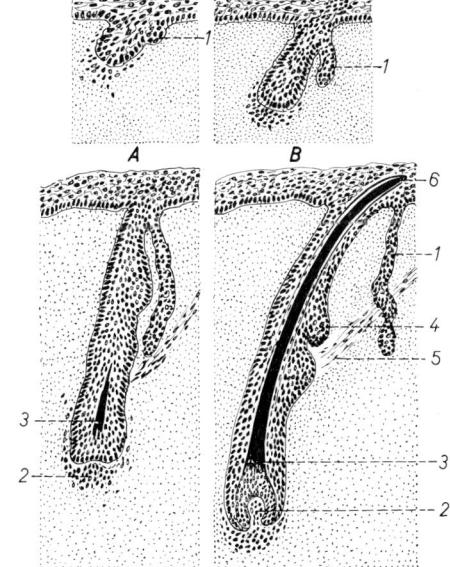

Abb. 89. Anlage des Haares und der Hautdrüsen (halbschematisch).
A Stadium des Haarkeimes; B Stadium des Haarzapfens; C Stadium des Bulbuszapfens (mit beginnender Bildung des Haarkegels); D ausgebildetes Haar (kurz vor dem Durchbruch).
1 Anlage der Schlauchdrüse; 2 Haarpapille; 3 Haarkegel, 4 Anlage der Talgdrüse; 5 Anlage der Mm. arrectores pilorum; 6 durchbrechendes Haar im Haarkanal.

verhornen und zerfallen. Dadurch entsteht der *Haarkanal*, in den die Spitze des Haarkegels einwächst. Nach Durchstoßen der sich vorübergehend buckelartig verwölbenden Epidermis wird die Haaranlage schließlich an der Oberfläche sichtbar.

Durch weitere Umbildungsprozesse erhalten die *Schichten des Haares* sowie des *epithelialen* und *bindegewebigen Haarbalges* ihre endgültige Form und ihre entsprechend der Haarform tierartlich unterschiedliche Gestalt. In den *Sinushaaren* entstehen die Blutsinus.

Die Entwicklung der Haarfollikel wird in 12 Stadien unterteilt. Sie sind Ausdruck des kontinuierlichen Ablaufs der Formbildungsprozesse bei der Haarentwicklung. Mit dem Stadium 12 setzt der adulte Haarzyklus ein.

Die zeitliche Entwicklung und der **Durchbruch der Haare** erfolgen, je nach Körpergegend, sehr verschieden. Im allgemeinen erscheinen zunächst die *Sinus-* oder *Tasthaare*, erst später die *Deckhaare* und übrigen Haarformen. Von den Deckhaaren werden zuerst die *Primärhaarfollikel* angelegt, später die *Sekundärhaarfollikel*.

Der Durchbruch der Haare geschieht in der Reihenfolge: Lidränder, Augenbogen, Lippen, Schwanz, Kamm, Stirn, Kehlgang, Ohreingang,

Rücken, Brust und Bauch sowie Gliedmaßen. An den Gliedmaßen erfolgt die Ausbildung von proximal nach distal. Das zeitliche Erscheinen der Haare besitzt für die Altersbestimmung der Feten eine wesentliche Bedeutung.

Bei der **Anordnung der Haare** in Gruppenstellung geschieht die Anlage nicht gleichzeitig. Zu dem zunächst angelegten *Mittel-* oder *Leithaar* gesellen sich bald zwei seitliche *Stamm-* oder *Grannenhaare*. Später erfolgt eine Vermehrung derselben, und es kommen, wenn ausgebildet, die *Bei-* oder *Wollhaare* hinzu.

Beim **Haarwechsel** kommt es zunächst zum Erlöschen des Haarwachstums. Bald erfolgt eine Trennung der Haarzwiebel von der Haarpapille. Das ursprüngliche „Papillenhaar" wird zum „Kolbenhaar", das aufwärts rückt. Der zwischen seinem unteren Ende und der Papille gelegene Teil der äußeren Wurzelscheide fällt zusammen und bildet den soliden Wurzelstrang. Das Ersatzhaar geht aus einem neuen Haarzapfen hervor. Er entsteht am unteren Ende des Wurzelstranges und wächst durch den vom Rest des unteren Teiles des alten Haares (Haarstengel) vorgezeichneten Weg in die Tiefe. Auf der urspünglichen Papille bildet der neue Haarzapfen einen Haarkegel. Von diesem aus **wächst schließlich das Ersatzhaar in die Höhe und schiebt das alte Haar vor sich her, bis dieses ausfällt.** Bei dem Haarwechsel werden unterschieden:

– die *Katagen-* oder *Involutionsphase* mit den Stadien Katagen I (Differenzierungsphase), Katagen II (Phase der präsumptiven Kolbenhaarbildung) und Katagen III (Expulsionsphase),
– die *Telogen-* oder *Ruhephase* (Sistieren des Wachstums),
– die *Anagen-* oder *Entwicklungs-* und *Funktionsphase* mit den kontinuierlich ineinander übergehenden Stadien Anagen I–IV, die jeweils durch bestimmte Differenzierungsprozesse gekennzeichnet sind.

Der beim Menschen stattfindende intrauterine Haarwechsel, bei dem das *Lanugohaarkleid* durch das bleibende Haarkleid ersetzt wird, findet bei den Tieren nicht statt. Es bildet sich bei diesen sofort das bleibende Haarkleid aus.

Die Haut des Fetus wird von der **Fruchtschmiere**, *Vernix caseosa*, überzogen. Als schleimig-schmierige Masse besteht diese aus abgelösten Zellen und Sekret der Hautdrüsen, wozu beim Menschen Lanugohaare kommen. Besonders in den Gelenkbeugen und den Nischen zwischen Rumpf und Extremitäten ist die Fruchtschmiere angehäuft. Sie dient als Schutz der Haut gegenüber dem Fruchtwasser und zur Verhinderung größerer Flüssigkeits- und Wärmeverluste. Dazu kommt ihre Bedeutung als Gleitmittel bei der Geburt. Mit der Amnionflüssigkeit abgeschluckte

Teile der Fruchtschmiere sind an der Bildung des *Darmpechs, Mekonium*, beteiligt.

Die **Feder** der Vögel ist genetisch nicht mit dem Haar zu vergleichen, sondern der Schuppe der Reptilien homolog. Die Feder geht hervor aus einer sich erhebenden Papille des Coriums, welche die Bildung eines Epidermishügels bedingt. Diese Anlage senkt sich follikelartig in die Haut ein. Aus dem Stratum germinativum entstehen in Form einer Hornröhre die Federspule mit den Hornstrahlen und später der Schaft mit den Seitenästen. Die zunächst über der Federanlage sich ausbildende Federscheide wird bei der Entfaltung der Feder im Laufe der Entwicklung durchstoßen.

- **Hautdrüsen**

Von den monoptychen **Schlauchdrüsen** entstehen

- die *apokrinen Drüsen* aus der Haaranlage,
- die *ekkrinen Drüsen* unmittelbar aus der Epidermis

Die **apokrinen Schlauchdrüsen** haben ihren Ursprung in einem relativ weit proximal gelegenen flachen Wulst der Basallage des Haarzapfens. Er wächst zu einem schlanken Sproß aus, der sich über die Höhe der Haarzwiebel hinaus erstreckt und am Ende eine kolbenförmige Anschwellung aufweist. Nach Kanalisierung der Drüsenanlage erfolgt mit der Schlingenbildung die endgültige Differenzierung der Drüsen.

Die **ekkrinen Schlauchdrüsen** differenzieren sich aus Epithelsprossen, die von der Basallage der Epidermis ausgehen. Diese wachsen in das Mesenchym ein und werden zu den Drüsen.

Die **polyptychen Talgdrüsen** (s. Abb. 89) entstehen allgemein später als die Schlauchdrüsen aus einer wulstförmigen Verdickung der Basallage des Bulbuszapfens. Aus dem zunächst flachen Wulst wird ein säckchenförmiger, mehr oder weniger häufig mit Sekundärsprossen versehener Epithelzapfen von unterschiedlicher Form und Größe. Die zentralen Zellen unterliegen einer fettigen Degeneration. Dadurch entsteht nach dem Haarbalg zu der kurze Ausführungsgang der soliden holokrinen Drüse.

7.8.3. Bildung der Milchdrüse

Die **Milchdrüse** ist phylogenetisch eine Hautdrüse. Sie entspricht einer modifizierten apokrinen Drüse. Während ihrer Entwicklung gelangt die Milchdrüse in zunehmendem Maß unter den Einfluß der Geschlechts-

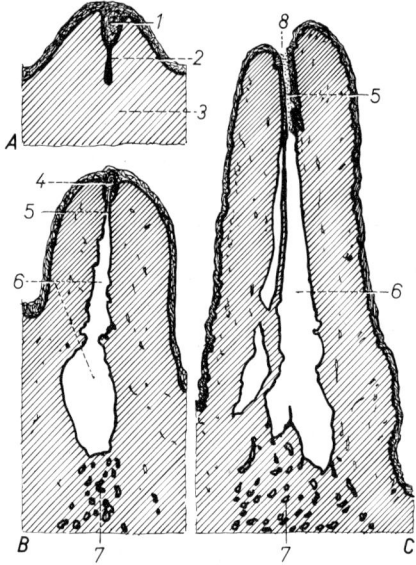

Abb. 90. Schematische Sagittalschnitte durch die Milchdrüsenanlage des Rindes (in Anlehnung an Zschokke).
A Fetus (Sch.-St.-Länge 13,7 cm); B Fetus (Sch.-St.-Länge 23,6 cm); C 14 Tage altes Kalb.
1 Mammarknospe; 2 Primärsproß; 3 Areolargewebe; 4 Hornpfropf; 5 Strichkanal; 6 Milchzisterne; 7 aus Sekundärsprossen hervorgegangene Drüsengänge; 8 Mündungstrichter.

hormone. Diese sind schließlich bestimmend für die besondere Ausbildung und Funktion beim weiblichen Tier. Bei der Entwicklung der Milchdrüse zum funktionsfähigen Organ lassen sich unterscheiden:

– die *embryonale Entwicklung*,
– die *juvenile Entwicklung*,
– die *Entwicklung während der Gravidität*.

Die erste **Anlage der Milchdrüse** (Abb. 90) bildet der
– *Milchstreifen (Milchlinie)*. Er reicht von der Brust- bis zur Lendengegend und wird durch zunehmende Verdickung zur
– *Milchleiste*. Sie zeigt schon eine regional begrenzte Ausdehnung (thorakoinguinal bei Schwein und Fleischfressern, inguinal bei Pferd und Wiederkäuern, thorakal bei Primaten). Durch lokale Verdickungen entstehen auf der Milchleiste die
– *Milchhügel (Gemmae mammariae)*. Sie bilden Verdickungen und stellen die Anlagen der *Mammarkomplexe* dar. Reste der Milchleiste werden zu akzessorischen Milchhügeln, aus denen akzessorische Mammarkomplexe (*Hypermastie*) bzw. akzessorische Zitzen (*Hyperthelie*) hervorgehen können. Die Milchhügel werden zu den

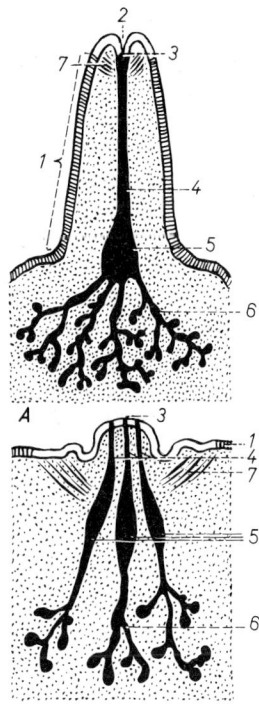

Abb. 91. Schema der Proliferations- und Eversionszitze.
A Proliferationszitze (Rind); B Eversionszitze (Mensch).
1 Kutiswall; 2 Zitzentasche; 3 Drüsenfeld; 4 Strichkanal (in B Strichkanäle); 5 Milchzisterne (in B Milchzisternen); 6 Drüsensprosse; 7 Muskulatur der Zitze bzw. der Areola.

– *Mammarknospen.* Ihre Zellen wachsen kolbenförmig in die Tiefe. Um die Mammarknospe bildet das Mesenchym die *Areolarzone* mit dem peripheren *Kutiswall.* Von der Mammarknospe gehen aus die
– *Primärsprosse.* Sie dringen sproßartig in die Tiefe und stellen die **Anlagen der Hohlraumsysteme** dar. Die Sprosse sind zunächst solid. Bald gehen Sekundärsprosse ab. Damit einher geht die Bildung des Lumens und nach der Öffnung des Lumens nach außen die Herausbildung des Strichkanals und der Milchzisterne.

Die Entwicklung der **Zitze** (Abb. 91) geht einher mit den Umformungen des die *Areolarzone* umgebenden Mesenchyms. Dabei werden unterschieden:

– die *Proliferationszitze,* bei der die gesamte Mammarknospe einschließlich des *Kutiswalls* sich zur Zitze erhebt (Wiederkäuer, Pferd) und

– die *Eversionszitze*, bei der der *Kutiswall* nicht in die Bildung der Zitze einbezogen wird, er bleibt flach und wird zum Warzenhof (Schwein, Fleischfresser, Mensch).

Die **embryonale Anlage der Milchdrüse** erfolgt bei beiden Geschlechtern und ist **äußerlich durch die Zitze**, im **Inneren durch die Anlage des Hohlraumsystems** gekennzeichnet. Beim männlichen Tier bleibt die embryonale Anlage weitgehend erhalten.

Während der **juvenilen Entwicklung** erfolgt die weitere Ausformung der Anlage der Milchdrüse beim weiblichen Tier. Merkmale der juvenilen Entwicklung beim Kalb sind:

– die Zunahme der Größe der Drüsenkörper, diese werden in 4–6 Monaten zu festen, ovalen Körpern.
– Im Inneren heben sich der Zitzenkanal und die Milchzisterne in Verbindung mit der verstärkten Herausbildung der Fürstenbergschen Rosette deutlicher ab.
– Das Gangsystem bildet sich durch die zunehmende Verzweigung weiter heraus, das Epithel ist zweischichtig mit apikalen iso- bis hochprismatischen Zellen und kleinen Basalzellen, unter dem Epithel der Ganganlagen liegen dichte subepitheliale Einlagerungen.
– Die Differenzierung und die auftretenden lagemäßigen Beziehungen der Ganganlagen zum umgebenden Fettgewebe sowie den bindegewebigen Fasersträngen führen zu einer typischen *Läppchenstruktur*. In den Läppchen weist das Fettgewebe eine charakteristische Platzhalterfunktion auf.

Während der *juvenilen Entwicklung* ist somit **das Hohlraumsystem bis auf die Alveolen weitgehend angelegt und der Drüsenkörper zeigt eine typische Läppchenstruktur.** Damit sind die Voraussetzungen für die weitere Entwicklung während der Gravidität geschaffen.

Die **Entwicklung während der Gravidität** läßt sich grob unterteilen in

– die *Mammogenese* (erste Hälfte der Trächtigkeit), in der mit der weiteren Differenzierung des Hohlraumsystems und der Bildung der Alveolen die **volle Ausbildung der Milchdrüse** (einschließlich der Zitze) erfolgt und
– die *Laktogenese* (zweite Hälfte der Trächtigkeit). In ihr **beginnt die Sekretion**, welche im 8.–9. Monat (Periode der Sekretion) voll einsetzt.

Die *Alveolen* entstehen durch Aussprossung aus den Gängen. Sie dringen in die Fettzelläppchen ein und verdrängen diese. Mit der Aufnahme der Sekretion nehmen die Alveolen an Größe sowie Anzahl zu und sind bald mit einem homogenen Sekret gefüllt. Ab 8. Monat enthält das Sekret zahlreiche Fettkügelchen, und mit dem 9. Monat entsprechen die Alveolen und ihr Inhalt denen laktierender Milchdrüsen.

Biochemisch werden bei der Differenzierung der Milchdrüse während der Trächtigkeit die „*Phase der kritischen Mitose*" (ab Mitte der Trächtigkeit) und die *Phase der Aufnahme der Biosynthese der Milchinhaltsstoffe* unterschieden. Dabei nimmt der prozentuale Gehalt an RNA in den Drüsenzellen zu, was aus dem Anstieg des RNA–DNA-Verhältnisses im Verlaufe der Trächtigkeit ersichtlich wird.

Das *Wachstum* der Milchdrüse wird gesteuert durch die Östrogene und das Progesteron. Eine wesentliche Rolle spielen dabei auch das Wachstumshormon, Insulin und Hydrocortison. Die Auslösung der Laktation wird durch das Prolaktin sowie in der Plazenta gebildetes Laktogen induziert. Die Ejektion der Milch steht schließlich unter dem Einfluß des Oxytocin.

7.8.4. Bildung des Zehenendorgans

Das **Zehenendorgan** wird bei den einzelnen Tierarten in grundsätzlich gleicher Weise angelegt. Die Weiterentwicklung steht im Zusammenhang mit den Um- und Rückbildungsvorgängen an der Gliedmaßenspitze. Es kommt zur **tierartlich typischen Ausbildung des Zehenendorgans in Form des Nagels, der Kralle, der Klaue und des Hufes.**

An der Anlage des Zehenendorgans lassen sich allgemein *2 Haupt-* und *2 Nebenteile* unterscheiden. Der **dorsale Hauptteil wird zur Hornplatte.** Sie liegt dem *Plattenbett* auf, an dem sich der *distale Sterilteil* (geringe Ausbildung von Horn) von dem *proximalen Fertilteil* (Bildung des Horns) unterscheiden läßt. Der **dorsale Nebenteil wird zum dorsalen Wall** (Saumsegment), von dem die **Glasur-** oder **Deckschicht** der Hornplatte gebildet wird. Der **volare Hauptteil wird zu Sohle**, während aus dem **volaren Nebenteil der Zehenballen** hervorgeht. Er ist durch eine starke Wucherung der Subkutis (Ballen- oder Hufkissen) gekennzeichnet.

Die Hornbildung **erfolgt auf dem Corium vom Stratum germinativum aus.** Daher wird durch die Form des Papillarkörpers des Corium die Ausbildung des entstehenden Horns (Röhrchenhorn oder Blättchenhorn) beeinflußt.

Als Beispiel sollen einige Merkmale der Entwicklung des **Hufes** (Abb. 92) angeführt werden, die sich grundsätzlich auch auf die Klaue übertragen lassen.

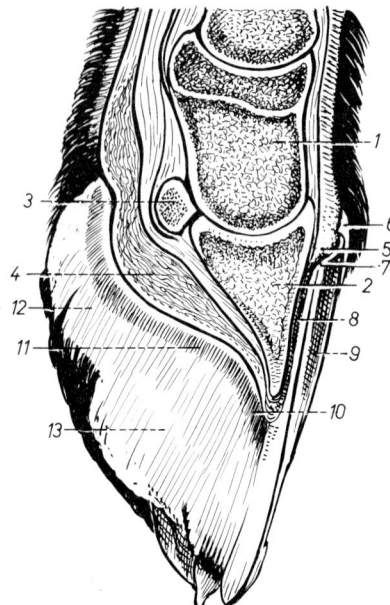

Abb. 92. Axialschnitt durch den rechten Vorderhuf eines geburtsreifen Pferdefetus.
1 Kronbein; 2 Hufbein; 3 Strahlbein; 4 Hufkissen; 5 Kronwulst; 6 Saum; 7 Kronlederhaut (Fertilbett); 8 Wandlederhaut (Sterilbett); 9 Hufplatte; 10 Sohle; 11 Strahlspitze; 12 Ballen; 13 Eponychium.

Die Anlage des Hufes stellt eine einfache Epidermisverdickung dar, an der sich dorsal eine verstärkte Wucherung als *Epidermisplatte* abhebt. Die verdickte Epidermis sitzt zunächst noch einem glatten Corium auf. Bald läßt sich die Epidermisplatte von der *Sohle* unterscheiden. Auch die *Eckstreben* sind schon angedeutet.

Mit dem 3. Monat der Entwicklung (Huflänge ca. 10 mm) beginnt die Bildung des *Papillarkörpers* in Form von *Blättchen* (Wand) und *Papillen* (übrige Anteile). Die Lederhautblättchen vervollständigen sich in distaler Richtung. Von der Krone her beginnt der Distalschub der wachsenden Epidermis.

Im Bereich der *Sohle* und des *Strahles* erfolgt eine rasche Epidermiswucherung. Es entstehen weiche Epithelmassen, die kegelförmig wuchern und dem Huf eine typische Kegelform geben.

Diese Epithelmassen dienen dem Schutz der Eihäute gegen die in der späteren Zeit der Trächtigkeit immer heftigeren Bewegungen des Fetus. Sie treten in ähnlicher Weise auch an der Klaue bzw. der Kralle auf und werden als *Eponychium* bzw. neuerdings auch als hinfällige Hufkapsel, *Capsula ungulae deciduae*, bezeichnet.

Die weitere Entwicklung des Hufes (Länge 22–32 mm) ist gekennzeichnet durch Umgruppierungen der Epidermiszellen. Danach setzt die Verhornung ein.

Diese führt schließlich in der letzten Periode der Hufentwicklung (ab 32 mm Länge) zur Bildung der *Hornröhrchen*. Die Verhornung beginnt im 7. Monat am Dorsalteil der Platte und breitet sich so aus, daß sie **gegen Ende der Trächtigkeit in allen Teilen des Hufes vollendet ist**. Weich bleiben die Zellmassen des *Eponychium*. Sie trocknen nach der Geburt ein und gehen bei Gebrauch der Füße verloren.

Als haarlose Hautkissen entstehen die **Ballen**. Sie erfahren bei den Umbildungen der Gliedmaßenspitze gleichfalls eine Umwandlung und sind daher tierartlich sehr unterschiedlich ausgebildet. Die Ballen dienen der Stoßbrechung beim Aufsetzen der Gliedmaßen.

Grundsätzlich werden die *Zehen-* oder *Distalballen*, die *Sohlen-* oder *Intermediärballen* und die *Fußwurzel-* oder *Proximalballen* unterschieden. Die *Kastanie* ist als rudimentärer Fußwurzelballen, der *Sporn* als rudimentärer Sohlenballen anzusehen.

7.8.5. Bildung des Horns der Wiederkäuer

Das **Horn** des Wiederkäuer stellt ein von einem hohlen Knochenzapfen gestütztes Hautorgan dar. Seine Entwicklung erfolgt vor allem nach der Geburt.

Fetal ist der Bereich der Hornanlage gekennzeichnet durch eine Epidermisverdickung, *Gemma cornus*. Sie wird in ein Grübchen versenkt und von einem Wall umgeben. Mit zunehmender Verdickung der Epidermis treten die Anlagen der Haare und Hautdrüsen zurück. Zur Zeit der Geburt ist im Bereich der Hornanlage nur noch ein Wirbel langer Haare zu sehen.

Das *Os frontale* bildet zur Zeit der Geburt unter der epidermalen Anlage einen deutlichen Buckel mit parallel einstrahlenden Knochenlamellen. Durch Umbildung und Zunahme der Lamellen (von Periost aus) formt sich der Knochenfortsatz des Horns, *Processus cornualis*, heraus. Von der Stirnhöhle aus erfolgt die Bildung des Hohlraums. Der Knochenzapfen stellt somit eine vom Periost aus entstehende Exophyse dar.

Im Bereich der Hornanlage verschwinden nach der Geburt die Haare völlig. Die Epidermis verdickt sich zunehmend und sitzt einem deutlichen Papillarkörper auf. Bald setzt die Hornbildung ein. Dabei bedingen die Papillen des Papillarkörpers die Bildung eines Röhrchenhorns. Das Wachstum des Horns erfolgt in apikaler Richtung, und es **entsteht die typische Hornscheide.**

7.9. Entwicklung des Nervensystems

7.9.1. Allgemeine Entwicklung des Nervensystems

Das **Gehirn und Rückenmark gehen aus dem Neuralrohr hervor**, während **aus der Neuralleiste u. a. die sensiblen und vegetativen Ganglien entstehen** (Abb. 93).

Bei der **Histogenese** des Nervensystems wandeln sich die ursprünglich indifferenten hochprismatischen Ektodermzellen (*Neuroektoderm*) über die *Neuroblasten* und *Glioblasten* zu den Nervenzellen und den verschiedenen Formen der Gliazellen um. Die *Neuroblasten* senden zunächst einen Fortsatz, den späteren *Neuriten*, aus. Bald entstehen als weitere Fortsätze die *Dendriten*, und der Neuroblast wird zu der für das entsprechende Gebiet typischen **Nervenzelle**.

Aus den *Glioblasten* differenzieren sich zeitig die **Ependymzellen**. Sie kleiden das Lumen der Gehirn- und Rückenmarksanlage aus und reichen mit den von ihnen ausgehenden Fortsätzen bis zur äußeren Oberfläche (*Lamina limitans externa*). Die übrigen Glioblasten werden zu den verschiedenen Formen der **Makroglia** und **Oligodendroglia**. Die **Mikroglia** entstammt dem *Mesenchym* (*Mesoglia*).

Die *Neuriten* werden zu den **Achsenzylindern (Axonen) der Nervenfasern.** Die Axone weisen an ihrer Spitze einen Wachstumskegel auf. Seine Ausstülpungen (Filopodien) dienen der Orientierung beim Auswachsen. Die Führung der Neuriten zum Erfolgsorgan wird durch Kontaktreize von Fortsätzen der Mesenchymzellen (*Plasmodesmen*) bewirkt. Es sind somit die Strukturen der Gewebe und gegenseitige Wachstumsbeziehungen für das Auswachsen der Nerven von Bedeutung. Dazu kommt der Einfluß von *Wachstumsfaktoren* (Nervenwachstumsfaktor). Die erste Verbindung mit dem Erfolgsorgan, z. B. den Myotomen in den Somiten, ist zunächst kurz und besteht nur aus wenigen Fasern ("Pionierfasern"). Bei den Umbildungen des Erfolgsorgans differenzieren sich die Nervenfasern durch Verlängerung und Vermehrung zur typischen Innervation.

Zunächst sind die Neuriten marklos. Mit der **Bildung der Markscheide** (*Myelogenese*, *Markreifung*), die peripher durch eine **Rotationsbewegung der Schwannschen Zellen** und in den Zentralorganen **unter Beteiligung der Oligodendrogliazellen** erfolgt, erhält die Nervenfaser ihre volle Funktionstüchtigkeit.

Die **Myelogenese** ist abhängig vom stammesgeschichtlichen Alter der Teile des Systems und vom Grad der Entwicklung zur Zeit der Geburt (bei Nestflüchtern zeitiger als bei Nesthockern). Zeitlich läuft die Myelinisierung somit vorwiegend gegen Ende der fetalen Periode und in den ersten Monaten nach der Geburt ab.

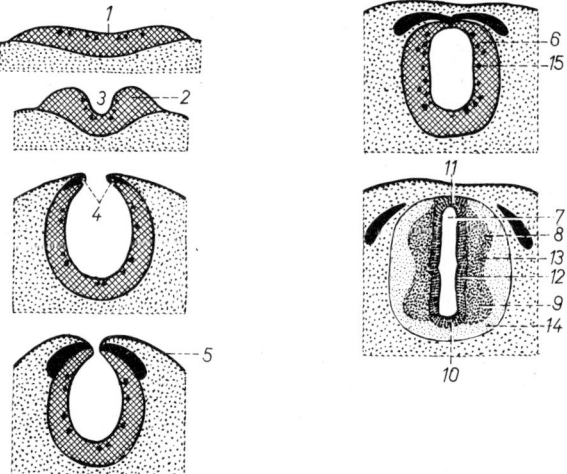

Abb. 93. Schematische Darstellung der Entwicklung und ersten Umbildung des Neuralrohres und der Neuralleiste.
1 Neuralplatte; 2 Neuralwülste; 3 Neuralfurche; 4 Anlage der Neuralleiste; 5 Epidermisblatt des Ektoblasten; 6 Neuralrohr; 7 Zentralkanal; 8 Flügelplatte, 9 Grundplatte der Seitenplatte; 10 Bodenplatte; 11 Deckplatte; 12 Innenzone; 13 Mantelschicht; 14 Randschleier; 15 Mitosen.

Die **Bildung der Synapsen** (*Synaptogenese*) läßt nach dem Kontakt des Wachstumskegels mit der Zellmembran der Zielzelle mehrere Phasen (u. a. Verdichtung im Bereich der postsynaptischen Membran, prä- synaptisches Auftreten von Vesikeln, welche schon Neurotransmitter enthalten können, Verdichtung der präsynaptischen Membran, Erweite- rung des synaptischen Spaltes) erkennen.

Der Zeitpunkt der *Synaptogenese* ist tierartlich und in den einzelnen Bereichen des Nervensystems sehr unterschiedlich. Zum Teil erfolgt diese schon pränatal, weitgehend aber erst postnatal.

7.9.2. Entwicklung des Zentralnervensystems

• Rückenmark

Das **Rückenmark** entwickelt sich aus dem *Medullarrohr.* Sein zunächst senkrecht stehendes spaltförmiges Lumen wird von einer mehrschichti- gen Lage von Zellen umgeben.

Durch unterschiedliche mitotische Zellvermehrung heben sich bald die dicken *Seitenplatten* von der im Wachstum zurückbleibenden *Deck-* und *Bodenplatte* ab.

In der Wand des Medullarrohres (s. Abb. 93) erfolgt eine Differenzierung in

– die *Innenzone*,
– die *Mantelschicht* (auch als Bildungsschicht oder Matrix bezeichnet), und
– den *Randschleier.*

Bei der Herausbildung der Anteile des Rückenmarks wird

– die *Innenzone (Stratum ependymale)* **zum Ependym,**
– die *Mantelschicht (Stratum palliale)* **zur grauen Substanz** und
– der *Randschleier (Stratum marginale)* **zur weißen Substanz.**

Zunächst ist die Mantelschicht annähernd gleich dick. Bald häufen sich im dorsalen und ventralen Bereich der Seitenplatten die Zellen an und bilden

– als *Flügelplatte* **die Grundlage des Dorsalhorns** und
– als *Grundplatte* **die des Ventralhorns** (s. Abb. 93).

Vorübergehend tritt an der Innenfläche der Seitenplatte die Grenzfurche, *Sulcus limitans*, zwischen Flügelplatte und Grundplatte auf. Durch die immer stärkere Ausbildung dieser Teile werden **die Deck- und Bodenplatte zur Commissura dorsalis und ventralis.** Sie weisen nur eine geringe Zellvermehrung auf und werden in die Tiefe verlagert. So entsteht ventral die *Fissura mediana*, während wenig später sich dorsal die Seitenplatten nähern, die gliösen Teile verwachsen und das *Septum medianum dorsale* bilden. Gleichzeitig bedingt die Differenzierung in den Seitenplatten auch eine ständige Einengung des Zentralkanals, bis dieser seine definitive runde Form erhält.

Die äußere Gestaltung des Rückenmarks wird bedingt durch die **histogenetische Differenzierung** in die einzelnen Zellformen (Wurzelzellen, Strangzellen). Mit dem gerichteten Auswachsen ihrer Fortsätze erfolgt die Strukturierung der *grauen Substanz* und die Bildung der Stränge der *weißen Substanz.*

Zunächst reicht das Rückenmark bis zur Schwanzspitze. Das *Schwanzmark* bildet sich aber im Laufe der weiteren Entwicklung wieder zurück und wird zum *Filum terminale.*

Das schnellere Wachstum der Wirbelsäule gegenüber dem Rückenmark führt zu einem scheinbaren Aufstieg des Rückenmarkendes, dem *Ascensus medullae spinalis*. Die letzten Nerven gehen nicht mehr quer zum Rückenmark ab, sondern die Nervenwurzeln werden kranial verschoben. Sie ziehen erst eine Strecke an dem Rückenmark kaudal, bevor sie durch das entsprechende Zwischenwirbelloch austreten. Dadurch wird das kaudale Ende des Rückenmarks zu der typisch geformten Cauda equina.

• Gehirn

Das **Gehirn** hebt sich schon zeitig als vorderer Abschnitt des Neuralrohres durch seine Form und Größe (*Hirnrohr*) gegenüber dem hinteren röhrenförmigen Teil (*Medularrohr*) ab.

Auch an der Gehirnanlage besteht die Wand aus der *Innenzone*, der *Mantelschicht* und dem *Randschleier*. Gleichfalls lassen sich die verdickten *Seitenplatten* von der dorsalen *Deck-* und der ventralen *Bodenplatte* unterscheiden (Abb. 93).

Im Bereich des Gehirns erfolgt jedoch mit der Entwicklung eine starke Verlagerung der Nervenzellen. Durch diese Migration gelangt ein Teil der Zellen nach außen und bildet

– die als **Gehirnrinde außen liegende graue Substanz**, während sich
– die **weiße Substanz als Marksubstanz mehr innen befindet.**

Jedoch bleiben auch dort Nervenzellen liegen, die zu dem *zentralen Höhlengrau* und den *Stammganglien* werden.

An der Anlage des Gehirns treten im Laufe der Entwicklung die *Gehirnbläschen* auf. Zunächst

– ist die primitive Gehirnanlage als **zweiblasiges Gehirn** durch den mesenchymalen mittleren Schädelbalken in das mehr kugelige vordere *Archenzephalon* und das mehr gestreckte hintere *Deuterencephalon* unterteilt,
– durch die verstärkte Ausbildung des mittleren Schädelbalken entsteht das um diesen hufeisenförmig angeordnete **dreiblasige Gehirn** mit dem **Vorderhirn** (*Prosencephalon*), **Mittelhirn** (*Mesencephalon*) und **Rautenhirn** (*Rombencephalon*),
– schließlich entsteht das definitive **fünfblasige Gehirn** nach Unterteilung des Prosencephalon in das **Endhirn** (*Telencephalon*) und **Zwischenhirn** (*Diencephalon*) sowie des Rhombencephalon in das **Hinterhirn** (*Metencephalon*) und **Nachhirn** (*Myelencephalon*) (Abb. 94).

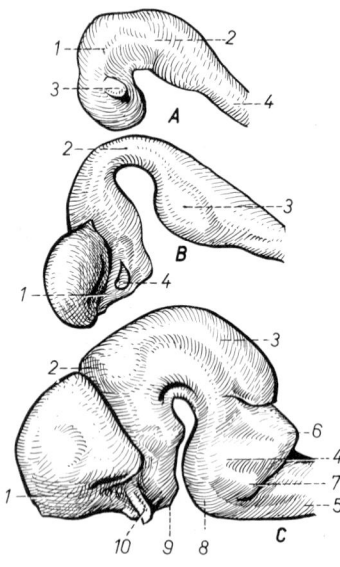

Abb. 94. Das zwei- (A), drei- (B) und fünfblasige (C) Gehirn. Laterale Ansicht (Nach Martins Modellen der Gehirne von Embryonen der Katze).
A 4,5 mm langer Embryo. Etwa 25fache Vergr.
1 Archencephalon; 2 Deuterencephalon; 3 Augenblase; 4 Rückenmark.
B 10 mm langer Embryo. Etwa 12,5fache Vergr.
1 Prosencephalon;   2 Mesencephalon; 3 Rhombencephalon;   4 Augenblasenstiel.
C 15 mm langer Embryo. Etwa 10fache Vergr.
1 Telencephalon; 2 Diencephalon; 3 Mesencephalon; 4 Metencephalon; 5 Myelencephalon;   6 Vermis;   7 Hemisphäre des Kleinhirns; 8 Pons; 9 Infundibulum; 10 Augenblasenstiel.

Archencephalon	Prosencephalon	Telencephalon
		Diencephalon
	Mesencephalon	Mesencephalon
Deuterencephalon	Rhombencephalon	Metencephalon
		Myelencephalon

Von den Teilen des Gehirns werden die phylogenetisch älteren Teile (Rückenmark, Kleinhirn, Riechlappen und der größte Teil des Hirnstammes) als *Palaeencephalon*, den als phylogenetische Neuerwerbungen auftretenden Teilen des *Neencephalon* (Großhirnmantel, Nucleus caudatus u. a.) gegenübergestellt. Beim Großhirnmantel werden die phylogenetisch älteren Teile als *Archipallium* (Ammonshorn) von den jüngeren als *Neopallium* unterschieden.

Die Entwicklung des Gehirns zum definitiven Organ beruht auf einem ungleichmäßigen Wachstum der Wandteile durch Zellvermehrung und Faserbildung in Verbindung mit Zellverlagerungen. An einzelnen Stellen des Gehirns erfolgt eine Reduktion der Wand bis zu einem einschichtigen Epithel, während sich andere Teile stark verdicken. Damit gehen Aussackungen und Einbuchtungen an der Gehirnwand einher, wodurch gleichzeitig eine Umbildung des Lumens zum Hohlraumsystem in Form der *Gehirnkammern* stattfindet. Die *einschichtigen Epithellamellen* werden an bestimmten Stellen zeitig durch die reich vaskularisierte *Pia mater* eingestülpt, wodurch es zur Bildung der **Plexus chorioidei** kommt.

Tabelle 14. Entwicklung des Gehirns

	Bodenplatte	Seitenplatte	Deckplatte	Zentralkanal
Myelenzephalon	*(Verdickung)* Medulla oblongata		*(Reduktion)* Tegmen ventriculi quarti, kaudales Marksegel	*(Erweiterung)* 4. Gehirnkammer
Metenzephalon	*(Verdickung)* Brücke	*(Verdickung)* Brückenarme	*(Verdickung)* Kleinhirn	*(Erweiterung)* 4. Gehirnkammer
			(Reduktion) vordere Grenzzone: nasales Marksegel	
Mesenzephalon	*(Verdickung)* Großhirnschenkel mit Haube und Lamina perforata caudalis		*(Verdickung)* Vierhügel	*(Einengung)* Aquaeductus cerebri
Dienzephalon	*(Verdickung)* Hypothalamus	*(äußere und innere Verdickung)* Thalamus mit Sehhügeln, Massa intermedia	*(Reduktion)* Lamina tectoria Epiphyse	*(Einengung)* 3. Gehirnkammer
				(unpaare ventrale Ausstülpung) Infundibulum und Neurohypophyse
Telenzephalon	*(Aufbiegung)* Lamina terminalis	*(Ausbuchtung)* Großhirnhemisphären mit Streifenkörper, Ammonshorn, Teile des Riechhirns, Balkens u. a.		*(Erweiterung)* Seitenkammern mit Foramen interventriculare

Nach der Darstellung der allgemeinen Entwicklung des Gehirns sollen im folgenden kurz einige Hinweise zur weiteren Differenzierung der einzelnen Gehirnblasen gegeben werden (Tabelle 14).

Das *Myelencephalon*, **Nachhirn**, wird von der Bodenplatte, den Seitenplatten und der Deckplatte des Rautenhirns gebildet. Unter Differenzierung der Mantelschicht werden aus der Bodenplatte und den Seitenplatten die Kerne und Stränge der *Medulla oblongata*. Der Hohlraum des Nachhirns wird zu dem in den Zentralkanal des Rückenmarks übergehenden Teil der 4. Gehirnkammer. Die Deckplatte reduziert sich zu einem einschichtigen Epithel, dem *Tegmen ventriculi IV*, welches sich mit einer bindegewebigen, gefäßreichen Piaplatte, der *Tela chorioidea caudalis*, zum *Plexus chorioideus ventriculi IV* verbindet.

Das *Metencephalon*, **Hinterhirn**, entsteht durch besondere Umgestaltungen im Bereich des vorderen Abschnittes des Rautenhirns, die zur Ausbildung der **Brücke und des Kleinhirns führen**. Die Deckplatte wird zum Kleinhirn, die Seitenteile und die Bodenplatte werden zur Brücke.

Mit der Massenzunahme der Brücke kommt es zu einer Streckung, wodurch die vorübergehend ausgebildete Brückenbeuge verschwindet. Die Anlage des Kleinhirns stellt zunächst einen Querwulst dar. An diesem entstehen durch Wucherung der seitlichen Teile die Kleinhirnhemisphären, während sich der mittlere Teil erst später zum Kleinhirnwurm umbildet. Gleichzeitig erfolgt die durch die Bildung der Furchen und Wülste gekennzeichnete Untergliederung des Kleinhirns.

Die *Kleinhirnschenkel* differenzieren sich aus den Seitenteilen des Metencephalons, während die Grenzzone des Daches zum Mittelhirn zum *nasalen Marksegel* wird. Das *kaudale Marksegel* entsteht in Verbindung mit der Bildung des *Tegmen ventriculi IV* aus dem vorderen Teil der Deckplatte des Myelencephalon. Der Hohlraum des Metencephalon erweitert sich zur *Gehirnkammer* mit den Recessus laterales und dem Recessus tecti ventriculi IV.

Das *Mesencephalon*, **Mittelhirn**, bleibt im Laufe der Entwicklung gegenüber den anderen Teilen im Wachstum zurück. Es wird schließlich vor allem vom Telenzephalon nahezu völlig überdeckt. Die Bodenplatte und die Seitenplatten werden **zu den Großhirnschenkeln** mit der Haube und der Lamina perforata caudalis, während aus der Deckplatte die **Vierhügelplatte** hervorgeht. Der Hohlraum des Mittelhirns bleibt eng und wird zum *Aquaeductus cerebri*.

Im Bereich des **Zwischenhirns**, *Diencephalon*, wird die Deckplatte zum großen Teil zu einer Epithellamelle, der *Lamina tectoria*, welche sich mit der gefäßreichen Pia mater (*Tela chorioidea ventriculi III*) zum *Plexus chorioideus ventriculi III* verbindet.

Im kaudalen Abschnitt der Deckplatte kommt es zur Ausstülpung des *Epithalamus* und über diesen durch Zellwucherung zur Bildung der **Epiphyse**. Die Bodenplatte verdickt sich zum *Hypothalamus* mit der Gemma neurohypophysialis diencephali, die zum **Hirnteil der Hypophyse** wird. Besonders stark verdicken sich die Seitenplatten, wodurch der *Metathalamus* und die Sehhügel entstehen. Durch die starke Wucherung der Seitenteile verschmelzen diese innerhalb des Hohlraumes zur Massa intermedia. Der Hohlraum des Diencephalons wird dadurch zu einem medianen Ringkanal, der 3. Gehirnkammer, mit ihren einzelnen Abschnitten und Recessus.

Das *Telencephalon*, **Endhirn**, stellt zunächst eine einheitliche, unpaare Blase dar. An dieser bleibt bald der mittlere Teil im Wachstum zurück und formt sich zu der dünnen *Lamina terminalis* um. Die seitlichen Teile vergrößern sich zunehmend und werden zu den beiden *Hemisphärenbläschen*. Durch das Wachstum der Hemisphärenbläschen gelangt die Lamina terminalis in die Tiefe des Mantelspaltes. Über den dorsalen Teil der Lamina terminalis ziehen die Kommissurenfasern von einer Hemisphäre zur anderen (*Kommissurenplatte*). Die Hemisphärenbläschen werden zu den **Großhirnhemisphären**, in deren Innerem aus dem einheitlichen Hohlraum die beiden Seitenkammern hervorgehen. Die Verbindung der beiden Seitenkammern untereinander und zur 3. Gehirnkammer wird zu einem röhrenförmigen Dreiwegeraum, dem *Foramen interventriculare*. Mit den im Laufe der Entwicklung der Hemisphären ablaufenden Wucherungen **erhalten die Hemisphären ihre definitive Form.** Gleichzeitig entstehen dabei die speziellen Bildungen der Hemisphären, wie der Streifenkörper, das Ammonshorn, die Teile des Riechhirns u. a. Ein Teil der ventralen Wand der Seitenkammern formt sich zu einer Lamina epithelialis um, die mit der gefäßreichen Pia mater das seitliche Adergeflecht, *Plexus chorioideus lateralis*, bildet.

Zunächst sind die Anlagen der Hemisphären durch die *Lamina terminalis* verbunden. Mit der Ausbildung der Großhirnkommissuren kommt es zu einer breiten Verbindung und durch die Umdifferenzierung **der Kommissurenplatte zur Bildung des Balkens, des Fornix und des Septum pellucidum.**

An der zunächst glatten Oberfläche der Hemisphären treten, bedingt durch das ungleiche Wachstum zwischen dem Gehirn und der Schädelkapsel, Faltungsvorgänge auf. Es entstehen die **Windungen, Fissuren** und **Furchen**, wodurch die Oberfläche des Gehirns um ein Vielfaches vergrößert wird. Allgemein bilden sich zuerst die Fissuren aus, welche die ganze Dicke des Hirnmantels umfassen, während die nur bis zur Rinde und den oberflächlichen Teil des Markes eindringenden Furchen später auftreten.

• Gehirn- und Rückenmarkhüllen

Die **Gehirn-** und **Rückenmarkhüllen** gehen aus einer einheitlichen mesenchymalen Anlage, der *Meninx primitiva*, hervor. Diese läßt bald eine Unterteilung in eine äußere dichtere *Ektomeninx* und eine innere lockere *Endomeninx* erkennen.

Die *Ektomeninx* **wird zur Endorhachis**, dem Periost des Wirbelkanals bzw. der Schädelhöhle, **und zur Pachymeninx.** Im Bereich des Wirbelkanals sind die Endorhachis und Pachymeninx durch den Epiduralspalt getrennt.

Die *Endomeninx* **wird zur Leptomeninx.** Zwischen Pachymeninx und Leptomeninx formt sich der *Subduralraum.*

In der Anlage der Leptomeninx treten in Form feiner Spalträume die *Subarachnoidalräume* auf, was zur Differenzierung der *Arachnoidea* und der *Pia mater* führt.

Die *Pachymeninx* wird zur festen *Dura mater.* In ihr geht die weitere Differenzierung mit dem Auftreten der Blutleitersysteme, des Tentorium membranaceum und der Falx cerebri einher.

Dabei entstehen die *Falx cerebri* und das *Tentorium membranaceum* aus mesenchymatösen Brücken zwischen den sich vergrößernden Gehirnteilen.

		Endorhachis	Periost
	Ektomeninx		Epiduralraum
			(im Bereich des
			Wirbelkanals)
		Pachymeninx	Dura mater
Meninx primitiva			Subduralraum
			Arachnoidea
	Endomeninx	Leptomeninx	Subarachnoidealraum
			Pia mater

7.9.3. Entwicklung der Hypophyse

Die **Hypophyse** entsteht aus zwei völlig getrennten Anlagen:

– die *Adenohypophyse* aus dem **Epithel des Mundhöhlendaches,**
– die *Neurohypophyse* aus der **Anlage des Zwischenhirns.**

Als Anlage der **Adenohypophyse** (Drüsenteil) buchtet sich vom primitiven Mundhöhlendach (unmittelbar vor der Rachenmembran) eine epitheliale Vertiefung gegen die Gehirnanlage vor. Durch zunehmende Vergrößerung bildet diese die *Rathkesche Tasche*, welche sich schließlich vom Mundhöhlenepithel abschnürt und zum *Hypophysensäckchen* wird. Reste der Verbindung zum Mundhöhlenepithel können im Keilbeinkörper als sog. *Hypophysengang, Canalis craniopharyngicus,* erhalten bleiben.

Der Hohlraum des Hypophysensäckchens wird, außer beim Pferd, zur *Hypophysenhöhle.* Das Parenchym des Drüsenteils der Hypophyse entsteht durch Sproßbildungen des Epithels und nachfolgende Abschnürung. Die zunächst indifferenten Zellen differenzieren sich zu den einzelnen Zelltypen. Damit einher geht die Herausbildung der einzelnen Lappen (Vorder-, Zwischen- und Trichterlappen). Dies geschieht weitgehend während der fetalen Entwicklung und ist ein kontinuierlicher Prozeß, der sich postnatal fortsetzt.

Als Anlage der **Neurohypophyse** (Hirnteil) erfolgt ein wenig später eine unpaare Aussackung des Zwischenhirns. Sie wächst in das Mesenchym der Schädelbasis ein. Bedingt durch die Entwicklung bleibt der Hirnteil der Hypophyse durch den Verbindungsstiel, das *Infundibulum,* mit dem Zwischenhirn in Verbindung. Die Anlagen des Drüsenteils und des Hirnteils der Hypophyse **wachsen gegeneinander und vereinigen sich schließlich zu dem gemeinsamen Organ.** Die Funktion der Hypophyse setzt schon während der fetalen Entwicklung ein.

7.9.4. Entwicklung des peripheren Nervensystems

Das **periphere Nervensystem** (Abb. 95) hat seinen Ursprung in den auswachsenden Neuriten der im Rückenmark liegenden Wurzelzellen und dem aus der Neuralleiste hervorgehenden Neuroblasten und Glioblasten.

Die **sensiblen Ganglien** entstammen der paarigen *Neuralleiste.* An der Neuralleiste lassen sich zunächst ein einheitlicher *Rumpfteil* und ein aus mehreren Teilen aufgebauter *Kopfteil* unterscheiden (Abb. 96). Bald kommt es an dem Rumpfteil durch unterschiedlich starke Zellwucherungen in bestimmten Abständen zu Verdickungen, so daß die Leiste ein rosenkranzähnliches Aussehen erhält. Durch zunehmende Vergrößerung und völlige Rückbildung der Verbindungsstücke werden die Verdickungen zu den Anlagen der Spinalganglien. Diese weisen schließlich im Rumpfbereich eine metamere Anordnung auf.

An der Bildung der **sensiblen Ganglien der Gehirnnerven** sind außer dem Kopfteil der Neuralleiste besondere Ektodermverdickungen, die *Ektodermplakoden* oder *epibranchialen Plakoden,* beteiligt. Dabei entstehen das *Ganglion trigeminale* des *N. trigeminus* aus beiden Anteilen,

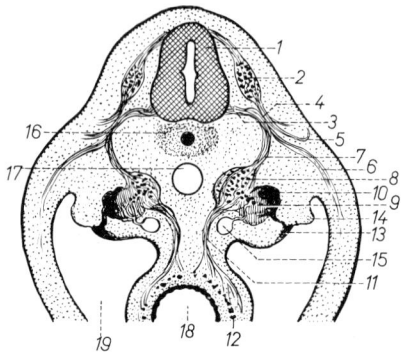

Abb. 95. Schematischer Querschnitt zur Entwicklung des peripheren Nervensystems sowie des Grenzstranges, der prävertebralen Ganglien und der Nebennieren.
1 Medullarrohr; 2 Spinalganglion; 3 ventrale Wurzel; 4 Truncus nervi spinalis; 5 dorsaler, 6 ventraler Ast des Spinalnerven; 7 Ramus communicans; 8 Paravertebralganglion; 9 zum Nebennierenmark werdende chromaffine Zellen; 10 Nebennierenrinde; 11 Nn. splanchnici; 12 prävertebrale Ganglien; 13 Zölomepithel mit Keimdrüsenanlage; 14 Urnierengebiet; 15 Subkardinalvene; 16 axiales Mesenchym mit eingelagerter Chorda dorsalis; 17 Aorta descendens; 18 Darm; 19 Zölom.

das *Ganglion geniculati des N. facialis* wie auch das *Ganglion petrosum* des *N. glossopharyngeus* und das *Ganglion nodosum* des *N. vagus* nahezu ausschließlich aus epibranchialen Plakoden, während das „obere" Ganglion des *N. glossopharyngeus* und das *Ganglion jugulare* des *N. vagus* aus der Neutralleiste hervorgehen. Die Neuriten des Neuroblasten des **Spinalganglions** werden zum Hauptteil der dorsalen Wurzel. Der als Dendrit zu bezeichnende zweite Fortsatz wächst in peripherer Richtung und wird nach seiner Myelinisierung zur *sensiblen Nervenfaser*. Die sensiblen Neuroblasten sind somit zunächst bipolar. Dieser Zustand bleibt bei den niederen Tieren erhalten, während bei den höheren Tieren in allen sensiblen Ganglien, außer dem des N. statoacusticus, durch Verlängerung der Fortsätze die ursprünglich bipolaren zu den pseudounipolaren Nervenzellen werden.

Die Glioblasten werden in den Anlagen der **sensiblen Ganglien** zu den typischen *Mantelzellen*. Mit den peripher sich ausdehnenden Nervenzellfortsätzen wachsen gleichzeitig die *Schwannschen Zellen* aus, deren Hauptteil von der Neuralleiste abstammt.

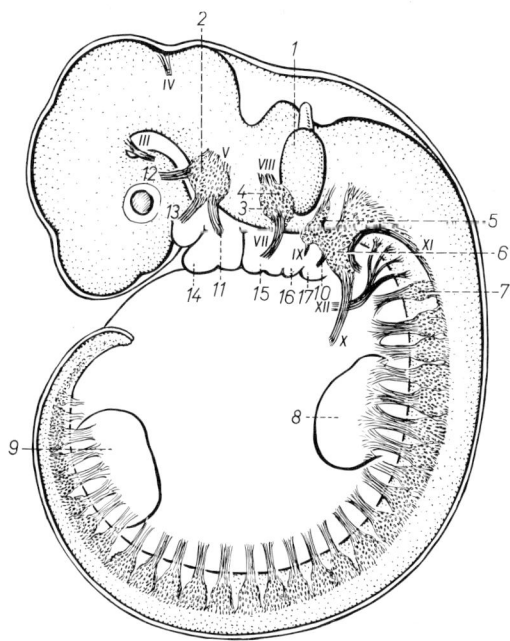

Abb. 96. Schematische Darstellung der Anlage des peripheren Nervensystems (in Anlehnung an eine Rekonstruktion des peripheren Nervensystems eines menschlichen Embryos von 6,9 mm Länge; nach Streeter).
III N. oculomotorius;   IV N. trochlearis;   V N. trigeminus;   VII N. intermediofacialis;   VIII N. vestibulocochlearis;   IX N. glossopharyngeus;   X N. vagus; XI N. accessorius; XII N. hypoglossus.
1 Labyrinthbläschen;   2 Ggl. trigeminale;   3 Ggl. geniculi;   4 Ggl. vestibulare; 5 Ggl. petrosum; 6 Ggl. jugulare und Ggl. nodosum; 7 Ggl. spinale cervicale I; 8 Anlage der Schultergliedmaße; 9 Anlage der Beckengliedmaße; 10 N. laryngeus cranialis; 11 Ramus mandibularis, 12 Ramus ophthalmicus, 13 Ramus maxillaris des N. trigeminus; 14 1. Kiemenbogen; 15 2. Kiemenbogen; 16 3. Kiemenbogen; 17 4. Kiemenbogen.

   Die **Rückenmarknerven** sind bedingt durch ihren Ursprung durchweg gemischte Nerven und enthalten, neben *motorischen* und *sensiblen*, *sympathische* und *parasympathische Fasern*. Entsprechend der metameren Gliederung der Ursegmente weisen sie eine segmentale Anordnung auf.

Im Gegensatz zu den Rückenmarknerven erhalten die **Gehirnnerven** eine unterschiedliche Zusammensetzung.

7.9.5. Entwicklung des vegetativen Nervensystems

• **Sympathisches System**

Die *präganglionären Fasern* des **sympathischen Nervensystems** gehen aus Neuroblasten der Grundplatte des Rückenmarks hervor und erreichen über die ventrale Wurzel und die *Rami communicantes albi* den Grenzstrang. Die Ganglien des *Grenzstranges* entstehen aus Neuroblasten und Glioblasten, die ihren Ursprung in der Neuralleiste haben. Die Anlage des Grenzstranges bleibt lange Zeit zellig. Erst relativ spät entsteht mit der Faserbildung der **Grenzstrang in Form des Systems von Nervenzellen und -fasern.** Ein Teil der Neuroblasten wandert gemeinsam mit Glioblasten über den Grenzstrang hinaus entlang der abgehenden Gefäße zu den Eingeweiden und bildet die *prävertebralen Ganglien.* Die zu diesen ziehenden präganglionären Fasern vereinigen sich zu den *Nn. splanchnici* (s. Abb. 95).

• **Parasymphatisches System**

Die *präganglionären Fasern* des **parasymphatischen Nervensystems** wachsen aus Neuroblasten aus, die in der Grundplatte des Rückenmarks sowie von Teilen des Gehirns liegen.

Die *postganglionären Neurone* gehen aus Neuroblasten hervor, deren Ursprung sich sowohl im Neuralrohr als auch in der Neuralleiste befinden soll.

Das **intramurale Nervensystem** wird teils aus Neuroblasten, die aus den prävertebralen Ganglien auswandern, teils aus parasymphatischen Neuroblasten gebildet. Dabei scheinen die parasymphatischen vor denen sympathischen Ursprunges ausgebildet zu sein.

Mit der Entstehung des vegetativen Nervensystems differenzieren sich auch die *Paraganglien.* Die **sympathischen Paraganglien** gehen aus dem gleichen Anlagematerial wie die Zellen des Grenzstranges hervor und haben somit ihren Ursprungsort in der Neuralleiste. Sie differenzieren sich aber bald zu den *chromaffinen Zellen.* Die **parasymphatischen**

Paraganglien mit ihren nicht-chromaffinen Zellen liegen im Ausbreitungsgebiet des parasympathischen Systems. Dies bestätigt, daß die spezifischen Zellen ihre Herkunft in dem Anlagematerial des parasympathischen Systems haben.

7.9.6. Entwicklung der Nebenniere

Die **Nebenniere** weist zwei voneinander getrennte Anlagen auf. Von diesen haben ihren Ursprung

– die *Nebennierenrinde* in einer Wucherung des Zölomepithels medial der Urniere;
– das *Nebennierenmark* in der Neuralleiste.

Phylogenetisch sind bei den Fischen beide Teile noch völlig getrennt, bei den Amphibien legen sie sich aneinander, bei den Vögeln durchdringen sich die beiden Anteile, während bei den Säugetieren die Rinde das Mark umgibt.

Die Anlage der **Nebennierenrinde** ist schon zeitig in Form von Zellhaufen zu erkennen. Die weitere Entwicklung geht mit der Differenzierung der Zonen einher. Beim Schwein sind um den 80. Tag der Entwicklung die Zona fasciculata und die Zona glomerulosa angelegt. Dabei dient die Zona glomerulosa in dieser Zeit einer ständigen Bereitstellung von Zellen für die Zona fasciculata, deren Zellen schon die Merkmale einer deutlichen Hormonbildung (u. a. Lipidgehalt) zeigen. Mit der Differenzierung der Zona reticularis wird kurz vor der Geburt die volle Ausbildung der Zonen der Nebennierenrinde erreicht.

Die aus dem gleichen Anlagematerial der Neuralleiste wie der Grenzstrang hervorgehenden Markzellen dringen in den schon gebildeten Zellkomplex der Nebennierenrinde ein und bilden das **Nebennierenmark**. Es stellt mit seinen chromaffinen Zellen ein großes Paraganglion dar. Die **Funktion der Nebenniere** setzt mit dem letzten Drittel der fetalen Entwicklung ein. Die Bildung von Cortisol nimmt gegen Ende der Trächtigkeit deutlich zu (auslösender Faktor der Geburt).

7.10. Entwicklung der Sinnesorgane

Bei den **Sinnesorganen** entstammen die **Sinneszellen dem Ektoblasten**. Dazu kommen die **Hilfs- und Schutzanteile**. Sie haben ihren **Ursprung im Mesoblasten** und zeigen eine sehr unterschiedliche Differenzierung.

7.10.1. Entwicklung der sensiblen Endigungen in der Haut

Die **sensiblen Endigungen** gehen aus den Endaufzweigungen der von den Neuroblasten der sensiblen Ganglien in die Haut eindringenden Fortsätze (Dendriten) hervor. Sie bleiben als sog. **freie Endigung** eine einfache Aufzweigung der Nervenfasern oder treten in Verbindung mit anderen Zellen, wodurch die **spezifischen Nervenendigungen** in Form der *Tastzellen*, *Tastkörperchen* und *Lamellenkörperchen* entstehen.

7.10.2. Entwicklung des Geschmacksorgans

Das **Geschmacksorgan** umfaßt die Gesamtheit der *Geschmacksknospen*. Deren Anlage zeigt sich zunächst in einer Aufhellung von Zellgruppen des Epithels. Bald erfolgt unter dem Einfluß der schon frühzeitig in das Epithel einwachsenden Nervenfasern eine Differenzierung in die Stiftchen tragenden eigentlichen *Geschmackszellen* und die *Stützzellen*. Damit einher geht eine Umgruppierung der Zellen, welche zur Herausbildung des Geschmacksporus und der typischen Form der Geschmacksknospe führt.

7.10.3. Entwicklung des Geruchsorgans

Das **Geruchsorgan** wird als *Riechplatte* (*-plakode*) in der Epidermis des apikalen Gebietes der Kopfanlage angelegt (s. S. 87). Das *Riechepithel* ist durch eine Differenzierung ektodermaler Zellen gekennzeichnet. Neben den Bowmanschen Drüsen bilden sich die *Sinnesepithelzellen* (*Riechzellen*) und deren *Stützzellen* heraus.

Die *Riechzellen* entsprechen langgestreckten, bipolaren Nervenzellen. An der Oberfläche differenzieren sich die der Reizaufnahme dienenden Riechhärchen aus, während basal ein zum Neuriten werdenden Fortsatz dem Bulbus olfactorius entgegenwächst. Er verbindet sich unter Bildung der *Glomeruli olfactorii* mit den Neuronen des Riechhirns.

7.10.4. Entwicklung des Gehör- und Gleichgewichtsorgans

Das **Gehör-** und **Gleichgewichtsorgan** hat seinen Ursprung im *Labyrinthbläschen*. Beide bleiben in enger topographischer Beziehung zueinander. Zu dem im *Labyrinth* liegenden reizaufnehmenden Organ, dem

inneren Ohr, kommt der vor allem aus der *1. Schlundtasche* und *1. Kiemenfurche* hervorgehende **Schalleitungsapparat**, das **mittlere** und **äußere Ohr**.

• **Labyrinth**

Das **Labyrinth** (Abb. 97) entsteht durch Umbildung des *Labyrinthbläschens* zum **epithelialen Labyrinth** (mit den Sinneszellen) sowie durch Differenzierung des umgebenden Mesenchyms zum **häutigen** und **knöchernen Labyrinth**.

Das *Labyrinthbläschen* geht aus der *Labyrinthplatte* (*Placoda otica*) hervor (s. S. 266). Der Hohlraum des Bläschens ist mit Endolymphe angefüllt. Nahe dem Dorsalrand stülpt sich die mediale Wand zum *Ductus endolymphaceus* aus. Durch eine Schnürfurche erfolgt die zunächst undeutliche Trennung der Anlage des *Vorhofbläschens* in den dorsalen *Utriculus* und den ventralen *Sacculus*.

Vom *Utriculus* gehen taschenförmige Ausbuchtungen aus. Sie erweitern sich peripher. In den zentralen Abschnitten bleiben sie dagegen eng, legen sich aneinander und verkleben zu einer Membran. Durch Einschmelzung der verklebten zentralen Bezirke werden aus den bleibenden peripheren Abschnitten die an zwei Stellen mit dem Utriculus in Verbindung stehenden *Bogengänge*. Die Verbindungsabschnitte wandeln sich zu den *Ampullen* um.

Aus der ventralen Wand des *Sacculus* buchtet sich der *Ductus cochlearis* aus. Er wächst stark in die Länge und rollt sich, bedingt vor allem durch die räumlichen Verhältnisse, spiralig auf. Dabei verengt sich der Verbindungsteil zwischen Ductus cochlearis und Sacculus zum *Ductus reuniens*.

Mit den allgemeinen Umformungen geht eine Differenzierung der Epithelzellen einher. Unter dem Einfluß der Fasern des N. vestibulocochlearis entstehen an bestimmten Stellen die charakteristischen *Sinnesepithelien:*

– in den *Ampullen* die **Cristae staticae**,
– im *Vorhofbläschen* die später in die **Macula utriculi und Macula sacculi unterteilte Macula statica** und
– im *Ductus cochlearis* das **Cortische Organ**.

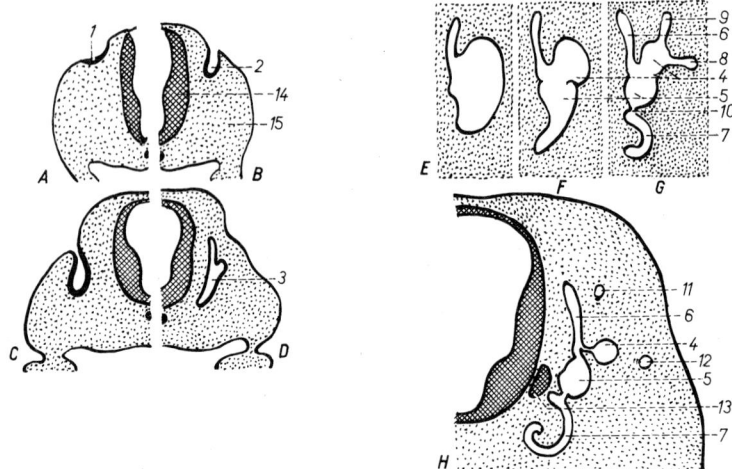

Abb. 97. Schematische Darstellung der Bildung des häutigen Labyrinths.
A–D Bildung des Labyrinthbläschens aus der Labyrinthplatte über die Labyrinthgrube; E–H Differenzierung des Labyrinthbläschens.
1 Labyrinthplatte; 2 Labyrinthgrube; 3 Labyrinthbläschen; 4 Utriculus; 5 Sacculus; 6 Ductus endolymphaticus; 7 Ductus cochlearis; 8 Anlage des lateralen Bogenganges; 9 Anlage des dorsalen und kaudalen Bogenganges; 10 Ductus
reuniens; 11 dorsaler Bogengang; 12 lateraler Bogengang; 13 Ggl. vestibulare;
14 Neuralrohr; 15 Mesenchym.

Die Zellen des zunächst einheitlichen *Ganglion vestibulocochleare* gehen vorwiegend aus dem Epithel des Labyrinthbläschens (Labyrinthplakode) hervor.
Nur in geringem Maße, wenn überhaupt, entstammen sie, wie die des benachbarten Ganglion geniculi, der Neuralleiste. Mit der Trennung der Anlage des
Labyrinthes erfolgt eine Sonderung des Ganglions in das *Ganglion vestibulare*
mit dem *N. vestibularis* und das *Ganglion spirale* mit dem *N. cochlearis*. Bei
der Bildung der Schnecke wird letzteres zu dem typisch geformten Ganglion
spirale.

Die Anlage des **häutigen Labyrinths** (Abb. 98) ist zunächst allseitig
von Mesenchym umgeben. In diesem erfolgt allmählich eine Differenzierung in 3 Schichten. Das dem Epithel unmittelbar anliegende Mesenchym wird zur gefäßhaltigen Membrana propria des häutigen Labyrinths.

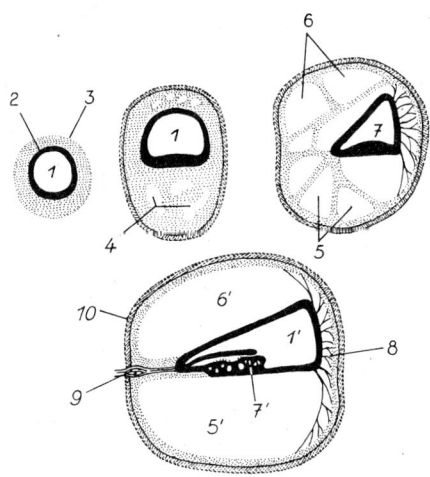

Abb. 98. Schematische Darstellung der Entwicklung des häutigen und knöchernen Labyrinths des Menschen (in Anlehnung an Moore).
A–D Schnitte durch den Ductus cochlearis während verschiedener Entwicklungsstadien (8.–20. Woche).
1 Anlage des Ductus cochlearis, 1' Ductus cochlearis; 2 Wand des Labyrinthbläschens; 3 Mesenchym; 4 Anlage des perilymphatischen Raumes; 5 Anlage der Scala tympani; 5' Scala tympani; 6 Anlage der Scala vestibuli; 6' Scala vestibuli; 7 Anlage des Cortischen Organs; 7' Cortisches Organ; 8 Lig. spirale; 9 Ggl. spirale; 10 knöchernes Labyrinth.

Um diese entstehen die *perilymphatischen Räume*. Sie erhalten nach Bildung der *Ductus perilymphacei* (*Aquaeductus vestibuli* und *cochleae*) Verbindung mit dem Subarachnoidalraum. Nach außen schließt sich eine Schicht dichten Mesenchyms an. In ihr kommt es zunächst durch Verknorpelung und schließlich durch Verknöcherung zur Bildung der Anteile des **knöchernen Labyrinths.**

Während dieser Differenzierung entstehen auch der *Modiolus*, die *Scala tympani* und *Scala vestibuli* sowie das *Lig. spirale* und die *Reißnersche Membran*.

● **Schalleitungsapparat**

Der Hohlraum des **Mittelohres** geht aus der *1. Schlundtasche* hervor, während die *1. Kiemenfurche* zum **äußeren Gehörgang** wird und die *Membrana obturatoria* sich zum **Trommelfell** umwandelt.

Die 1. Schlundtasche dehnt sich nach dem Labyrinthbläschen sowie der Membrana obturatoria hin aus und formt sich zur *Paukenhöhle*, dem *Cavum tympani*, um (Abb. 99). Die Verbindung zur Mundhöhle wird immer enger und läßt die *Tuba pharyngotympanica* entstehen. In dem mesenchymalen, peritympanalen, gallertartigen Gewebe entstehen über knorpelige Vorstufen die Gehörknöchelchen:

– der **Hammer** und **Amboß** im Gebiet des *1. Kiemenbogens (Meckelscher Knorpel)*,
– der **Steigbügel** im Gebiet des *2. Kiemenbogens (Reichertscher Knorpel)*.

Durch zunehmende Rückbildung des peritympanalen Gewebes wird der Hohlraum der *Paukenhöhle* vergrößert, die Gehörknöchelchen gelangen in das Innere der Paukenhöhle. Damit erhält die Paukenhöhle ihre endgültige Gestalt. Von den Muskeln entstammt der *M. tensor tympani* dem 1. Kiemenbogen und wird daher vom *N. trigeminus* innerviert, während der *M. stapedius* aus dem 2. Kiemenbogen hervorgeht und seine Innervation vom *N. facialis* erhält.

Der **Luftsack** des Pferdes entsteht als ventrolaterale Ausstülpung der Schleimhaut der *Tuba pharyngotympanica*.

In der Anlage des **äußeren Gehörganges** legt sich das Epithel unter ständiger Wucherung der Zellen aneinander, wodurch es zur Bildung der Gehörgangsplatte kommt. Diese bewirkt den Verschluß des zu

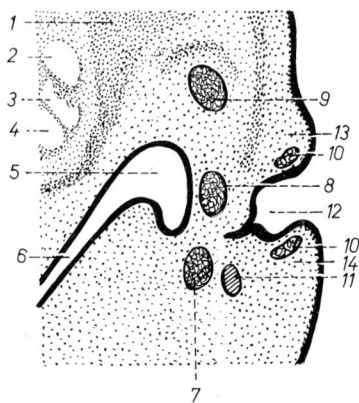

Abb. 99. Schema der Anlage des äußeren Ohres und Mittelohres.
1 Labyrinthkapsel; 2 Scala tympani; 3 Ductus cochlearis; 4 Scala vestibuli; 5 Anlage der Paukenhöhle; 6 Tuba pharyngotympanica; 7 Rest des Reichertschen Knorpels; 8 Hammer; 9 Rest des Meckelschen Knorpels; 10, 10 Anlage des Ohrmuschelknorpels; 11 N. facialis; 12 äußerer Gehörgang; 13 1. Kiemenbogen; 14 2. Kiemenbogen.

einer engen Röhre gewordenen äußeren Gehörganges. Erst zur Zeit der Geburt bzw. kurz danach wird dieser unter Ausstoßung eines Hornpfropfes wieder frei. Der oberflächennahe Teil des Mesenchyms bildet die Grundlage der Haut des äußeren Gehörganges. Über Epithelsprosse entstehen die spezifischen Drüsen. In dem tiefer gelegenen Mesenchym treten im Verlaufe der Entwicklung die knorpeligen bzw. knöchernen Teile auf.

Die Anlage des **Trommelfells** weist zunächst noch eine relativ dicke, mesenchymatöse Mittelschicht auf. Diese wandelt sich mit der Vertiefung der zum äußeren Gehörgang werdenden Kiemenfurche zu der dünnen, bindegewebigen Membrana propria des Trommelfells um. Der Ektoblast der Kiemenfurche wird zum äußeren Epithel, der Entoblast der Schlundtasche zu dem die Innenfläche des Trommelfells überziehenden Epithel.

Die **Ohrmuschel** geht aus je drei Aurikularhöckern des Mesenchyms vor und hinter der Kiemenfurche hervor, entstammt somit teils dem 1. und teils dem 2. Kiemenbogen.

7.10.5. Entwicklung des Sehorgans

Zum reizaufnehmenden Teil des **Sehorgans**, die **Retina** (mit dem Sehnerven), wird eine Ausstülpung des Zwischenhirns, während die **Linse** dem darüberliegenden Ektoblasten entstammt. Die **mittlere und äußere Augenhaut** entstehen aus dem umgebenden Mesenchym, wozu durch besondere Differenzierungen des Ekto- bzw. Mesoblasten die **Hilfsorgane des Auges** kommen.

• Bildung des Augenbechers und der Linsenanlage

Die *Sehplatten*, *Placoda optica*, werden bald zu den *Augengruben*, *Fovelae opticae*. Sie sind zunächst rückwärts, nach Schließung des Neuralrohres aber lateral gerichtet und buchten sich unter zunehmender Vergrößerung immer weiter aus. Schließlich wird die Augengrube zur kugeligen *Augenblase*, die nur noch durch den *Augenblasenstiel*, mit dem Gehirn in Verbindung steht (s. Abb. 100). Die Augenblasen verdrängen das Mesenchym und liegen schließlich in unmittelbarer Nachbarschaft des Epidermisblattes des Ektoblasten.

Die Wand der *Augenblase* ist zunächst einschichtig, wird aber, vor allem in dem nach dem Ektoblasten zu gelegenen Teil der Augenblasenwand, bald mehrschichtig.

Die *Linsenplatte, Placoda lentis*, vertieft sich zur *Linsengrube*, wird zum *Linsensäckchen* und schnürt sich völlig von der Epidermis ab. Dadurch entsteht das *Linsenbläschen*, die Anlage der **Linse** (s. Abb. 100).

Die Linsenanlage liegt unmittelbar gegenüber der Augenblase. Sie **dellt die Augenblase von außen zum Augenbecher ein.** Der Einstülpungsprozeß erstreckt sich nicht gleichmäßig über den gesamten Umfang der Augenblase. Der untere Abschnitt bleibt im Wachstumstempo zurück. Dadurch kommt es in diesem Bereich zur Ausbildung einer allmählich tiefer werdenden, rinnenartigen Vertiefung der *fetalen Augenspalte* (s. Abb. 100). An dieser lassen sich die *Augenbecherspalte* und die *Augenstielspalte* unterscheiden. In die rinnenartige Vertiefung der fetalen Augenspalte senkt sich Mesenchym ein. Im Mesenchym der fetalen Augenspalte zieht die *A. centralis retinae* in das Augeninnere. Ihr Endast wird im Glaskörper zur *A. hyaloidea*. Gleichzeitig dient das Mesenchym den auswachsenden Nervenfasern als Leitstruktur.

Schon in der Zeit vor dem Schluß der fetalen Augenspalte vollzieht der Augenbecher eine Drehung um die Längsachse. Er wird dabei rechts linksläufig und links rechtsläufig um 45° verlagert. Dazu kommt eine nasale Verschiebung in horizontaler Richtung, wodurch die zunächst transversale Lage eine mehr seitlich-nasale wird. Diese Wanderung ist tierartlich unterschiedlich und steht in Verbindung mit der Verlängerung des Gesichtsschädels.

• **Weitere Entwicklung der Netzhaut des Sehnervs, der Linse und des Glaskörpers**

Das **äußere Blatt des Augenbechers wird zum Pigmentepithel** (s. Abb. 100). Im Bereich der Iris entstehen daraus auch die Anlagen des *M. sphincter pupillae* und *M. dilatator pupillae*.

Das **innere Blatt des Augenbechers wandelt sich zur eigentlichen Netzhaut um.** An ihr lassen sich bald ein auf die Umgebung der Pupille beschränkter dünner Abschnitt, der zur *Pars caeca retinae* wird, und ein mehr den Augenbechergrund erfüllender dicker Abschnitt, aus dem die *Pars optica retinae* hervorgeht, unterscheiden.

Zunächst erfolgt in der Anlage der Pars optica retinae, ähnlich wie in der Wand der Gehirnanlage, eine, wenn auch undeutliche Sonderung in die *Innenplatte*, die *Mantelschicht* und den *Randschleier*.

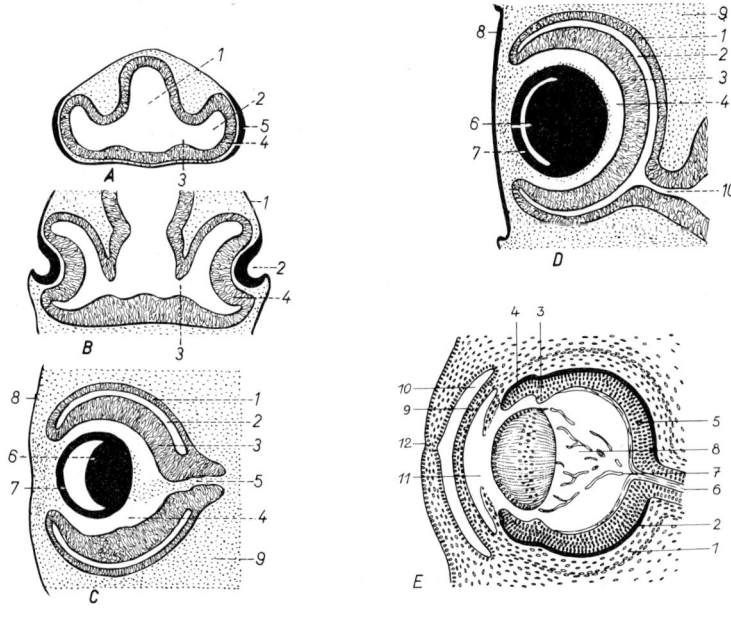

Abb. 100. Schematische Darstellung der Anlage und Entwicklung des Auges.
A Augenblase mit Linsenplatte; B Augenbecher mit Linsengrube; C und D Umbildung im Bereiche des Augenbechers sowie des Linsenbläschens (in C Andeutung der fetalen Augenspalte, in D Augenblasenstiel mit Canalis opticus); E Schema eines weiterentwickelten Stadiums der Augenanlage.
A 1 Vorderhirn (Zwischenhirn); 2 Sehkammer; 3 Augenblasenstiel; 4 Wand der Augenblase; 5 Linsenplatte.
B 1 Ektoderm; 2 Linsengrube; 3 Augenblasenstiel; 4 Wand der Augenblase (beginnende Einstülpung).
C und D 1 äußeres Blatt des Augenbechers (wird zum Pigmentepithel); 2 Rest der Sehkammer; 3 inneres Blatt des Augenbechers (wird zur eigentlichen Netzhaut); 4 Glaskörperraum; 5 fetale Augenspalte; 6 aus dem Linsenbläschen sich herausbildende Linsenfasern; 7 aus dem Linsenbläschen hervorgehendes Linsenepithel; 8 epidermaler Ektoblast; 9 Mesenchym (aus ihm gehen Teile der mittleren und äußeren Augenhaut hervor); 10 Augenbecherstiel mit Canalis opticus.
E 1 Sklera; 2 Aderhaut; 3 Ziliarkörper; 4 Iris; 5 Netzhaut; 6 Sehnerv; 7 A. hyaloidea; 8 Glaskörper; 9 Hornhaut; 10 Konjunktionalsack; 11 vordere Augenkammer; 12 Augenlider (mit Lidnaht).

Von diesen

- werden **die Neuroblasten der Mantelschicht zu den Zellen der Ganglienzellenschicht,**
- bilden **deren Neuriten den zum Glaskörperraum gerichteten Randschleier, der zur Nervenfaserschicht wird.**
- nimmt die **Innenplatte** durch lebhafte Teilungsprozesse deutlich an Dicke zu, **die nach innen liegenden Zellen werden zu den bipolaren Nervenzellen der inneren Körnenschicht, die nach außen liegenden Neuroblasten zu den Stäbchen- und Zapfenzellen der Neuroepithelschicht.**

Die weitere Differenzierung der Neuroblasten führt durch die Herausbildung der Fortsätze und deren synaptischen Verbindungen zum Auftreten der *inneren* und *äußeren plexiformen Schicht.*

Die Glioblasten der Innenplatte werden zu den *Müllerschen Stützzellen,* die ihrerseits durch Verbreitung ihrer Endfüßchen die *Membrana limitans externa* und *interna* bilden, sowie zu *Astrozyten.*

Die völlige Differenzierung der Retina, insbesondere der *Stäbchen-* und *Zapfenzellen,* erfolgt relativ spät und kommt zum Teil erst nach der Geburt zum Abschluß. Vor allem ist dies bei den blind geborenen Tieren (Hund und Katze) der Fall, während die Differenzierung bei den sehend geborenen Huftieren früher geschieht.

Der aus dem Augenblasenstiel hervorgehende *primitive Sehnerv* ist zunächst ein hohler Epithelstrang. Mit dem Einwachsen der Neuriten erfolgt ein zunehmender Zerfall der Epithelzellen und damit ein Verschwinden des Hohlraumes. Ein Teil der Epithelzellen wandelt sich zu Gliazellen um. Durch diese Umbildungen und nach der Bildung der Markscheide der Fasern **erhält der Sehnerv sein definitives Aussehen.**
Am *Linsenbläschen*

- wird von den Linsenzellen nach außen die *Linsenkapsel* gebildet,
- werden die Zellen der vorderen (distalen) Bläschenwand zum einschichtigen *vorderen Linsenepithel,*
- erfolgt an der hinteren (proximalen) Bläschenwand eine starke Streckung der Zellen zu den in den Hohlraum ragenden *Linsenfasern,* sie füllen bald den Hohlraum völlig aus, wodurch **die Linse zu einem soliden Gebilde wird.**

Der periphere Übergang der vorderen (Linsenepithel) in die hintere Linsenwand (Linsenfasern) wird zum Äquator. Von hier aus erfolgt die weitere Neubildung von Linsenfasern aus Zellen des Linsenepithels.

Durch die ständige Bildung neuer Linsenfasern und ihre bogenförmige Anordnung **erhält die Linse ihre definitive Struktur mit den charakteristisch dreistrahligen Linsensternen.**
Mit der Bildung der Retina und der Linse erfolgt gleichzeitig die des **Glaskörpers.** Radiäre Auswüchse der Müllerschen Stützzellen reichen bis zu der hinteren Linsenfläche. Aus ihnen geht das Fadengewirr der Grundlage des Glaskörpers hervor. In den Maschen sammelt sich die gallertige Glaskörperflüssigkeit, der *Humor corporis vitrei.* Neben den Gliazellen der Retina sollen aber auch Mesenchymzellen, die in späteren Entwicklungsphasen entlang der *A. hyaloidea* in den Augenbecher einwandern, an der Bildung des Glaskörpers beteiligt sein.

Die *A. hyaloidea* verläuft in einem Mesenchymstrang. Dieser wird vom Glaskörper umschlossen, und es entsteht der *Canalis hyaloideus.* Die *A. hyaloidea,* die zunächst dünne Äste an den Glaskörperraum abgibt, bildet sich in den letzten Monaten der Trächtigkeit zurück.

Der *Canalis hyaloideus* wird von dem Glaskörper erfüllt, so daß er nach der Geburt nicht mehr bzw. nur noch in Resten (*Processus hyaloideus*) vorhanden ist.

* **Umbildung des Mesenchyms zur mittleren und äußeren Augenhaut**

Die **mittlere** und die **äußere Augenhaut** entstehen aus der mesenchymalen Hülle um den Augenbecher. Aus dieser gehen aber auch die übrigen zum Auge gehörenden Teile, wie die **Periorbita** und die **knöcherne Umhüllung** sowie die **Augenmuskeln,** hervor, woraus der innige Zusammenhang dieser Teile verständlich wird.
Die **äußere Augenhaut** entwickelt sich aus dem äußeren verdichteten Teil der mesenchymalen Hülle, während der innere Teil als Anlage der **mittleren Augenhaut** lockerer wird.
Die **Sklera** stellt eine unmittelbare Umwandlung des verdichteten Mesenchym dar.
Die **Hornhaut** entsteht aus dem Mesenchym, das sich in den zwischen dem Epidermisblatt des Ektoblasten und dem Linsenbläschen vorübergehend ausgebildeten Spalt (primitive Augenkammer) einschiebt. Proximal um die Linse geht aus dem Mesenchym die *Capsula vasculosa lentis* mit der *Membrana pupillaris* hervor. Mit der Herausbildung der *vorderen Augenkammer* entsteht gleichzeitig das Hornhautendothel. Von der Sklera aus vorwachsendes Gewebe wird zur Eigenschicht der Hornhaut während sich aus dem Ektoblasten das mehrschichtige Plattenepithel der Hornhaut herausdifferenziert.
Die **Iris** hat ihren Ursprung in dem Umschlagsrand des Augenbe-

chers. Das Stroma der Iris wird vom Mesenchym der Randabschnitte der hinteren Wand der vorderen Augenkammer gebildet und wächst vorübergehend als Membrana pupillaris über den Vorderrand vor. Erst nach Rückbildung der Membrana pupillaris und der Capsula vasculosa lentis kommt es zur endgültigen Ausgestaltung der hinteren Augenkammer. Der *M. dilatator pupillae* entsteht aus dem äußeren Blatt der *Pars iridica retinae*, der *M. sphincter puplillae* dagegen durch Aussonderung von noch pigmentfreien Zellen aus dem Umschlagrand. Diese dringen in das Irisstroma ein.

Der **Ziliarkörper** stellt zunächst eine Mesenchymwucherung dar, an der bald meridional gestellte Leisten als Anlage der *Processus ciliares* zu erkennen sind. In dem verdichteten Mesenchym der Basis (Grundplatte) differenzieren sich die Fasern des *M. ciliaris*. Fortsätze der Zellen der Pars ciliaris retinae werden zu den Zonulafasern des Aufhängeapparates der Linse. In der Anlage der **Aderhaut** läßt sich ein reiches Blutgefäßnetz erkennen, und es erfolgt schon zeitig eine Sonderung in die *Lamina vasculosa* und die *Lamina choriocapillaris*. Die Mesenchymzellen wandeln sich weitgehend zu Pigmentzellen um.

- **Bildung der Augenlider, des Tränenapparates und der Augenmuskeln**

Zunächst liegt das Hornhautepithel frei. Bald treten durch Wucherungen des Mesenchyms horizontal gestellte Hautfalten, die *Lidwülste* auf. Diese schieben sich als **Anlagen der Augenlider** über den Bulbus. Der ursprünglich breite Lidspalt wird allmählich verschlossen und es kommt zur Verklebung des gewucherten Lidrandepithels. Der innere Überzug der Falten wandelt sich zur **Konjunktiva** um. Diese läßt den Konjunktivalsack entstehen und geht am Fornix auf den Bulbus über.

Die Lösung der epithelialen Verklebung und somit das **Öffnen der definitiven Lidspalte** erfolgen durch zunehmende Verhornungsvorgänge, wobei unterstützend die Ausbildung der Zilien und der Tarsaldrüse wirkt. Außer u. a. bei Nagetieren und Fleischfressern, bei denen die Lidspalte auch nach der Geburt noch eine mehr oder weniger lange Zeit verschlossen ist, findet die Öffnung der Lidspalte gegen Ende der Trächtigkeit statt.

Das 3. Augenlid entsteht relativ spät aus einer senkrecht stehenden Falte des Fornix conjunctivae. Schon vorher differenzieren sich aus Epithelsprossen des Konjunktivalepithels die später in dem 3. Augenlid liegende Gl. palpebrae tertiae superficialis und die beim Schwein aus einem einfachen Epithelstrang hervorgehende Hardersche Drüse, die Gl. palpebrae tertiae profundae.

Die **Tränendrüse** geht im Bereich des dorsalen und temporalen Quadranten des Konjunktivalsackes aus mehreren in das Mesenchym einwachsenden Epithelsprossen hervor. Sie werden unter ständiger Aufzweigung und Differenzierung zu dem einheitlichen Drüsenkörper. Die **ableitenden Tränenwege** haben ihren Ursprung in der *Tränennasenfurche*. Bei der Vereinigung dieser Furche gelangt ein leistenartiger Teil des Epithels als zunächst solider Zellstrang mit in die Tiefe und wird zur Anlage des *Tränennasenkanals*. Am konjunktivalen Ende vereinigen sich sproßartige Wucherungen mit dem Konjunktivalepithel, wodurch es zur Bildung der *Tränenröhrchen* und des *Tränensackes* kommt. Das untere Ende geht in das Epithel des Nasenvorhofes über. Mit der Lumenbildung und den spezifischen Umbildungen in der mesenchymalen Hülle erhalten die ableitenden Tränenwege ihre definitive Form.

Die **Augenmuskeln** entstammen einem eigenen Blastem, das aus mehreren Anteilen („Kopfhöhlen") besteht. Es weist vorübergehend ein kelchförmiges Aussehen auf. Die drei Anlagenbereiche des gemeinsamen Blastems werden von drei verschiedenen Nerven (*N. oculomotorius, N. abducens, N. trochlearis*) versorgt. Die *Mm. recti bulbi* und die *Mm. obliqui bulbi* differenzieren sich durch Aufteilung der einheitlich erscheinenden Anlage in disto-proximaler Richtung, während sich der *M. retractor bulbi* durch eine zentrale Abspaltung herausbildet. Erst im Laufe der weiteren Entwicklung entsteht durch Abtrennung vom *M. rectus dorsalis* der *M. levator palpebrae superioris*.

8. Angewandte Embryologie – Embryotechniken

Die *angewandte Embryologie* umfaßt **biotechnologische Verfahren**, die in den letzten Jahrzehnten auf der Grundlage der zunehmenden Kenntnisse über den Ablauf der Entwicklungsprozesse entwickelt wurden.

Dazu gehören

– die biotechnologischen Verfahren zur Steuerung des Sexualzyklus,
– die künstliche Besamung und In-vitro-Fertilisation,
– die Geschlechtsdiagnose und Geschlechtsdetermination,
– die Methoden der Trächtigkeitsdiagnostik und der Geburtsinduktion,
– der Embryotransfer,
– die Embryotechniken.

Alle diese Verfahren sind Ausdruck des enormen Fortschrittes der embryologischen Forschung. Die **Kenntnis der Embryonalentwicklung ist die Voraussetzung für die Anwendung dieser Verfahren**. Darin liegt die besondere Verantwortung des Tierarztes begründet.

8.1. Biotechnologische Verfahren zur Steuerung des Sexualzyklus

Biotechnische Verfahren zur Steuerung des Sexualzyklus wurden einerseits dazu entwickelt, um bei größeren Tiergruppen bestimmte Fortpflanzungsvorgänge gleichzuschalten und damit arbeitsorganisatorische Vorteile zu erreichen. Zu diesen Verfahren gehören:

– die *Brunstsynchronisation* der Jungsauen,
– die *Brunststimulation* der Altsauen,
– die *Ovulationssynchronisation* bei Jung- und Altsauen und
– die *Brunstsynchronisation* bei Schaf und Rind.

Andererseits dienen Methoden der Zyklussteuerung dazu, die Anzahl der je Ovulationsvorgang freigesetzten Eizellen und damit die Anzahl der Nachkommen je Muttertier zu erhöhen. Wenn die Anzahl der zur Ovulation freigesetzten Eizellen erheblich über das physiologische Maß hinaus erhöht wird, spricht man von einer **Superovulation**.

In Schweinezuchtbetrieben wird das Verfahren der **Brunstsynchronisation bei Jungsauen** angewendet, um diese den Gruppen der abgesetzten Altsauen zeitlich genau zuordnen zu können. Die Jungsauen müssen zu Beginn der Brunstsynchronisationsbehandlung zuchtreif sein, d. h., es muß mindestens ein Sexualzyklus durchlaufen sein. Die Brunstsynchronisation besteht zunächst aus einer Zyklusblockade, die durch die 15- bis 18tägige orale Applikation eines Progestagenpräparates (z. B. Regumate) erreicht wird. Während dieser Zeit bilden sich die vorhandenen Corpora lutea zurück; die Follikelreifung und der Beginn des nächsten Sexualzyklus werden jedoch verhindert. Nach dem Ende der Progestagenapplikation wird das Follikelwachstum durch Injektion von Stutenserumgonadotropin (FSH- und LH-Wirkung) stimuliert, so daß die behandelten Tiere innerhalb von 3–6 Tagen nach dieser Injektion brünstig werden und nach Eintritt des Duldungsreflexes besamt werden können (*duldungsorientierte Besamung*).

Das Verfahren der Brunstsynchronisation wurde weiterentwickelt zur *Ovulationssynchronisation*. Bei dieser Methode wird den Jungsauen zusätzlich zu den bei der Brunstsynchronisation verabreichten Medikamenten noch ein ovulationsauslösendes Hormon, z. B. humanes Choriongonadotropin (LH-Wirkung) oder ein Gonadotropin-Releasing-Hormon-Analogon (Auslösen der LH-Ausschüttung) injiziert. Danach tritt die Ovulation zu feststehenden Terminen ein, und es kann die Besamung zu vorher errechneten Zeiten vorgenommen werden (*terminorientierte Besamung*).

Bei den Altsauen tritt die Brunst nach dem Absetzen der Ferkel relativ schnell und einheitlich auf. Während der Laktation besteht eine durch den hohen Prolactinspiegel bedingte Azyklie. Der einheitliche Zyklusbeginn kann bei den abgesetzten Sauen einer Gruppe durch die Verabreichung von Stutenserumgonadotropin gefördert werden. Diese Methode wird als **Brunststimulation der Altsauen** bezeichnet. Auch bei Altsauen besteht die Möglichkeit, nach erfolgter Brunststimulation eine Ovulationssynchronisation mittels humanen Choriongonadotropins oder eines Analogons des Gonadotropin-Releasing-Hormons vorzunehmen, wodurch eine terminorientierte Besamung möglich wird.

Bei Schafen kann eine **Zyklussynchronisation** in ähnlicher Weise wie bei der Jungsau über eine Zyklusblockade vorgenommen werden, wobei das Progestagenpräparat meist über Kunststoffschwämmchen in die Vagina eingebracht wird.

An Färsen und Kühe werden zur **Zyklussteuerung** gegenwärtig meist Prostaglandin-$F_{2\alpha}$-Präparate verabreicht. Bei Tieren, die aktive Corpora lutea aufweisen, wird dadurch die Luteolyse ausgelöst, und die Brunst tritt nach 2–3 Tagen ein. Bei den Tieren, die auf diese Injektion nicht reagieren, kann die Prostaglandin-$F_{2\alpha}$-Injektion im Abstand von ca. 10 Tagen wiederholt werden.

Eine Zyklussteuerung wird auch im Rahmen des Embryotransfers notwendig. Die Sexualzyklen von Spendertier (Donor) und Empfängertier (Rezipient) müssen genau übereinstimmen. Deshalb wird häufig bei den Empfängertieren eine **Brunstsynchronisation durchgeführt.**

Beim Spendertier wird im Behandlungsregime des Embryotransfers eine **Superovulation** ausgelöst, um möglichst viele transfertaugliche Embryonen je Donor und Behandlung zu erhalten. Zum Auslösen der Superovulation werden beim Rind vorwiegend FSH-Präparate eingesetzt, seltener Stutenserumgonadotropin. Mit dieser Behandlung sollen möglichst 8–12 Follikel zur Reifung und Ovulation gebracht werden, um nach der Besamung und Spülung des Uterus etwa 5–8 transfertaugliche Embryonen gewinnen zu können.

8.2. Künstliche Besamung und In-vitro-Fertilisation

Bei der **künstlichen Besamung** wird der vom männlichen Tier gewonnene Samen auf das weibliche Tier übertragen. Dadurch wird eine bessere Nutzung des männlichen Keimzellpotentials erreicht. Der Ablauf der künstlichen Besamung umfaßt

– die Gewinnung des Ejakulats mittels der künstlichen Vagina,
– die folgende Verdünnung des Spermas durch isotone Medien und sofortige Übertragung bzw. die Aufbewahrung des Spermas über längere Zeit in abgepufferten und mit Zusätzen versehenen Verdünnungsmedien,
– das Einbringen des Samens in die Cervix uteri oder das Corpus uteri mit Hilfe einer speziellen Pipette.

Die künstliche Besamung wurde in den letzten Jahrzehnten enorm weiterentwickelt. Bei den Verdünnungsmedien, der Zusammensetzung der Besamungsportionen und dem Besamungszeitpunkt sowie der qualitativen und quantitativen Beurteilung des Spermas gilt es, die tierartlichen Unterschiede des Ejakulats und des Ablaufs der Ovulation zu beachten.

Einen besonderen Fortschritt stellt die vor allem beim Rind ange-
wendete **Tiefgefrierung der Spermien** dar. Sie ermöglicht eine längere
Aufbewahrung der Spermien und einen Transport über größere Ent-
fernungen.

Bei der **In-vitro-Fertilisation** als Ausgangspunkt der In-vitro-Erzeugung von Embryonen erfolgt die Vereinigung der Ei- und Samenzelle
außerhalb des Körpers (extrakorporale Befruchtung). Sie umfaßt

– die Gewinnung der Eizellen (meist in Form des Cumulus-Oozy-
  ten-Komplexes) mittels laparoskopischer Follikelpunktion durch die
  Bauchwand unter Ultraschallbeobachtung oder nach Schlachtung der
  Spendertiere,
– die mikroskopische Beurteilung der Eizellen,
– die *In-vitro-Maturation* der Eizellen in speziellen Nährmedien,
– die Kapazitierung der Spermien durch spezielle Behandlung,
– die Vereinigung der vorinkubierten und konzeptionsbereiten Eizellen
  mit den kapazitierten Samenzellen (im Befruchtungsmedium) zur Fer-
  tilisation,
– nach Inkubation über einen bestimmten Zeitraum die Ermittlung des
  Erfolges der In-vitro-Fertilisation durch Untersuchung des Keimes.

8.3. Geschlechtsdiagnose und Geschlechtsdetermi-nation

Durch die **Geschlechtsdiagnose** wird das genetisch fixierte Geschlecht
ermittelt. Sie unterscheidet sich somit von der Geschlechtsdetermination,
bei der vor der Befruchtung über das Spermium die sexuelle Entwicklung festgelegt wird.

Grundlage der Geschlechtsdiagnose ist der direkte bzw. indirekte
Nachweis des Y-Chromosoms. Dabei stehen am Embryo als Nachweismethoden zur Verfügung:

– der *zytogenetische Nachweis* der Chromosomen,
– der *immunologische Nachweis* des HY-Antigens (spezifisch männli-
  ches Antigen),
– die Verwendung Y-Chromosom-spezifischer *DNA-Sonden* (Nachweis
  der für das Y-Chromosom spezifischen DNA),
– der Nachweis *gonosomal codierter Genprodukte* (beruht auf qualitativen und quantitativen Unterschieden u. a. von Struktureiweißen, Antigenen, Enzymen der Zellen von Y- bzw. X-Genotypen).

Die **Geschlechtsdetermination** beruht auf der präkonzeptionellen Trennung von *Andro-* und *Gynospermien*. Die Grundlage für die dabei bevorzugte physikalische Trennung bilden die aus der Größendifferenz sich ergebenden Unterschiede in der Gesamt-DNA-Masse eines Gonosomenbesatzes. Für die **Trennung bzw. Anreicherung der Andro- und Gynospermien** können dienen

- die Kombination von *Gegenstromsedimentation* und *elektrischem Feld*,
- die *Trennung nach Motilität*,
- die *Trennung nach Dichte* mittels Geschwindigkeitssedimentation im Dichtegradientenverfahren,
- die *Trennung nach DNA-Massendifferenz* durch Fluoreszenz-Zellsortierung mittels der Flow-Cytometer-Analyse (Zytofluorometrie).

Die Methoden sind sehr aufwendig. Als aussichtsreichstes Verfahren wird zur Zeit eine Kombination zwischen der *Dichtegradienten-Geschwindigkeitssedimentation* und der *Flow-Cytometer-Analyse* angesehen. Bei der Zytofluorometrie kann es durch das verwendete Fluorochrom zu einer Verminderung der Vitalität und damit der Qualität der Spermien kommen.

8.4. Methoden der Trächtigkeitsdiagnostik und der Geburtsinduktion

Für landwirtschaftliche Betriebe ist es wichtig, möglichst frühzeitig und sicher zu wissen, ob die bedeckten oder besamten Tiere trächtig geworden sind. Neben der Brunstkontrolle im Abstand von einer Zykluslänge nach der Belegung (Umrinderer-, Umrosse-, Umrauscher-, Umbockerkontrolle), die vom Personal des Landwirtschaftsbetriebes ausgeführt wird, stehen verschiedene Möglichkeiten der **Trächtigkeitsdiagnostik** durch den Tierarzt zur Verfügung. Folgende Methoden sind anwendbar:

- *manuelle rektale Diagnostik* mit Nachweis von Fruchthüllen, Fruchtwässern oder Frucht (Rind, Pferd),
- Trächtigkeitsdiagnostik mit Hilfe der *bildgebenden Ultraschalltechnik* (vorwiegend Pferd, auch bei allen anderen Tierarten anwendbar),
- *Ultraschalldiagnostik* nach dem *Echolotprinzip* (vorwiegend Schwein und Schaf),

- *hormonaler Trächtigkeitsnachweis* (bei allen Tierarten möglich)
- *Biotests* (Pferd),
- *immunologischer Trächtigkeitsnachweis* (Pferd),
- *chemischer Trächtigkeitsnachweis* (Pferd, Schwein).

Die bereits am längsten und im größtem Umfange angewandte Methode ist der **manuelle Nachweis der Trächtigkeit** durch rektale Palpation der Fruchthüllen (sog. Eihautgriff) sowie der Fruchtwässer bzw. der Frucht durch die Wand des trächtigen Uterus hindurch. Beim Rind ist diese Methode bei einer Graviditätsdauer von ca. 6 Wochen und beim Pferd von ca. 5 Wochen an mit relativer Sicherheit anwendbar.

Mit Hilfe der Technik des **bildgebenden Ultraschalles**, der *Sonographie*, ist die Gravidität schon zu einem früheren Zeitpunkt, z. B. beim Pferd vom 10.–14. Graviditätstag an, durch Nachweis der Blastozyste bzw. später der flüssigkeitsgefüllten Fruchtblase und des Embryos möglich. Da die Anwendung dieser Technik eine relativ teure Geräteausstattung erfordert, wird sie in der Praxis gegenwärtig fast ausschließlich beim Pferd eingesetzt. Generell ist jedoch mit Hilfe der Sonographie auch bei anderen Tierarten eine frühzeitige und sichere Trächtigkeitsdiagnose möglich.

Beim Schwein und Schaf wird die Trächtigkeitsdiagnostik mit Hilfe der *Ultraschalltechnik* mit Geräten vorgenommen, die nach dem **Echolotprinzip** arbeiten und bei denen die reflektierten Schallwellen in akustische und visuelle Signale umgewandelt werden. Diese Methode wird beim Schwein zur Zeit in großem Umfange angewandt, wobei in der Regel das Personal der Landwirtschaftsbetriebe die Trächtigkeitsdiagnostik vornimmt.

Der Nachweis der Trächtigkeit ist auch durch **Bestimmung der Progesteronkonzentration** in der Milch (Rind) oder im Blut (Schwein, Pferd, Schaf) im Abstand von etwa einer Zykluslänge nach der Belegung möglich. Gravide Tiere zeigen zu dieser Zeit einen hohen Progesteronspiegel, bei nichtträchtigen Tieren ist er bereits auf den Basisspiegel abgesunken. Diese Methode wird jedoch für praktische Zwecke als zu aufwendig angesehen und nur in besonderen Fällen angewandt.

Zum Trächtigkeitsnachweis sind beim Pferd verschiedene **Biotests** anwendbar, bei denen das graviditätsspezifische Stutenserumgonadotropin (Tests nach Aschheim-Zondek-Küst bzw. Galli-Mainini) oder die in der späteren Gravidität vermehrt gebildeten Östrogene (Test nach Allen-Doisy) nachgewiesen werden. Der Nachweis von Stutenserumgonadotropin kann auch über immunologische Verfahren (Hämagglutinationshemmungsreaktion) erfolgen. Erhöhte Östrogenspiegel sind neben dem Biotest durch chemische Verfahren der Trächtigkeitsdiagnostik nachweisbar (Cuboni-Reaktion). Mit der Entwicklung der Sonographie haben jedoch die Biotests und chemischen Nachweismethoden an Bedeutung verloren.

Die Geburt kann durch eine **Geburtsinduktion** vorzeitig eingeleitet werden. Das kann einerseits aus therapeutischen Gründen notwendig werden, andererseits wird die Geburtsinduktion (Partusinduktion) auch zur Synchronisation der Geburtseintritte innerhalb von Tiergruppen eingesetzt. Während die Geburtsinduktion aus therapeutischen Gründen bei allen Tierarten vorgenommen wird, ist die Geburtsauslösung im Rahmen der Geburtensynchronisation nur beim Schwein üblich. Hierbei wird durch Injektion eines Prostaglandin-$F_{2\alpha}$-Präparates die Luteolyse ausgelöst; die Geburten finden zum überwiegenden Teil innerhalb von 24 Stunden nach der Injektion des Präparates statt. Die Geburtsinduktion sollte beim Schwein frühestens vom 112. Graviditätstag an vorgenommen werden, um die Lebensfähigkeit der Ferkel zu sichern. Zu diesem Zeitpunkt ist im Rahmen der Geburtensynchronisation annähernd die gesamte Sauengruppe zu behandeln, wenn die Belegung der Tiere zur gleichen Zeit erfolgte (z. B. nach Ovulationssynchronisation). Die partielle Geburtensynchronisation mit Injektion des Prostaglandin-$F_{2\alpha}$-Präparates am 114. oder 115. Graviditätstag ist jedoch aus Gründen der besseren Ferkelentwicklung zu bevorzugen.

Beim Rind werden zur Geburtseinleitung vorwiegend Glucocorticoide appliziert; beim Pferd wird die Geburt bei überwiegend therapeutischer Indikation vorwiegend durch Injektion von Oxytocin oder dessen Analoga mit Depotwirkung induziert.

8.5. Embryotransfer

Der **Embryotransfer** ermöglicht die bessere Ausschöpfung des biologisch hohen Potentials an weiblichen Keimzellen und damit die Erhöhung der Nachkommenzahl von Hochleistungstieren. Er stellt ein komplexes Verfahren dar und umfaßt als Teilschritte

- die zuchthygienische *Auswahl des Spendertieres* (Donor),
- die medikamentös induzierte *Superovulation* zur Freisetzung einer größeren Anzahl von Eizellen zu einem bestimmten Zeitpunkt,
- die *künstliche Besamung* des Spendertieres,
- Die *Gewinnung der Embryonen* aus der Gebärmutter vorwiegend durch eine unblutige transzervikale Uterusspülung (bevorzugt beim Rind 7. bis 8. Tag, beim Schwein 5. bis 6. Tag),

– die *mikroskopische Untersuchung* (morphologische Beurteilung) der Keime im Hinblick auf ihre *Transfertauglichkeit* mit dem Ziel, intakte und morphologisch veränderte bzw. normale Embryonen von degenerierten und retardierten Embryonen bzw. entwicklungsfähige und entwicklungsunfähige Keime zu unterscheiden,
– die eventuelle Weiterentwicklung der Embryonen in vitro bzw. Aufbewahrung durch Gefrierkonservierung,
– die *Auswahl der Empfängertiere* (Rezipienten) und ihre Vorbereitung durch medikamentöse Brunstsynchronisation,
– die *Übertragung der Embryonen* auf die Empfängertiere,
– die Kontrolle der Trächtigkeit und der Geburt.

Die Methode des *Embryotransfers* wurde in den letzten Jahrzehnten außer für das Rind auch für Pferd, Schwein, Schaf und Ziege erarbeitet. Dabei erfordern die unterschiedliche morphologische Ausbildung der weiblichen Geschlechtsorgane (u. a. Cervix) sowie Unterschiede im Ablauf des Sexualzyklus besondere Beachtung bei der Durchführung des Embryotransfers.

8.6. Embryotechniken

Als **Embryotechniken** werden Verfahren zusammengefaßt, welche mit einer Manipulation der Embryonen in Verbindung stehen.

8.6.1. Kultivierung von Embryonen

Die **Kultivierung von Embryonen** dient der Entwicklung in vitro und kann mit der In-vitro-Reifung der Oozyten und In-vitro-Fertilisation verbunden werden.
Die Kultivierung setzt die Gewährleistung physiologischer Bedingungen für die Embryonen voraus. Zur Kultivierung dienen unter absolut sterilen Bedingungen **Medien** (physiologische Lösungen), deren Zusammensetzung

– das **Flüssigkeitsmilieu stabilisiert,**
– den **Stoffwechsel der Zellen aufrechterhält,**
– die **erforderlichen Nährstoffe bereitstellt** und
– die **ausgeschiedenen Stoffwechselprodukte aufnimmt und abpuffert.**

Unterschieden werden

– die *Kultivierung von Embryonen über kurze Zeitspannen* (*bis zu 24 Std.*), bei der sich die mit 10%–20%-Serum supplementierte, phosphatgepufferte Salzlösung nach Dulbecco (PBS) bewährt hat, und
– die *Kultivierung von Embryonen über längere Zeitspannen* (*über 24 Std.*), bei der vor allem bei Labortieren zahlreiche Additiva zu den Basismedien geprüft wurden. Eine Verbesserung der Ergebnisse wurde durch die Kultivierung der Embryonen (vor allem früher Entwicklungsstadien) in Anwesenheit von Epithelzellen des Eileiters in sog. *„Monolayersystemen"* erreicht.

Die Kultivierung von Embryonen über längere Zeiträume bildet die Grundlage für die **In-vitro-Erzeugung von Embryonen**.

8.6.2. Gefrierung von Embryonen

Die **Gefrierung von Embryonen** ermöglicht eine zeitlich nahezu unbegrenzte Lagerung in flüssigem Stickstoff („Kälteschlaf" bei –196°C). Die Stoffwechselprozesse werden bei der Gefrierung auf Null eingestellt. Nach dem Auftauen laufen dieser wieder an, und der Embryo setzt entweder in vitro oder nach Übertragung auf ein Empfängertier seine Entwicklung fort.

Zum Einfrieren dienen Gefriergeräte mit programmgesteuerten Temperaturregimen. Zur Vermeidung von Schädigungen der Embryonen werden dem Kulturmedium *Kryoprotektoren* zugesetzt. Diese müssen nach dem Auftauen (schnelle Erwärmung im Wasserbad auf 20–25°C) wieder entfernt werden. Es werden *penetrierende* und *nicht-penetrierende Kryoprotektiva* unterschieden. Am besten haben sich bei der Gefrierung von Rinderembryonen die penetrierenden Kryoprotektiva DMSO (Dimethylsulfoxid) und Glycerol bewährt.

Die Methoden des *kontrollierten Gefrierens und Auftauens* umfassen als Schritte:

– Zugabe eines Gefrierschutzmittels (Kryoprotektivum),
– Verpackung in Gefrierbehälter,
– Überführen in das Gefriergerät,
– Auslösung der Kristallisation,
– langsame Kühlungsphase,
– Überführen in flüssigen Stickstoff,
– Auftauen der Proben,
– Entfernen des Kryoprotektivums.

Als Modifizierung der kontrollierten Gefrier- und Auftaumethode bringt nach den bisherigen Erfahrungen die „One-step-Methode" (Einfrieren, Auftauen und direkter Transfer in einer Schrittfolge) gute Ergebnisse.

Ein besonderes Verfahren stellt die Kryokonservierung durch *Vitrifikation* (direktes Überführen in flüssigen Stickstoff und damit ultraschnelles Einfrieren) dar.

8.6.3. Beurteilung der Embryonen

Die **Beurteilung der Embryonen** spielt für den Embryotransfer, insbesondere nach Gefrierung, eine große Rolle. Ein Embryo gilt als **transfertauglich, wenn sein Erscheinungsbild intakt ist oder nur geringe von der Norm abweichende Veränderungen aufweist.**

Als Kriterium für die Beurteilung der Embryonen dient die Übereinstimmung mit dem für die einzelnen Tierarten bekannten Entwicklungsverlauf (Entwicklungsgrad) und dem morphologischen Bild des Keimes während eines bestimmten Stadiums.

Normale Embryonen bzw. **Keime** sind gekennzeichnet durch die charakteristische Anordnung der Zellen (Musterbildung). Sie drückt sich im Stadium der Blastozyste aus in der Ausbildung des Trophoblasten und Embryoblasten sowie des Blastozöls. Die Zellen liegen dicht aneinander und weisen eine annähernd glatte Oberfläche auf. Ultrastrukturell lassen die Zellen eine für das jeweilige Entwicklungsstadium charakteristische Differenzierung der Zellorganellen sowie (vor allem am Trophoblasten) der Zellverbindungen erkennen.

Bei **morphologisch veränderten Embryonen** fehlt ein typisches Blastozöl. Es tritt eine Lockerung der Zellen im Zellverband auf, die Interzellularräume werden weiter und die Anordnung der Zellen unregelmäßiger. Der Tropho- und Embryoblast sind nur undeutlich voneinander abgegrenzt. In der Ultrastruktur der Zellen fehlt die typische Differenzierung der Zellorganellen. Im perivitellinen Raum sind Zellreste anzutreffen. Die Zona pellucida weist Veränderungen in Form von Rissen auf.

Bei den *retardierten Embryonen* stehen die Abweichungen vom zeitlichen Entwicklungsverlauf im Vordergrund, dagegen zeichnen sich die *degenerierten Embryonen* durch deutliche lytische Veränderungen aus.

Nach dem Grad der Veränderungen werden die Embryonen für den Embryotransfer in Tauglichkeitsklassen unterteilt.

Zur Objektivierung der *Vitalfunktionen der Embryonen* dienen **Funktionsprüfungen.** Angewendet werden:

- die *Vitalfärbung* zum Nachweis eines funktionsfähigen Enzymsystems mittels Fluorescein-Diacetyl FDA (die Hydrolasen vitaler Embryonen bewirken eine grüne Fluoreszenz des Farbstoffes),
- der *Nachweis von Membranschädigungen* mit Diamidinophenylindol DAPI (DAPI dringt in membrangeschädigte Zellen ein, weist eine Affinität zu DNA-Strukturen auf und führt daher in den Zellkernen defekter Zellen zu gelblicher Fluoreszenz),
- die *quantitative Bestimmung* der oxydativen Verwertung der *Glucose* (bei Embryonen älterer Entwicklungsstadien),
- die *kurzzeitige In-vitro-Kultivierung* zum Nachweis der Entwicklungsfähigkeit.

8.6.4. Teilung von Embryonen

Die zur Erzeugung identischer Zwillinge bzw. Mehrlinge durchgeführte **Teilung von Embryonen** hat ihre Grundlage darin, daß die Zellen der Embryonen bis zur Determination totipotent sind. Jede einzelne Blastomere verfügt über den kompletten genetischen Code und damit die Fähigkeit einer eigenständigen Entwicklung zu einem vollwertigen Individuum.

Die **Teilung der Embryonen** kann vorgenommen werden in Form

- einer *Halbierung* (vor allem der späten Morula und frühen Blastozyste) in möglichst gleichgroße Hälften (bei Teilung außerhalb der Zona pellucida ist die Rückführung der einen Hälfte in die Zona pellucida und die Überführung der anderen Hälfte in eine bereitgestellte leere Zona pellucida notwendig),
- der *Blastomerentrennung* durch Isolierung (mittels eines Mikromanipulators) einzelner Blastomeren.

Die Weiterentwicklung der Teilungsstadien bzw. Blastomeren kann nach besonderen Techniken durch In-vitro-Kultivierung oder nach Übertragung auf ein Empfängertier erfolgen.

8.6.5. Erzeugung von Chimären

Eine **Chimäre** ist ein Organismus, dessen Zellen von 2 oder mehr Zygoten abstammen. In einer Chimäre koexistieren somit mindestens zwei genetisch differente Zellinien. Die Chimären haben eine besondere Bedeutung für die genetische und embryologische Forschung zur Klärung verschiedener Fragestellungen sowie zum Studium der Gen-Umwelt-Wechselwirkungen. Die Erzeugung der Chimären erfolgt mit Hilfe der Mikromanipulation. Dabei werden unterschieden:

- *Aggregationschimären*, bei denen die separierten Blastomeren verschiedener „Elternembryonen" – bei Intraspezies-Chimären einer Tierart, bei Interspezies-Chimären mehrerer Tierarten (z. B. Schaf und Ziege) – kombiniert werden und
- *Injektionschimären*, bei denen Blastomeren eines Embryos gewonnen und in eine Blastozyste injiziert werden.

8.6.6. Klonierung

Die **Klonierung** dient der Erzeugung einer Vielzahl genetisch identischer Nachkommen (*Klon*). Sie stellt eine ungeschlechtliche Vermehrung aus nur einem Vorfahren („Elter") dar und beruht auf der totipotenten Entwicklungsfähigkeit früher embryonaler Zellkerne. In der Pflanzenzucht wird die Klonierung zur vegetativen (ungeschlechtlichen) Vermehrung seit langem routinemäßig angewandt. Dagegen hat sie in der Tierzucht bisher wenig Bedeutung erlangt.

Keine Rolle spielt beim Säugetier die *Parthenogenese*. Der kleinste Klon (2) wird durch die Teilung des Embryos gewonnen, größere schon durch die Blastomerentrennung.

Als Methode zur Gewinnung einer großen Anzahl von identischen Nachkommen dient bisher beim Säugetier, mit teilweise unterschiedlichem Erfolg, der *Kerntransfer*. Sein methodisches Grundprinzip besteht in der mikrochirurgischen Isolierung der diploiden Zellkerne aus Zellen der Morula und deren Übertragung in reife Oozyten, aus denen zuvor das genetische Material durch mikrochirurgische Entnahme des Vorkernes und der Metaphasenspindel entfernt wurde.

8.6.7. Gentransfer

Der **Gentransfer** bewirkt die Einschleusung von Fremdgenen in die Keimbahn von Tieren. Damit wird es möglich, die für bestimmte Merkmale verantwortlichen Gene zu isolieren, ihre spezifische DNA zu vermehren und in das Genom zu integrieren. Angewendet werden als Verfahren

- die *DNA-Mikroinjektion* in Vorkerne von Zygoten,
- der *DNA-Transfer* durch Verwendung von *retroviralen Vektoren*,

- die Erzeugung transgener Chimären durch die *Injektion von genetisch transformierten Zellen* in Embryonen,
- der *DNA-Transfer über Liposomen* (mikroskopisch kleine Gebilde aus membranähnlichen Lipidschichten) als Träger von Fremd-DNA,
- der *DNA-Transfer mittels Elektroporation* (Nutzung eines elektrischen Feldes, um reversibel Mikroporen in Zellmembranen zu induzieren),
- die *Inkubation* von Spermien *in DNA-haltigen Medien.*

Zum **Nachweis der Fremdgenintegration** dient die *Gelelektrophorese* in Verbindung mit dem *Blotting-Verfahren* (Auftrennung der DNA-Gemische durch Gel-Elektrophorese, Identifizierung und Reinigung, Übertragen auf Papier- oder Nylonfilter zum „Blotting") sowie die Feststellung der Genexpression eines Fremdgens auf der Transkriptions- oder Translationsebene.

Der **Gentransfer** hat bei den Haustieren eine Bedeutung u. a. für die

- Verbesserung der allgemeinen krankheitsspezifischen Resistenz,
- Erhöhung der Wachstumsleistung und Verbesserung der Qualität bestimmter Produkte sowie die
- biologische Produktion bestimmter Proteine über das transgene Tier.

Der **Gentransfer birgt aber auch große Gefahren, welche in besonderem Maße die Verantwortung des Wissenschaftlers bei der Anwendung** dieser Methoden in der Forschung und Praxis fordern.

Den rechtlichen Rahmen für die Arbeiten zur Entwicklung und Nutzung der Gentechnik bildet das **Gesetz zur Regelung von Fragen der Gentechnik vom 1. Juli 1990** (Gentechnik-Gesetz). Es dient dem Schutz von Leben und Gesundheit von Mensch und Tier bei der Weiterentwicklung der gentechnischen Arbeiten.

Literatur[1]

Ashwort, J. M.: Zelldifferenzierung. Fischer, Jena 1974.

Balinsky, B. I.: Introduction to Embryology. Saunders, Philadelphia, London 1968.

Boenig, H., und R. Bertolini: Leitfaden der Entwicklungsgeschichte des Menschen. Thieme, Leipzig 1971.

Bonnet, R., und K. Peter: Lehrbuch der Entwicklungsgeschichte. Parey, Berlin 1929.

Busch, W.: Künstliche Besamung bei Nutztieren. 2. Aufl. Fischer, Jena–Stuttgart 1991.

Busch, W., und J. Schulz: Geburtshilfe bei Haustieren. Fischer, Jena–Stuttgart 1993.

Cole, H. H., and P. T. Cupps: Reproduction in Domestic Animals. Academic Press, New York, London 1969.

Döcke, F.: Veterinärmedizinische Endokrinologie. 3. Aufl. Fischer, Jena–Stuttgart 1994.

Garrod, D. R.: Zellentwicklung. Fischer, Jena 1974.

Günther, E.: Lehrbuch der Genetik. 6. Aufl. Fischer, Jena–Stuttgart 1991.

Haan, R. L. de, and H. Ursprung: Organogenesis. Academic Press, New York, San Francisco, Toronto, London 1965.

Hafez, E. S. E.: Reproduction of Farm Animals. Lea & Febiger, Philadelphia 1980.

Keibel, F., und F. P. Mall: Handbuch der Entwicklungsgeschichte des Menschen. Hirzel, Leipzig 1910.

Knobil, E., and J. D. Neil: The Physiology of Reproduction. Raven Press, New York 1993.

Korschelt, E.: Vergleichende Entwicklungsgeschichte der Tiere. Fischer, Jena 1936.

Künzel, E.: Entwicklung des Hühnchens im Ei. Parey, Berlin, Hamburg 1962.

Küst, D., und F. Schaetz: Fortpflanzungsstörungen bei den Haustieren. 6. Aufl. Fischer, Jena 1983.

Latshaw, W. K.: Veterinary developmental anatomy. A clinically oriented approach. B. C. Dekker, Toronto, Philadelphia 1987.

---

[1] Die Zusammenstellung soll ein erstes Hilfsmittel zum tieferen Eindringen in die reiche Literatur zur Embryologie sein.

Moore, H.: Embryologie. Schattauer, Stuttgart, New York 1980.

Naaktgeboren, C., und E. J. Slijper: Biologie der Geburt. Eine Einführung in die vergleichende Geburtskunde. Parey, Berlin, Hamburg 1970.

Niemann, H., und B. Meinecke: Embryotransfer und assoziierte Biotechniken bei landwirtschaftlichen Nutztieren. Enke, Stuttgart 1993.

Noden, D. M., and A. de Lahunta: The Embryology of Domestic Animals. Developmental Mechanism and Malformations. Williams and Wilkins, Baltimore, Hong Kong, London, Sydney 1985.

Pflugfelder, O.: Lehrbuch der Entwicklungsgeschichte und Entwicklungsphysiologie der Tiere. Fischer, Jena 1970.

Richter, J., und R. Götze: Tiergeburtshilfe. 4. Aufl. Parey, Berlin, Hamburg 1993.

Rüsse, I., und F. Sinowatz: Lehrbuch der Embryologie der Haustiere. Parey, Berlin, Hamburg 1991.

Siewing, R.: Lehrbuch der vergleichenden Entwicklungsgeschichte der Tiere. Parey, Berlin, Hamburg 1969.

Schnorr, B.: Embryologie der Haustiere. Ein Kurzlehrbuch. 2. Aufl. Enke, Stuttgart 1989.

Schnurrbusch, U., und U. Hühn: Fortpflanzungssteuerung beim weiblichen Schwein. Fischer, Jena–Stuttgart 1994.

Smollich, A., und G. Michel: Mikroskopische Anatomie der Haustiere. 2. Aufl. Fischer, Jena–Stuttgart 1992.

Starck, D.: Embryologie. Ein Lehrbuch auf allgemeinbiologischer Grundlage. 3. Aufl. Thieme, Stuttgart 1975.

Zietzschmann, O., und O. Krölling: Lehrbuch der Entwicklungsgeschichte des Menschen. Parey, Berlin, Hamburg 1955.

Sachregister